复旦大学上海医学院研究生选修课教材

结直肠肿瘤诊断与综合治疗

Diagnosis and Treatment for Colorectal Neoplasm

主　编　许剑民　任　黎　常文举　梁春敏

副主编　何国栋　林　奇　陈竟文

编　者　常文举　陈竟文　冯青阳　何国栋　侯英勇
　　　　　纪　元　梁春敏　林　奇　刘天舒　刘　彧
　　　　　齐碧蓉　饶圣祥　任　黎　汤文涛　许剑民
　　　　　许东浩　王　健　韦　烨　武　琦　钟芸诗
　　　　　朱德祥　郑　鹏　贺东黎　梁　立　周仕钊

U0377129

复旦大学出版社

致 谢

国家自然科学基金项目（82072653）
上海市科学技术委员会项目（19511121301）
上海申康医院发展中心重大临床研究项目（SHDC2020CR5006）
上海结直肠肿瘤微创工程技术研究中心

序

　　复旦大学附属中山医院结直肠癌中心是国内极具专业实力、设备先进、专科技术特色优势突出的现代诊疗中心。外科领域，开展了结直肠癌根治术，包括低位直肠保肛手术、3D腹腔镜和达芬奇机器人结直肠癌根治术，并对结直肠癌肝、肺转移开展了原发灶和转移灶的同步/分步切除手术，居国际先进、国内领先地位。综合治疗领域，在国内率先开展结直肠癌的多学科团队（MDT）诊疗模式。目前已形成以手术为中心，联合化疗、靶向治疗、介入治疗和放疗等的全方位综合诊疗体系。

　　复旦大学附属中山医院结直肠癌中心获得国家自然科学基金、"十一五"科技攻关、国家卫生健康委员会（卫健委）临床重点学科、上海市科委重大科研项目60余项，发表论文207篇，其中SCI收录论文94篇，总影响因子376.2。起草并牵头制定了中国第一部《结直肠癌肝转移诊断和综合治疗指南》，撰写国际第一部《结直肠癌肝转移早期诊断和综合治疗》中英文专著、国际首部《国际结直肠癌肝转移诊疗上海共识》。发表相关中文论著4部，英文论著1部。获2012年上海市科学技术进步奖一等奖和中华人民共和国教育部科学技术进步奖一等奖，2011年上海医学科技奖（成果推广）一等奖，2014年上海医学科技奖二等奖，2015年国家科学技术进步奖二等奖、中华医学科技奖三等奖，2019年上海医学科技奖一等奖等奖项。

　　本书由复旦大学附属中山医院结直肠癌中心多学科团队临床一线工作的专家共同撰写，他们总结我院结直肠癌诊疗工作、查阅大量国内外文献，并结合自身临床经验编写而成。本书共18章，从结直肠癌的解剖、生理及病理出发，由浅入深、层层递进，涵盖结直肠癌的内镜治疗、手术治疗、转化治疗、辅助和新辅助治疗等内容；从术前检查、诊断分期、手术治疗，到术后并发症处理与随访和预后，全方位介绍了结直肠癌的诊疗过程，无疑将对结直肠癌的学科发展起到很大的推进作用。

秦新裕

2022年10月

前　言

　　结直肠肿瘤,特别是结直肠癌,在我国已日益成为危害人民健康的重要危险因素。结直肠肿瘤的早期诊断、规范的全程诊疗是改善患者预后的关键。本书旨在增进读者对结直肠肿瘤的了解,进而提高人民健康。

　　本书由复旦大学上海医学院教授与复旦大学附属中山医院结直肠癌中心一线临床医生共同撰写,作者查阅了大量的文献资料,并紧密结合临床,较为全面地阐述了结直肠肿瘤的诊断与综合治疗;内容涵盖了基础与临床方面,包括结直肠肿瘤的发生与发展、解剖胚胎学、生理学、病理学、临床诊断、手术治疗、全身治疗和预后随访等,同时也加入了较为前沿的指南解读,使读者能够了解到结直肠癌诊疗的新进展。

　　本书内容丰富、由浅入深、层层递进,主要面向在校医学生,可作为结直肠肿瘤相关选修课程教材或结直肠肿瘤专业方向研究生的入门书籍。希望本书能够引起读者对结直肠肿瘤专业的兴趣,增加读者对结直肠肿瘤这类疾病的了解与认识,最终造福于广大患者。

　　最后,感谢各位老师和专家在本书撰写和校对过程中的辛勤付出。尽管编者已结合自身有限的临床经验和所查阅的资料勤奋撰写,可能也无法全面阐述结直肠肿瘤诊断、治疗的方方面面,也难以紧跟最前沿的诊疗动态,恳请各位读者多提宝贵意见,我们将及时修订或再版,进一步提高本书质量。

2022 年 10 月

目　录

第一章

结直肠的解剖与组织学结构特点及生理功能

　　大肠(large intestine)是消化管的下段,围绕在空肠和回肠周围,分为盲肠、阑尾、结肠、直肠和肛管5个部分(图1-1)。本章重点阐述结肠和直肠(简称结直肠)的解剖与组织学结构特点及生理功能。

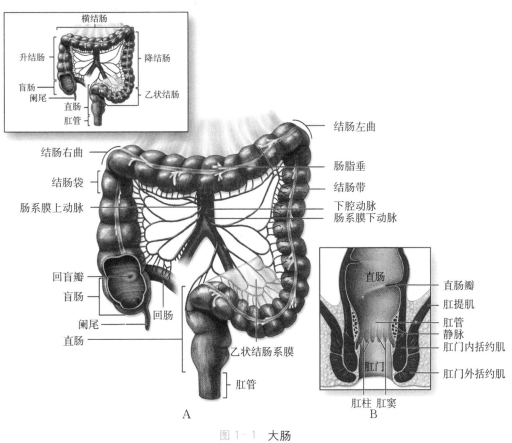

图1-1　大肠

A. 大肠(前面观);B. 肛管。

大肠(前面观)黏膜突向肠腔形成半月形浅皱襞,无绒毛。肌层有内环、外纵两层,外纵的平滑肌在肠壁上形成结肠带。结肠带两侧的浆膜及其附着的脂肪组织形成细长的小突起即肠脂垂。

肛管位于直肠末段,黏膜和黏膜下层向管腔内折叠成肛柱,其内血管丰富,形成静脉窦。肛门内括约肌和肛门外括约肌参与粪便的排出。

第一节 结直肠的解剖学特征

一、结肠

结肠(colon)是位于盲肠和直肠之间的一段大肠,呈"M"形包绕于空肠和回肠周围,分为升结肠、横结肠、降结肠和乙状结肠4个部分。结肠的直径逐渐递减,从起始部的6 cm 到乙状结肠末端的 2.5 cm,此处是结肠最狭窄的部位。

1. 升结肠

升结肠(ascending colon)在右髂窝处,起自盲肠的上端,沿腰方肌和右肾前面上升至肝右叶的下方,并转折向左前方移行于横结肠,全长约 15 cm。升结肠转折处的弯曲称为结肠右曲(right colic flexure),又称肝曲。升结肠属于腹膜间位器官,无系膜,其背侧靠结缔组织贴附于腹后壁,活动度较小。

2. 横结肠

横结肠(transverse colon)全长约 50 cm,起自结肠右曲,先行向左前下,后稍转向左后上,形成一个略向下垂的弓形弯曲。横结肠走至左季肋区位置发生转折形成结肠左曲(left colic flexure),又称脾曲,并向下续于降结肠。横结肠属于腹膜内位器官,有横结肠系膜连于腹后壁,活动度较大,中间部分可以下垂到脐,甚至低于脐平面。

3. 降结肠

降结肠(descending colon)全长约 25 cm,起自结肠左曲,沿左肾外侧缘和腰方肌前下降,至左髂嵴处续于乙状结肠。降结肠也属于腹膜间位器官,无系膜,其背侧靠结缔组织贴附于腹后壁,活动度较小。

4. 乙状结肠

乙状结肠(sigmoid colon)全长约 40 cm,在左髂嵴处起自降结肠,沿左髂窝转入盆腔内,呈"乙"字形弯曲,至第 3 骶椎平面续于直肠。乙状结肠属于腹膜内位器官,有乙状结肠系膜连于盆腔左后壁。因为乙状结肠系膜在肠管中段幅度较宽,因此乙状结肠中段活动范围较大,易发生乙状结肠扭转。乙状结肠同时也是憩室和肿瘤的好发部位。

二、直肠

直肠(rectum)是消化管位于盆腔的一段,全长 10~14 cm,在第 3 骶椎前方起自乙状结肠,沿骶骨和尾骨前面下行,穿过盆膈移行于肛管。直肠上端与乙状结肠交接处管径较细,向下移行时肠腔显著膨大,称为直肠壶腹(ampulla of rectum)。直肠紧贴骶骨前面,属于腹膜间位和外位器官。

当临床进行直肠镜、乙状结肠镜检查时,应注意直肠在矢状面上形成的 2 个明显弯曲和在内面形成的 3 个直肠横襞,以免损伤肠壁结构。

1. 直肠骶曲

直肠骶曲(sacral flexure of rectum)距离肛门 7～9 cm,是直肠上段在沿着骶尾骨的盆面下降时形成的一个突向后方的弓形弯曲。

2. 直肠会阴曲

直肠会阴曲(perineal flexure of rectum)距离肛门 3～5 cm,是直肠末段绕过尾骨尖转向后下方形成的一个突向前方的弓形弯曲。

3. 直肠横襞

直肠横襞(transverse fold of rectum),又称直肠瓣、Houston 瓣,为直肠黏膜和环形肌组成的突向肠腔的结构,可以阻挡粪便下移。最上方的直肠横襞距离肛门约 11 cm,靠近直肠与乙状结肠交界处,位于直肠左侧壁上。中间的直肠横襞距离肛门约 7 cm,位于直肠壶腹稍上方,位置恒定,在直肠右前壁上。最下方的直肠横襞距离肛门约 5 cm,位置不恒定,一般多位于直肠左侧壁上,当直肠充盈时,此横襞常常消失。

因为中间直肠横襞的位置相当于直肠前壁腹膜折返的水平,所以在直肠镜和乙状结肠镜检查的时候常以此横襞作为标志,确定肿瘤与腹膜腔的位置关系。

第二节　结直肠的组织学结构特点及生理功能

结直肠与其他消化管具有相似的组织学结构特点,肠管管壁均可分为黏膜层、黏膜下层、肌层和外膜 4 层(图 1-2)。结直肠没有消化功能,其主要功能为吸收水分、电解质以及形成粪便。结肠的腔面有黏膜和黏膜下层向肠腔内突出形成的半月形皱襞,但与小肠不同的是,结肠没有绒毛。直肠与肛门交界处的黏膜形成数条纵行皱襞。在齿状线处黏膜上皮由单层柱状转变为复层扁平。直肠下段固有层和黏膜下层内有丰富的静脉丛,该处易发生淤血而形成静脉曲张,是痔疮好发部位。

一、黏膜层

黏膜层(mucosa)包括上皮、固有层和黏膜肌层(图 1-2)。黏膜层充满单管状肠腺,黏膜相关淋巴样组织(mucosal-associated lymphoid tissue,MALT)丰富。

1. 黏膜上皮

黏膜上皮由单层柱状细胞及大量散在的杯状细胞(goblet cell)组成。柱状上皮细胞和杯状细胞分泌大肠液,富含黏液和 HCO_3^-,可以润滑和保护大肠黏膜。黏膜上皮分

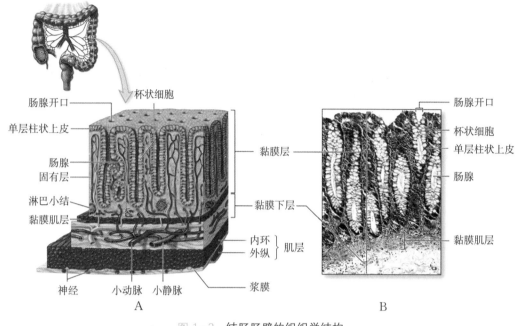

图 1-2　结肠肠壁的组织学结构

A. 大肠管壁结构；B. 大肠黏膜和黏膜下层。

泌的大肠液，主要由食物残渣对肠壁的机械刺激而产生。刺激副交感神经可使大肠液分泌增加，刺激交感神经则可使其分泌减少。

2. 黏膜固有层

黏膜固有层内含大量直管状肠腺（intestinal gland），较小肠腺直而长；腺上皮除柱状细胞和大量杯状细胞外，在腺的底部有少量未分化细胞及内分泌细胞。杯状细胞和肠腺分泌的黏液能保护肠道黏膜，防止物理性和化学性损伤。未分化细胞多位于肠腺的基部，可以不断分裂并分化成肠上皮细胞和其他肠腺细胞，使肠上皮细胞每 3～5 天更新一次。与小肠肠腺不同的是，大肠肠腺的底部无分泌溶菌酶的帕内特细胞（又称潘氏细胞，Paneth cell），所以肠道菌群主要分部在大肠内。消化道从胃到大肠的黏膜层内存在 40 多种内分泌细胞，这些细胞具有摄取胺前体、进行脱羧而产生肽类或活性胺的能力，统称为胺前体摄取脱羧化细胞（amine precursor uptake and decarboxylation cell，APUD 细胞）。消化道内分泌细胞的总数远超体内其他内分泌细胞的总和，因此被认为是体内最大、最复杂的内分泌器官。这些内分泌细胞合成和释放的激素主要在胃肠内发挥作用，合称为胃肠激素。胃肠激素中有些肽类物质也存在于中枢神经系统。这些在胃肠道和中枢神经系统内双重分布的肽类物质统称为脑-肠肽（brain-gut peptide）。黏膜固有层同时富有淋巴组织，淋巴小结可伸入黏膜下层，组成肠相关淋巴组织，构成黏膜免疫屏障。

3. 黏膜肌层

黏膜肌层由一层纵行的平滑肌束组成。黏膜肌层的收缩可使黏膜局部运动，促进黏膜腺体分泌和血液运行,增加肠内容物与黏膜的接触,有利于吸收。

二、黏膜下层

黏膜下层(submucosa)为连接黏膜和肌层的疏松结缔组织,内含丰富的血管、淋巴管以及黏膜下神经丛(submucosal nervous plexus)。黏膜下神经丛由副交感神经元和无髓神经纤维组成,主要支配、调节黏膜上皮细胞和腺体的分泌,以及黏膜肌层和血管平滑肌的活动。

三、肌层

肌层(muscularis)包括内环、外纵 2 层平滑肌。结肠的外纵肌汇集成 3 条粗的纵带,称为结肠带,各带之间的纵行肌甚薄,常呈不连续状。

肌层间有少量结缔组织,含有肌间神经丛(myenteric nervous plexus),由三五成群的神经元和无髓神经纤维组成,主要支配和调节肠道平滑肌组织的舒缩,有利于肠内容物充分混合并往前推进。

肌间神经丛与黏膜下神经丛之间存在复杂的纤维联系,这些神经元与神经纤维组成复杂的神经网络,分布于从食管中段到肛门的绝大部分消化道管壁内,称为肠神经系统。肠神经系统中的神经元包括感觉神经元、运动神经元和大量中间神经元,释放不同的神经递质,发挥局部调节作用,可以独立调节胃肠运动、分泌、血流量,以及水和电解质的转运等。肠神经系统也是肠-脑轴的基础。

结肠的平滑肌与其他消化道平滑肌一样,具有以下生理特性:①兴奋性较骨骼肌低,收缩缓慢。②具有自律性,但节律缓慢,不如心肌规则。③具有紧张性,经常保持一种微弱的持续收缩状态。结肠等消化道各部分之所以能保持一定的形状和位置,与平滑肌具有紧张性有关。同时,结肠等消化道平滑肌的紧张性还能使结肠肠腔内保持一定的基础压力。④富有伸展性,以增加容积,使结肠能容纳几倍于原始肠腔的内容物而压力不明显升高。⑤对不同刺激的敏感性不同。对电刺激不敏感,但对机械牵拉、温度和化学性刺激特别敏感。肠内容物对肠道平滑肌的机械扩张、温度和化学刺激可促进肠道蠕动,有助于肠内容物往前推进。

肠道平滑肌的电生理主要产生静息电位、慢波电位和动作电位 3 种形式,其中慢波电位是在静息电位的基础上,平滑肌自发产生的周期性去极化和复极化,其频率缓慢,起源于肠道肌层内环平滑肌和外纵平滑肌之间的卡哈尔间质细胞(interstitial cell of Cajal,ICC)。ICC 被认为是胃肠道运动的起搏细胞。肠道平滑肌收缩是在动作电位之后产生,而动作电位是在慢波电位基础上产生的,因此慢波被认为是平滑肌的起步点位,是平滑肌节律性收缩的控制波,它决定肠道运动的方向、节律和速度。

四、外膜

外膜(adventitia)在横结肠和乙状结肠为浆膜,即结缔组织外面有间皮覆盖,表面光滑,可以减少摩擦,有利于横结肠和乙状结肠的活动;升结肠和降结肠的前壁为浆膜,后壁为纤维膜(fibrosa),把升结肠和降结肠贴附、固定于腹后壁。直肠上 1/3 段的全部和中 1/3 段的前壁外膜结构为浆膜,其余部分为纤维膜。纤维膜周围存在大量疏松结缔组织、脂肪、血管、神经、淋巴管和淋巴结,这些包裹直肠的组织结构在临床上称为直肠系膜(mesorectum)。临床直肠癌外科手术一般要求把直肠系膜(包括其中的直肠)一起切除。如果直肠癌已经波及直肠系膜,则没有外科手术切除指征。

【拓展知识】肠相关淋巴组织

肠相关淋巴组织(gut-associated lymphoid tissue,GALT)是指分布在肠上皮内、固有层中以及黏膜下层里的淋巴细胞,包括淋巴小结和集合淋巴小结。GALT 可以对侵入黏膜内的抗原产生免疫应答,分泌分泌型免疫球蛋白 A(SIgA),抑制细菌增殖,中和毒素,降低抗原与黏膜上皮细胞的黏着,从而保护肠黏膜。部分免疫记忆淋巴细胞可以经血流或淋巴,参与淋巴细胞的再循环,把抗原信息带到全身各处,包括呼吸道黏膜、泌尿道黏膜和生殖道黏膜等,发挥类似的免疫效应。

第三节　结直肠的发生与常见先天畸形

一、原肠的形成和分化

人胚第 3 周末,三胚层胚盘随着头褶、尾褶和侧褶的形成,由扁平形逐渐卷折为向腹侧弯曲的柱形胚体,此时卵黄囊顶部的内胚层和脏壁中胚层被卷入胚体,形成一条纵行的原肠(primitive gut)。它可分成前肠(foregut)、中肠(midgut)和后肠(hindgut)3 个部分。前肠头端和后肠末端,原先都是盲端,分别被口咽膜(oropharyngeal membrane)和泄殖腔膜(cloacal membrane)封闭,不久先后破裂,使前肠、后肠与外界相通。中肠与卵黄囊(yolk sac)相连,随着胚体和原肠的生长发育,卵黄囊相对变小,两者连接部分变成细长的卵黄蒂(yolk stalk),又称卵黄管(vitelline duct)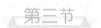(图 1-3)。

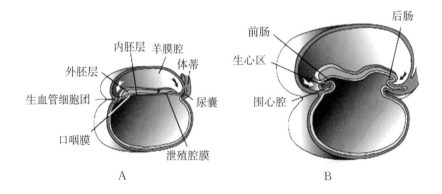

A　　　　　　　　　　　B

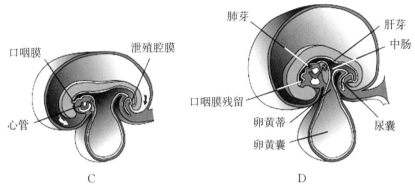

图 1-3　原肠的早期演变(前肠、中肠、后肠的形成)

A. 体节前胚胎;B. 7 体节胚胎;C. 14 体节胚胎;D. 1 个月胚胎。

1. 前肠分化

原始咽(包括咽囊及其衍生物)、食管、胃、胆总管开口处以上的十二指肠以及肝、胆囊和胰由前肠分化而来;此外,除鼻以外的呼吸道也由前肠分化产生。

2. 中肠分化

从胆总管开口处以下的小肠以及盲肠、阑尾、升结肠和右 2/3 横结肠由中肠分化而来。

3. 后肠分化

左 1/3 横结肠、降结肠、乙状结肠、直肠和肛管上段由后肠分化而来。

原肠内胚层分化为消化管的上皮和腺体,管壁内的结缔组织和肌组织皆由脏壁中胚层分化形成。

二、肠的发生

胚胎第 5 周,十二指肠以下的中肠生长较快,并突向腹侧形成"U"字形的袢状结构,称中肠袢(midgut loop),又称原始肠袢(primary intestinal loop)。袢顶与卵黄蒂相连,卵黄蒂以上的肠袢称头支(cephalic limb),卵黄蒂以下的肠袢称尾支(caudal limb)。此时,中肠袢的腹系膜退化消失,背系膜将中肠袢固定于腹后壁;系膜内有肠系膜上动脉(superior mesenteric artery)走行。胚胎第 6 周,中肠袢尾支近侧段又发生一囊状的突起,称盲肠突(cecal bud),是盲肠和阑尾的原基,也是大肠和小肠的分界标志。由于中肠袢的迅速发育以及肝和中肾的不断增大,腹腔容积相对变小,腹腔暂时不能容纳全部肠袢,致使肠袢突入脐带内的胚外体腔(也称脐腔),形成胚胎性的生理性脐疝(图 1-4)。此时肠袢在脐腔内继续增长并开始旋转,它以肠系膜上动脉为轴心逆时针旋转 90°(从胚胎腹面看),使头支转向右侧,尾支转向左侧。头支在脐腔内迅速增长,形成盘曲的空肠和回肠大部。

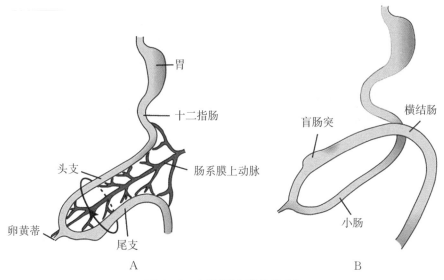

图 1-4　中肠袢(生理性脐疝)

A. 以肠系膜上动脉为轴形成中肠袢,分头支和尾支;B. 逆时针旋转 90°,横结肠(盲肠突)转到小肠前面。

　　至第 10 周时,随着腹腔的增大,肠袢从脐腔退回腹腔,同时再逆时针旋转 180°;这样,肠袢共旋转 270°,头支逐渐转到腹腔左下方,使空肠和回肠盘曲在腹腔中部,脐腔闭锁。盲肠突从肝右叶下方逐渐下降到右髂窝处,升结肠随之形成。盲肠突远侧段萎缩退化,形成一狭窄的小管,即为阑尾,近侧段膨大为盲肠。当中肠袢退回腹腔时,后肠的大部分被推向左侧,形成横结肠的左 1/3、降结肠和乙状结肠。

三、直肠和肛管的发生

　　后肠末端的膨大部称泄殖腔(cloaca),其腹侧壁与尿囊相连,腔的末端以泄殖腔膜(cloacal membrane)与外界相隔(图 1-5)。胚胎第 4~5 周,后肠与尿囊之间的间充质增生,形成一镰刀状隔膜突入泄殖腔内,形成尿直肠隔(urorectal septum)。尿直肠隔向泄殖腔方向生长,最终与泄殖腔膜相连,将泄殖腔纵向分为背侧的原始直肠和腹侧的尿生殖窦两部分;前者分化为直肠和肛管上段,后者主要分化为膀胱和尿道(见图 1-5)。

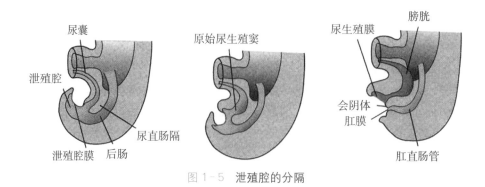

图 1-5　泄殖腔的分隔

泄殖腔膜也随之分为背侧的肛膜（anal membrane）和腹侧的尿生殖膜（urogenital membrane）。肛膜外方的外胚层向内凹陷形成肛凹（proctodeum）。

　　肛管上段来自原始直肠的末端，肛管下段来自肛膜外方的肛凹。胚胎第8周，肛膜破裂，肠腔与外界相通。因此，肛管上2/3的上皮来自后肠的内胚层，肛管下1/3的上皮来自肛凹的外胚层，两者之间的分界线为肛管的齿状线。

四、异常肠发生导致的常见先天畸形

1. 先天性脐疝

　　消化管发生过程中肠管一度进入脐腔，形成生理性脐疝。若出生后肠管仍在脐腔内未退回腹腔，或脐腔未闭锁，则脐部残留一孔与腹腔相通。当婴儿啼哭等造成腹内压增高时，肠管容易从脐部膨出，形成先天性脐疝（congenital umbilical hernia）（图1-6）。

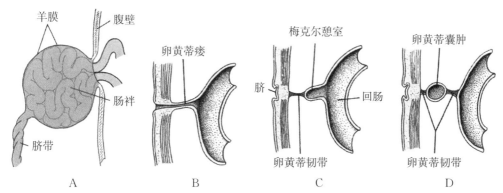

图1-6　先天性脐疝以及卵黄蒂相关畸形
A. 先天性脐疝；B. 脐粪瘘；C. 梅克尔（Meckel）憩室；D. 卵黄蒂囊肿。

2. 先天性巨结肠

　　由于神经嵴细胞在胚胎发育时未能迁移至结肠壁内，使该段结肠壁内的肌间神经丛发育不良，缺少副交感神经节细胞，此段肠管平滑肌麻痹、缩窄而且失去收缩能力，不能蠕动，以致造成相邻近端结肠粪便淤积，使肠腔极度扩张而形成先天性巨结肠（congenital megacolon）。

3. 肠袢转位异常

　　中肠袢从脐腔退回腹腔的过程中，应逆时针旋转180°。如果不发生旋转或转位不全，或者发生反向旋转，就会形成坐位结肠和反向转位等各种各样消化管异位，并常伴有肝、脾、胰，甚至心、肺的异位，称为肠袢转位异常（图1-7）。

4. 肛门闭锁

　　肛门闭锁（imperforate anus）是因肛膜未破或直肠与肛凹未接通所致，两者间隔有厚层结缔组织。常伴有直肠阴道瘘或直肠尿道瘘（图1-8）。

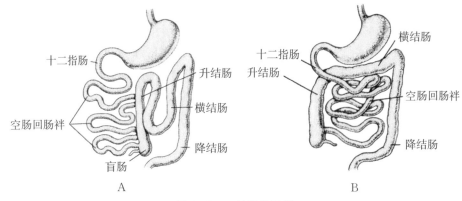

图 1-7　肠祥转位异常
A. 左位结肠；B. 反向转位。

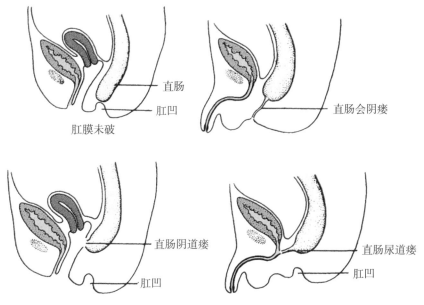

图 1-8　泄殖腔分隔异常导致的先天畸形

5. 直肠瘘

　　直肠瘘(rectal fistula)是指由于泄殖腔分隔不全及直肠下端与肛门不发育而产生瘘管,如直肠阴道瘘和直肠尿道瘘等。常伴有肛门畸形(见图 1-8)。

（梁春敏）

第二章

结直肠癌发生、发展通路的分子分型研究

第一节 结直肠癌的分子分型

目前认为结直肠癌(colorectal cancer，CRC)发生、发展的过程，即由正常肠道黏膜上皮向腺瘤、腺癌进展，是基因组不稳定逐渐累积的结果。关于分子分型，一种典型的观点是，可根据腺瘤向癌发展的表现分为 3 种表型：染色体不稳定性(chromosome instability，CIN)、微卫星不稳定(microsatellite instability，MSI)和 CpG 岛甲基化表型(CpG island methylator phenotype，CIMP)。

一、染色体不稳定性

CIN 在 65%～85% 的结直肠癌患者中可见，是结直肠癌中最为常见的特征之一，主要表现为染色体区域或整条染色体的重复或缺失的频率增加，以及染色体易位或重排等。目前常用的检测方法包括核型分析、荧光原位杂交、比较基因组杂交。通常，CIN 肿瘤多见于左半肠癌，分化程度较高。CIN 肿瘤根据染色体畸变的频率分为两个亚组，即高水平 CIN(CIN-high，CIN - H)肿瘤和低水平 CIN(CIN-low，CIN - L)肿瘤，研究显示 CIN - H 肿瘤患者预后较差。

CIN 肿瘤主要特征在于多种抑癌基因的突变，如 *APC*、*TP53*、*SMAD2/4* 和 *DCC*，以及原癌基因的突变，如 *KRAS*、*PIK3CA*、*CTNNB1*。*APC* 突变已被证明与 CIN 密切相关。越来越多的研究提出 *APC* 可能为 CIN 途径的启动子，但 *APC* 功能丧失是否是导致 CIN 的根本原因尚不清楚，*APC* 失调可能不是 CIN 肿瘤发展的必然条件。除此之外，CIN 肿瘤的发生、发展还与端粒功能障碍、染色体分离、DNA 修复失调和中心体系统异常有关。在结直肠癌的发生中端粒功能障碍的重要性被反复提及，端粒缩短会导致 CIN，而端粒延长又会促进细胞的无限增殖。有研究发现，结直肠癌中端粒延长与浸润深度更深、预后更差相关，但端粒长度与抗表皮生长因子受体(epidermal growth factor receptor，EGFR)治疗的效果呈正相关。染色体分离主要与相关基因突变有关，*BUB1* 或 *BUBR1* 中的替代突变会损害 G_2/M 细胞周期检查点。DNA 修复失调将导致 DNA 损伤反应，在有丝分裂期间可能导致不正确的染色体分离。极光激酶(aurora kinase，AURK)和极样激酶(Polo-like kinase，PLK)相关基因 *AURKE*、*PLK1* 的扩增和过表达是中心体系统异常的主要原因之一。*AURKA* 参与中心体复制、有丝分裂诱导和纺锤体组装，并且在 MYC 促癌通路上发挥重要作用，其过表达与结直肠癌进展高度相关。PLK1~4 则参与中心体复制，诱导有丝分裂，促进细胞分裂。

二、微卫星不稳定

微卫星是 DNA 核苷酸重复序列，在 DNA 复制过程中容易发生移码突变和碱基对取代。当 DNA 发生损伤或常见的 DNA 复制相关错配时，错配修复(mismatch repair，MMR)系统可识别并纠正碱基错配和重复序列中出现的插入/删除环，保持正常的微卫星长度，常见的 MMR 复合物由 MutL 同系物或 MutS 同系物的异源二聚体组成。MSI 由错配修复缺陷(deficiency of mismatch repair，dMMR)引起，表现为 DNA 重复序列的获得或丢失。

作为特殊表型，MSI 肿瘤占结直肠癌的 15%，好发于右半结肠，主要分为 MMR 相关基因 *MLH1* 突变引起的散发性结直肠癌和 MMR 基因种系突变引起的林奇综合征(Lynch syndrome，LS)。在散发性结直肠癌中，高水平的 MSI 肿瘤(MSI-high，MSI-H)有 80%~90% 可检测到 *BRAF V600E* 突变。林奇综合征是一种常染色体显色遗传病，通常是由 4 个 *MMR* 基因(*MLH1*、*MSH2*、*MSH6*、*PMS2*)中的某一个发生种系突变导致，其中 *MSH2* 和 *MLH1* 突变引起的林奇综合征各占 40%~45%。林奇综合征多发于近端结肠，通常分化较差或未分化，具有明显的肿瘤浸润淋巴细胞聚集和肿瘤周围克罗恩样淋巴反应(Crohn's-like lymphoid reaction，CLR)。一些研究强调，MSI 状态可作为结直肠癌的预后标志物，且是 5-氟尿嘧啶(5-FU)药物治疗敏感性的预测标志物。在 Ⅱ 期结直肠癌患者中，MSI-H 患者预后较好或不需要 5-FU 药物治疗。在近期免疫检查点抑制剂的治疗中发现，MSI-H 的林奇综合征患者有较好的疗效，这是临床治疗上的重大进展。

三、CpG 岛甲基化表型

CIMP 被定义为 CpG 岛启动子的超甲基化，可导致特定的肿瘤抑制基因和 MMR 基因的转录沉默。根据 CIMP 状态可将肿瘤分为 3 类:高甲基化(CIMP-high，CIMP-H)肿瘤、低甲基化(CIMP-low，CIMP-L)肿瘤、甲基化阴性(CIMP-negative，CIMP-N)肿瘤。在一些研究中常把 CIMP-L 和 CIMP-N 归为同一类别，但 CIMP-L 肿瘤 *KRAS* 突变率较高。CIMP-H 肿瘤多定位于近端结肠，通过 MutL 同系物 1(MutL homolog 1，MLH1)的表观遗传沉默常与 MSI 相关联，并且 *BRAF V600E* 突变率高、复发率较高。Tahara 等发现在 CIMP-H 肿瘤中染色质重塑酶相关基因 *CHD7* 和

CHD8 突变较为常见,提示染色质重塑异常可能会促进 CIMP－H 肿瘤的发展。除此之外,在 CIMP－H 肿瘤中还检测到 DNA 甲基转移酶 3B(DNMT3B)的表达增加,并与 CIMP 相关基因(*NEUROG1*、*CDKN2A*、*CACNA1G*)和 *SFRP2* 基因的甲基化水平相关。其预后价值主要取决于 MSI 状态。在微卫星稳定(microsatellite stability, MSS)亚组中,CIMP－H 患者较 CIMP－N 患者生存期较短。而与 CIMP$^-$/MSI$^+$ 肿瘤相比,CIMP$^+$/MSI$^+$ 肿瘤与较差分化程度和较低的总生存率密切相关。另有研究提出,CIMP 状态可预测转移性结直肠癌化疗效果。

血吸虫肠病相关性结直肠癌的发病机制尚不清楚。对于血吸虫肠病在结直肠癌发生、发展中的可能作用,目前提出的几种解释是:内源性致癌物和血吸虫毒素的存在、慢性免疫失调以及其他感染因子的共同作用。这些因素可能存在相互作用以诱导癌变,但一般认为慢性炎症在此过程中发挥着核心作用。研究显示,由血吸虫感染引起的多种疾病似乎都与慢性炎症相关,并且结直肠癌倾向于发生在血吸虫肠病病史长达 10 年或以上的患者中。在感染血吸虫后,血吸虫虫卵将沉积于消化道,释放可溶性虫卵抗原,引起机体的慢性炎症反应,刺激上皮细胞增殖。与此同时,炎症细胞产生炎症介质,如活性氧、活性氮及促炎细胞因子,导致基因组不稳定以及癌基因和抑癌基因的失调。

第二节　常用的分子标志物

目前已鉴定出几种分子标志物,用于结直肠癌的诊断、治疗方案选择和预后预测。分子遗传学方面的研究揭示在结直肠癌中具有高频率突变的基因,如 *KRAS*、*BRAF*、*PIK3CA*、*APC*、*TP53*、*SMAD2*、*SMAD4*、*SOX9*,以及拷贝数变化的基因如 *ERBB2* 和 *IGF2*。一些基因的改变对评估各种药物治疗的敏感性和预后具有预测价值。由于相关临床意义的数据较为分散,在此针对结直肠癌中使用较多的几种分子标志物的最新研究进展进行总结。

1. *KRAS*/*NRAS*

RAS 基因家族的重要成员为 *KRAS*、*NRAS* 和 *HRAS*,主要调节细胞增殖。在多种实体瘤,如结直肠癌、胰腺癌和肺癌中均发现该家族成员发生基因突变,且 *KRAS* 基因突变率普遍高于 *NRAS* 基因。但在血液系统肿瘤,如急性淋巴细胞白血病和慢性粒单核细胞白血病中情况相反。30%～40% 的结直肠癌具有 *KRAS* 突变,主要发生于第二外显子的密码子 12 和 13 上。而 *NRAS* 突变率仅为 4%,*HRAS* 突变更为少见。

针对I期和II期结直肠癌的大数据研究表明,*KRAS* 突变在评估总生存率和无复发生存率上没有预测价值。但另一些研究表明,*KRAS* 突变可作为有效的预后标志物。*KRAS* 突变可使针对结直肠癌患者的抗 EGFR 治疗失效。相比之下,*RAS* 野生型的患者对抗 EGFR 治疗敏感,多项研究显示抗 EGFR 治疗的 *RAS* 野生型患者总生存期(overall survival, OS)可显著提高。研究表明,尽管在 FOLFOX 化疗方案加减西妥昔单抗的治疗中,*KRAS* 突变提示预后不良,但对于 *RAS* 突变型患者,西妥昔单抗无显著有害作用。

2. BRAF

BRAF 是丝氨酸/苏氨酸蛋白激酶家族的成员之一,*BRAF* 编码的丝氨酸/苏氨酸激酶可作为 RAS/MAPK 细胞内信号转导通路的抑制剂。在多种癌症中可见 *BRAF* 突变,尤其是预后较差的癌症。如在转移性黑色素瘤中 *BRAF* 突变率高达 60%,甲状腺乳头瘤中突变率为 40%～70%。*BRAF* 在结直肠癌中的突变率为 5%～15%,其中 *BRAF V600E* 突变占 80%,在右侧近端肿瘤中发现较多。*BRAF* 突变被认为是致癌因素,多发生于癌症早期,对结直肠癌的进展、转移和复发起重要作用。多数研究表明,*BRAF* 突变与 CIMP - H、MSI - H 肿瘤相关。在 MSI - H 肿瘤患者中,*BRAF* 突变与总生存期或无病生存期(disease-free survival, DFS)无关,该组患者预后较好;而在 MSI - L 和 MSS 肿瘤患者中,*BRAF* 突变提示预后不良。但 *BRAF* 突变与 CIN 未发现有联系。

KRAS 突变被证明与 *BRAF* 突变负相关。一项针对两个独立的结直肠癌队列的分析指出,*KRAS* 和 *BRAF* 突变状态对于结直肠癌的预后至关重要,可考虑将其作为预后预测指标。也有一些研究趋向于使用 *BRAF*/*KRAS* 联合预测抗 EGFR 治疗的效果。荟萃分析显示,*BRAF* 突变可提示转移性结直肠癌患者抗 EGFR 治疗预后不良,尤其是 *KRAS* 野生型患者。但 *BRAF* 突变是否可作为转移性结直肠癌的预测标志物仍需更多大型前瞻性研究进行验证。

3. PI3KCA

PIK3CA 是一种原癌基因,参与 EGFR 酪氨酸激酶结构域,可能导致 Akt 激酶[即蛋白激酶 B(protein kinase B)]磷酸化并激活 Akt/mTOR 信号转导通路。在各种实体瘤中经常可见 *PIK3CA* 突变,特别是在结直肠癌中,突变率为 15%～20%。*PIK3CA* 突变多与 *RAS* 和 *BRAF* 突变共存,最常见的第 9 外显子(E532K, E545K)和第 20 外显子(H1047R)位点的突变约占 80%。研究发现,具有 *PIK3CA* 突变的结直肠癌患者对阿司匹林治疗反应良好,而对 *PIK3CA* 野生型的患者无明显反应。Li 等对 7 项研究(包括 3.5 万例患者)进行荟萃分析发现,阿司匹林可明显改善结直肠癌患者的总生存期,尤其是 COX - 2 表达和 *PIK3CA* 突变的结直肠癌患者。阿司匹林有助于下调 MAPK、β-链蛋白(β- catenin)、核酸因子- κB(NF - κB)、ATM/mTOR 和 PKA 通路。这些通路可通过抑制阿司匹林直接或间接地控制细胞增殖和生长。阿司匹林还可抑制肿瘤细胞生长,启动细胞凋亡。最近的研究表明,*PIK3CA* 第 20 外显子突变或可成为抗 EGFR 治疗耐药的标志物。在 *KRAS* 野生型肿瘤中这种关联更为紧密。*PIK3CA* 突变似乎与 *KRAS* 突变密切相关。*KRAS* 野生型伴 *PIK3CA* 突变的结直肠癌患者病死率显著增加。然而,*PIK3CA* 突变并不影响 *KRAS* 突变型肿瘤患者的病死率。*PIK3CA* 突变的预后效果可能仅限于 *KRAS* 野生型肿瘤。

4. APC

APC 于 1987 年首次发现,是一种抑癌基因,位于 5q21 染色体上,与 Wnt 信号转导通路密切相关,参与细胞迁移、黏附、增殖、分化和染色体分离等过程。约 75% 的编码序

列位于第 15 外显子上,这也是 *APC* 种系突变和体细胞突变最常见的区域。大部分突变为移码突变和无义突变。如上所述,*APC* 突变与 CIN 密切相关。在至少 70% 的结直肠癌中发现存在 *APC* 突变,其种系突变会导致家族性腺瘤性息肉病,这是引起结直肠癌的主要遗传易感性事件。此外,在 >80% 的散发性结直肠癌中可发现 *APC* 体细胞突变。对人结直肠腺瘤和相邻黏膜的外显子测序结果揭示,*APC* 突变存在于癌前病变。考虑到 *APC* 缺陷在结直肠腺瘤和结直肠癌中的发生率以及 *APC* 失活在启动腺瘤—癌途径中的关键作用,一些学者认为 *APC* 在正常结直肠上皮细胞中起保护作用。

5. *TP53*

TP53 是位于 17p13 染色体上的抑癌基因。*TP53* 功能失调几乎在人类肿瘤中普遍存在。据报道,在 4%~26% 的腺瘤和 50%~75% 的结直肠癌中可见 *TP53* 功能失调,表明 *TP53* 在结直肠腺瘤向癌的转变中发挥重要作用。*TP53* 突变常发生在第 5、6、7 或 8 外显子上。目前尚不清楚 *TP53* 突变在结直肠癌中的预后价值,已有研究表明 *TP53* 野生型和 *KRAS* 突变型细胞株表现出对奥沙利铂的敏感性增加。推测 *TP53* 可能抵抗 DNA 抑制剂。*TP53* 作为预测抗 EGFR 治疗疗效的生物标志物研究较少。一项针对转移性结直肠癌患者的研究表明,*TP53* 突变和 *KRAS* 野生型的患者对伊立替康和西妥昔单抗治疗敏感。另有研究发现,*TP53* 突变和 *KRAS*、*BRAF* 野生型的患者通过以西妥昔单抗为基础的治疗方案表现出更长的无病生存期。

6. 18q LOH

杂合性丢失(loss of heterozygosity,LOH),尤其是 18q LOH,是结直肠癌中使抑癌基因失活的重要机制。在 18q 染色体上有较多抑癌基因,如 *DCC*、*SMAD2*、*SMAD4* 和 *CABLES1*,其中大约 70% 的结直肠癌在 *DCC* 基因区域显示 LOH。这些基因可能会干扰 18q LOH,并与其预后价值密切相关。18q LOH 与 MSI 呈负相关,但在非 MSI - H 肿瘤中,18q LOH 似与预后无关,18q LOH 阳性肿瘤患者 5 年总生存率为 70%,而 18q LOH 阴性肿瘤患者 5 年总生存率为 68%。

7. *HER2*、*ALK*、*NTRK1*

HER2 过表达在结直肠癌中的频率较低,并且细胞膜的表达率低于细胞质。有研究提出,*HER2* 是一个新兴的分子标志物,*HER2* 阳性的肿瘤往往预后较差。在晚期结直肠癌患者中,*HER2* 阳性肿瘤表现出对西妥珠单抗联合拉帕替尼治疗的积极反应。*HER2* 扩增可能是结直肠癌中 MEK - Akt 通路激活的替代驱动。*ALK* 重排在结直肠癌中较为少见,通常与近端、晚期、MSI - H 和黏液表型肿瘤相关。研究显示,*ALK* 重排的结直肠癌患者可受益于 ALK 靶向疗法,如塞瑞替尼。*NTRK* 是在人类神经元中表达的受体酪氨酸激酶,在发育和正常功能中起作用。在结直肠癌中已有研究发现 *NTRK1* 重排的患者对酪氨酸激酶受体 A 抑制剂恩曲替尼敏感。这些遗传改变可作为癌症治疗中的新型治疗靶点。

(纪 元)

第三章

结直肠癌临床病理

第一节 结直肠癌的癌前病变及病理分型

依据 2019 年《世界卫生组织(WHO)消化系统肿瘤分类》(第 5 版),结直肠上皮性肿瘤分为良性上皮肿瘤与癌前病变以及恶性上皮性肿瘤两大类。

一、良性上皮性肿瘤与癌前病变

1. 结直肠锯齿状病变与息肉

结直肠锯齿状病变(serrated lesion)与息肉(polyp)的形态学特征是病变上皮呈锯齿状或星状结构。依据形态学特征可以分为增生性息肉、广基锯齿状病变、广基锯齿状病变伴有异型增生、传统型锯齿状腺瘤,以及不能分类的锯齿状腺瘤。

大多数锯齿状息肉无临床症状,常在内镜检查中偶然发现。其中大多数(75%～90%)为增生性息肉,常位于远端结肠和直肠。广基锯齿状病变(70%～80%),尤其是伴有异型增生的广基锯齿状病变好发于近端结肠。约 70% 的传统型锯齿状腺瘤发生于远端结肠与直肠。

(1)增生性息肉 增生性息肉由呈锯齿状结构的表面上皮、管状结构大小较一致的隐窝构成,增殖中心局限在隐窝基底。隐窝无基底部扩张、无扭曲,锯齿状上皮仅见于表面上皮与隐窝上部。增生性息肉可分为微泡型与富于杯状细胞型两型。微泡型上皮成熟早,上皮内可见具有顶端空泡的上皮细胞,其胞核小、呈圆形或卵圆形,位于基底部;锯齿状结构局限于隐窝上 2/3,横切面,呈现星状结构。富于杯状细胞型形态学改变轻微,易被忽视;该型表面上皮与隐窝主要由杯状细胞构成,具有局限于表面上皮与腺体开口处的轻微的锯齿状结构,横切面管腔呈圆形而非星形。

(2)广基锯齿状病变 既往被称为广基锯齿状腺瘤/息肉,鉴于并非所有此类型病变均具有息肉状外观,故第 5 版《WHO 消化系统肿瘤分类》中引入了现有名称。广基锯齿状病变与增生息肉以及传统型锯齿状腺瘤的主要区别在于结构的改变。该病变中可见到杯状细胞以及具有微泡状黏液滴的上皮细胞,最具特征性的改变是显著的隐窝结构的扭曲。隐窝结构的改变包括平行于黏膜肌水平生长、隐窝基底部扩张、锯齿状结构延伸至腺体基底,以及不对称增殖。至少具有以上特征之一方可被认为是结构扭曲的隐窝。存在一个或以上明确结构扭曲的锯齿状隐窝即可诊断为广基锯齿状病变。

(3)广基锯齿状病变伴异型增生 部分广基锯齿状病变可以伴有异型增生。异型增生的成分通常与锯齿状病变区域具有明显的边界,形态学较传统型腺瘤更具异质性。形态学改变包括绒毛状结构、隐窝的延长、腺体拥挤,并具有复杂分支、筛状结构、过度或减少的腺腔内锯齿结构。细胞学异常可表现为类似传统型腺瘤的异型增生、锯齿状异型增生(圆形不典型核、显著核仁、核分裂象增多、嗜酸性胞质)或轻微的细胞学异型性。同一息肉可以出现多种异型增生的形态学改变。*MLH1* 缺失有助于异型增生的诊断。由于异质性导致分级困难及重复性差,目前不推荐对异型增生进行分级。

(4)传统型锯齿状腺瘤 传统型锯齿状腺瘤具有两个独有的特征——裂隙状锯齿结构与具有嗜酸性胞质和笔杆状核的高柱状细胞。隆起型腺瘤绒毛结构的两侧常可见到异位隐窝形成。50%的病例边缘可见到增生性息肉或广基锯齿状病变等前驱病变,可以伴随异型增生。

(5)未分类锯齿状腺瘤 未分类锯齿状腺瘤用于描述难以分类为传统型锯齿状腺瘤或广基锯齿状病变的具有锯齿状特征的腺瘤性息肉。

2. 普通型腺瘤

普通型腺瘤是结直肠良性、癌前病变,由异型增生的上皮构成。冠以"普通型"是为了与锯齿状病变相区分。大多数腺瘤并不会进展为癌,腺瘤数目多、尺寸大、绒毛状结构比例高、广泛的高级别异型增生提示较高的癌变风险。

(1)分型 依据绒毛结构的存在与否及比例,可分为管状腺瘤、管状绒毛状腺瘤以及绒毛状腺瘤。管状腺瘤是最常见的腺瘤类型,正常隐窝结构大部分保留,隐窝呈现不同程度的伸长,腺体排列拥挤。上皮细胞核增大、深染,伴有不同程度的梭形核、假复层和极性丧失。管状腺瘤中可以存在少量的(<25%)绒毛结构。腺瘤中出现>25%的绒毛结构(结构类似于小肠绒毛)应诊断为管状绒毛状腺瘤。当绒毛结构>75%时,通常诊断为绒毛状腺瘤。尽管观察者一致性欠佳,但这一分类方法在临床中得到了较为广泛的应用。

(2)进展期腺瘤(advance adenoma) 包括直径>10 mm 和/或伴有管状绒毛状结构或绒毛状结构和/或伴有高级别异型增生或原位癌。筛查中识别和切除这类腺瘤可以最大限度地预防癌症的发生。进展期腺瘤常伴有同时性腺瘤或异时性腺瘤,因此需要仔细的内镜检查及密切随访。

(3)组织学亚型 少见的组织学亚型包括富于帕内特细胞型、伴有鳞状上皮成分

（<0.1%）以及伴有透明细胞（<0.1%）。

（4）分级　普通型腺瘤异型增生的评估分为两个级别：低级别异型增生与高级别异型增生。高级别异型增生表现为明显拥挤的腺体结构、不规则的腺体、筛状结构与腺腔内坏死。这些结构异常在低倍镜下即可观察到。诊断高级别异型增生还需同时伴有相应的细胞学特点，包括细胞极性丧失、核增大伴明显的核仁、病理性核分裂象等。需要注意的是，异型增生级别的判断在不同观察者之间可能存在显著差异。

（5）炎症性肠病相关异型增生　炎症性肠病相关异型增生可以按照 Vienna 或 Riddell 系统分级。以在美国常用的 Riddell 系统为例，异型增生可以分为阴性、不确定、低级别、高级别。炎症性肠病相关异型增生组织学亚型包括肠型（腺瘤型）和锯齿型。总体而言，无论何种组织学亚型，异型增生均可以依据细胞学与结构异常分为低级别异型增生与高级别异型增生。

二、结直肠癌

结直肠癌是指起源于大肠的上皮性恶性肿瘤，表现为腺性或黏液分化。按照发生部位，可以分为 3 组：右半结肠癌（或近端结肠癌，发生于盲肠、升结肠与横结肠）、左半结肠癌（发生于结肠脾曲至乙状结肠）与直肠癌。大多数结直肠癌发生于左半结肠或直肠。

1. 大体特征

结直肠癌大体上表现多种多样，可以呈外生性或内生性生长，伴有不同程度的纤维化。可以分为外生性/蕈伞型、内生性/溃疡型、环周型、弥漫浸润型。各型之间常有交叠，最常见的类型是边缘隆起的溃疡型病灶，环绕结肠腔生长。

2. 组织学亚型

结直肠癌中大多数（90%）为腺癌。诊断的决定性特征是肿瘤组织穿透黏膜肌层到达黏膜下层。大多数病例可以归入非特殊型腺癌的范畴。少部分病例具有特殊的形态学特征、临床特点以及分子特征，可归入特殊亚型。

结直肠腺癌的分级按照 WHO 2019 版的相关指南可分为低级别（以往称高-中分化）和高级别（以往称低分化）。高分化腺癌腺管形成>95%，中分化腺癌腺管形成50%~95%，低分化腺癌腺管形成<50%。肿瘤的分级基于分化最差的成分。肿瘤浸润的前缘通常形成肿瘤出芽和低分化细胞团，这些区域在分级时不应计入，应单独报告。

常见组织学亚型及特殊亚型分述如下。

（1）黏液腺癌　黏液腺癌是最常见的特殊亚型，占肠癌的 5%~20%。形态学上以细胞外黏液湖中见到片状、层状或单个细胞（包括印戒细胞）为特征。肿瘤组织中>50%的肿瘤成分具有此特征即可诊断为黏液腺癌。与非特殊型腺癌相比，黏液腺癌在预后上并无显著差异，但转移性黏液腺癌对系统性治疗反应相对较差。与普通型腺癌相比，黏液腺癌中微卫星不稳定（MSI）比例较高，但存在 MSI 并不具有独立预后价值。黏液腺癌的分级依据上皮成分、腺管形成及上皮成熟程度。黏液腺癌区域<50%的病

例宜诊断为腺癌伴有黏液腺癌成分。

（2）印戒细胞癌 ＞50％的癌细胞具有显著的细胞内黏液，典型者由于黏液挤压使胞核移位。该亚型发生率较低，约占1％，常见于右半结肠。该亚型常在发现时已处进展期，分期校正后该亚型预后差于非特殊型腺癌与黏液腺癌。转移发生迅速，且可转移到结直肠癌转移不常发生的部位。该亚型 MSI 发生率高，与林奇综合征有密切关联，并可能适合 MSI/PD-L1 治疗的表型。印戒细胞＜50％的肿瘤归类为伴有印戒细胞成分的癌。

（3）髓样癌 该亚型特征为成片的肿瘤细胞，具有空泡状核、显著的核仁、丰富的嗜酸性胞质，肿瘤细胞间伴有显著的淋巴细胞与中性粒细胞浸润。该亚型少见，单中心研究报道发生率在4％左右。常表现为 MSI，并伴有 BRAF 基因突变，具有相对良好的预后。需要注意该亚型可表现为异常的免疫表型，不表达 CDX2 与 CK20。神经内分泌标志物阴性。

（4）锯齿状腺癌 该亚型形态学与锯齿状息肉有相似性，腺腔呈锯齿状，并可伴有黏液区域。瘤细胞核质比小。10％～15％结直肠癌可归入该亚型。

（5）微乳头状癌 该亚型的特征是在类似血管的间质裂隙中有小簇肿瘤细胞。＞5％的肿瘤细胞具有此形态可以作出诊断。据报道该亚型发生率为5％～20％，具有高淋巴结转移风险，常伴有其他提示预后差的形态学指标，如淋巴管侵犯、肠壁外血管侵犯、神经周围侵犯（perineural invasion，PNI）。

（6）腺瘤样腺癌 以往被称为绒毛状腺癌及浸润性乳头状腺癌。该亚型定义为浸润性区域＞50％具有腺瘤样的特征（包括绒毛状结构、低级别形态等）。常呈推挤性生长，间质反应轻微。该亚型发生率为3％～9％，在活检时常诊断困难，KRAS 突变率高，预后较好。

（7）腺鳞癌 是极为罕见的亚型，发生率＜0.1％。肿瘤组织中同时具有腺癌与鳞状细胞成分，与消化道其他部位腺鳞癌相似。

（8）伴有肉瘤样成分的癌 该亚型部分区域具有未分化的组织学特征和肉瘤样成分，如梭形细胞成分或横纹肌样特征。总体而言，该亚型患者具有不良的预后。肿瘤往往具有大的体积，瘤细胞表现为特有的横纹肌样特征，具有丰富的胞质内嗜伊红横纹肌样小体。瘤细胞往往没有黏附性，位于黏液样间质中。可以见到多形性瘤巨细胞与梭形细胞，以及腺管分化的区域。SWI/SNF 染色质重建复合体核心亚基 SMARCB1（INI1）缺失表达是该亚型的重要特征。这类肿瘤似乎还表现为 SWI/SNF 家族其他多个蛋白质成员的功能缺失，包括 SMARCA4、SMARCA2 和/或 SMARCB1，部分具有 ARID1A 异常。

（9）未分化癌 该亚型除形态特征和免疫表型能证明其为上皮性肿瘤外，形态学、免疫表型、分子特征不能提示其分化方向。该亚型通常不表现为 MSI。

3. 重要的形态学指标

（1）淋巴管侵犯 表现为淋巴管内单个肿瘤细胞或细胞团，是 pT_1 期结直肠癌存在淋巴结转移的形态学危险因素。免疫组化染色(D2-40)有助于识别淋巴管侵犯。

(2) 肠壁内与肠壁外血管侵犯　根据被侵犯血管的位置可分为肠壁内血管侵犯(intramural vascular invasion,IMVI)与肠壁外血管侵犯(extramural vascular invasion,EMVI)。IMVI 发生率为 4%～40%,与差的预后相关。EMVI 报道的发生率高于IMVI,但仍认为该特征被低估。EMVI 提示差的预后,且提示预后的价值高于 IMVI。有助于识别 EMVI 的组织学特征是孤儿动脉征(动脉旁静脉应存在的位置发现癌结节)与凸舌征(舌状肿瘤细胞巢超出肿瘤边界进入静脉)。弹力纤维染色与免疫组化染色有助于鉴别。

(3) 神经周围侵犯(PNI)　指肿瘤组织沿着神经生长。按照定义,肿瘤细胞应围绕神经周长至少 1/3,可以出现在包括神经外膜、神经束膜和神经内膜在内的神经束的任何层次。报道的 PNI 发生率在 20%,直肠、高肿瘤分期,以及存在其他危险因素(如血管和淋巴管侵犯)的肿瘤检出率高。PNI 与局部复发、远处转移及缩短的生存期有关。

(4) 肿瘤出芽与低分化细胞簇　肿瘤出芽定义为肿瘤浸润前缘的不形成腺管结构的≤4 个细胞的肿瘤细胞簇或单个肿瘤细胞。根据现有共识,计数肿瘤出芽应在苏木精-伊红染色(HE 染色)切片下计数热点区域。依据 2016 年国际肿瘤出芽共识会议(International Tumor Budding Consensus Conference,ITBCC)共识,计数浸润前缘热点区域 1 个 0.785 mm² 视野中(相当于一个 20 倍目镜×20 倍物镜视野)肿瘤出芽个数。Bd1(低级别芽):0～4 个;Bd2(中间级别出芽):5～9 个;Bd3(高级别出芽):≥10 个。这与更早应用的日本肠癌协会使用的分级系统大致相同。在该系统中,计数一个 20 倍物镜视野下(使用 20 倍目镜)肿瘤出芽的个数,分级如下:1 级,0～4 个;2 级,5～9 个;3级,≥10 个。低分化细胞簇是指>5 个细胞、不形成腺管结构的细胞团。可以有两种生长方式,即浸润性生长与推挤性边界。推挤性边界与好的预后及低临床分期相关。

(5) 免疫反应　免疫反应与预后的关系已被证实。肿瘤内浸润淋巴细胞以及克罗恩样反应与好的预后相关。这些特征与 MSI 有关。即便如此,免疫反应的预后提示作用是独立于 MSI 状态的。近期有研究使用 CD3 和 CD8 免疫组化染色,证明肿瘤浸润前缘存在淋巴细胞具有重要的预后价值。

三、神经内分泌肿瘤

神经内分泌肿瘤(neuroendocrine neoplasm,NEN)是结直肠具有神经内分泌分化的上皮性肿瘤,包括分化好的神经内分泌肿瘤(neuroendocrine tumor,NET)、分化差的神经内分泌癌(neuroendocrine carcinoma,NEC)和混合性神经内分泌-非神经内分泌肿瘤(mixed neuroendocrine-non-neuroendocrine neoplasm,MiNEN)。

NEN 可以发生在结直肠任何部位,NET 在直肠更为常见。大多数 NEN 无显著临床症状或具有非特异性占位相关临床表现。少数病例具有分泌 5-羟色胺(5-hydroxytryptamine,5-HT)和 P 物质的 EC 细胞,部分 NET 伴有经典的类癌综合征。NEC 与 MiNEN 可以表现为广泛转移。

1. 神经内分泌肿瘤

大肠来源于胚胎中肠与后肠,因此,结肠 NET 或为中肠型 EC 细胞 NET(位于回盲部或升结肠),或为后肠型 NET,即位于远端结肠及直肠的 L 细胞 NET。EC 细胞 NET 形态学与空回肠对应肿瘤相同,常可见实性-岛状结构。此外,腺管状和梁状结构也可见到。L 细胞 NET 主要表现为梁状结构。NET 细胞表现为轻至中度异型、丰富的胞质、形态一致的染色质呈"盐和胡椒状"的细胞核。通常无坏死,即使存在,也仅为局灶性。当前的方法,依据核分裂象和 Ki-67 免疫组化染色指数,NET 可分为 G_1、G_2 和 G_3(表3-1)。

表3-1　当前消化道神经内分泌肿瘤的描述、分级方法和阈值

命名	分化	级别	核分裂象(mm^2)	Ki-67 指数(%)
NET, G_1	好	低级别	<2	<3
NET, G_2	好	中间级别	2~20	3~20
NET, G_3	好	高级别	>20	>20
NEC,小细胞型	差	高级别	>20	>20
NEC,大细胞型	差	高级别	>20	>20
MiNEN	好或差	不定	不定	不定

2. 神经内分泌癌

NEC 常表现为器官状结构,包括粗梁、菊形团、栅栏状,伴有中央坏死的实性巢,有时表现为单个细胞坏死与厚的间质。瘤细胞明显异型,核分裂象活跃。依据细胞形态,可以分为小细胞神经内分泌癌和大细胞神经内分泌癌。

3. 混合性神经内分泌—非神经内分泌肿瘤

MiNEN 多数由低分化神经内分泌癌成分与腺癌成分构成。伴有低级别神经内分泌肿瘤的 MiNEN 极为少见。少见情况下,NET 可以伴有腺癌。

四、结直肠癌的分子分型

结直肠癌分子分型目前已经有相当多的研究探索,不同研究基于各自的研究结果提出了不同的分型方式。因此结直肠的分子分型仍在演进之中。随着研究的进一步深入,分子分型将逐步完善。限于篇幅,这里简要介绍几种常用的分子分型方式。

1. 基因组分型

基因组分型是一种基于基因组 DNA 的分子分型方式,研究结论来源于癌症基因图谱(The Cancer Genome Atlas,TCGA)综合性分子分析。依据基因突变率将结直肠癌分为两组:高突变型和非高突变型。这一分型于 MSI 状态以及染色体不稳定性(chromosomal instability,CIN)通路相吻合,并与以往基于 DNA 的分型系统一致。

（1）高突变型　约占 15％,具有高的突变频率,大多数因为 DNA 错配修复功能缺陷表现为 MSI。这包括散发性高突变 MSI 癌,该肿瘤 *MLH1* 启动子甲基化导致 *MLH1* 失表达,DNA 错配修复功能失活。该亚型的几乎所有肿瘤都具有 CpG 岛甲基化表型(CIMP),许多其他基因也因启动子甲基化而被沉默。其中一小部分表现为遗传性(林奇综合征)或体细胞错配修复基因突变。高突变型中 2％～3％为超突变型,表现为极高的突变率,突变碱基具有特征性(C-A 碱基颠换增多),所致突变导致 DNA 聚合酶催化亚基聚合酶 ε(polymerase epsilon,POLE)或者更少见聚合酶 δ(polymerase delta 1,POLD1)核酸外切酶结构域校对功能的失活。*POLE* 突变(或 *POLD1* 突变)导致 DNA 复制和修复过程中核酸错配的校对修复功能丧失。与非突变型癌相比,超突变与高突变癌常常伴有更多的重现性基因突变。高突变型伴有 MSI 的癌体细胞拷贝数改变(somatic copy-number alterations,SCNA)显著少于非高突变型。

（2）非高突变型　约占 85％,具有低基因突变率,微卫星稳定(MSS),但具有高的 SCNA,常表现为染色体端(臂或亚臂)的获得或缺失。这些重要的重现性异常基因包括 *APC*(80％)、*TP53*(60％)与 *KRAS*(45％),以及其他一系列发生率较低的基因异常。

2. 转录组表型

结直肠癌分型联盟(Colorectal Cancer Subtyping Consortium,CRCSC)通过整合 18 个公共数据集,纳入 4 151 例患者,采用集成网络化分析模式,提出了共识分子分型(consensus molecular subtype,CMS)。

（1）CMS1 型　MSI-免疫型,约占 14％。MSI 为特点的免疫活化型,表现为高突变性,MSI 及免疫高度活化。该亚型对应上述的高突变型,表现为因 *MLH1* 沉默及 CIMP 所致的 MSI,常伴 *BRAF* 突变和低体细胞拷贝数改变。其余 MSS 癌进一步分为以下 3 个主要分型。

（2）CMS2 型　经典型,约占 37％,表现为上皮细胞分化,Wnt 和 Myc 信号通路明显激活。

（3）CMS3 型　代谢型,约占 13％,表现为上皮细胞分化,明显的代谢失调。

（4）CMS4 型　间质型,约占 23％,表现为转化生长因子-β(transforming growth factor-β,TGF-β)激活、间质浸润和血管生成活跃。

CMS 与肿瘤生物学行为相关,具有提示预后的意义。CMS1 型高发于女性患者右半结肠,治疗困难,复发后生存率低;CMS2 型治疗效果好,预后好;CMS3 型治疗后肿瘤容易复发,但对化疗药物敏感,总生存期尚可;CMS4 型高发于左半结肠,确诊时肿瘤分期相对较晚,容易发生远处转移,该型总生存期和无进展生存期最短。

3. 其他分子分型系统

目前而言,CMS 是较有影响力的分型系统,与生物学行为具有较高的相关性,可能会成为未来指导临床分层和基于分型的分子靶向治疗的基础,有待于将来更多的研究进行验证。此外,尚有多个不同的分子分型系统,简要介绍如下。

(1) 基因组不稳定性分型 基因组不稳定通路包括 MSI 通路和 CIMP 通路。基于通路状态,将结直肠癌分成 5 种亚型:①CIMP - H/MSI - H/*BRAF* 突变型;②CIMP - H/MSI - L 或 MSS/*BRAF* 突变型;③CIMP - L/MSS 型或 MSI - L/*KRAS* 突变型;④CIMP - N/MSS 型;⑤CIMP - N/MSI - H 型(林奇综合征)。

(2) 基因模块分型 Budinska 等根据 1 113 个基因的表达特征,将其分为 54 个基因模块,据此将结直肠癌分为 5 个主要亚型:表面隐窝样(A 型)、下隐窝样(B 型)、高 CIMP 样(C 型)、间质型(D 型)和混合型(E 型)。A 型和 B 型预后较好,C 型和 D 型预后较差,C 型特征为 MSI 和 *BRAF* 突变,D 型特征为 *BRAF* 高突变。

(3) 非监督聚类分型 De Sousa 等采用非监督聚类分析,发现了 3 种结肠癌亚型(colon cancer subtype, CCS):①CCS1,特征是染色体不稳定(CIN);②CCS2,特征为 MSI;③CCS3,特征为 MSS,并且 CIMP - H。其中 CCS3 型预后最差。

(4) 结肠隐窝细胞分型 Sadanandam 等分析 1 290 例结直肠癌的基因表达,提出了该分型,将其分为 5 种亚型:①杯状细胞型,具有杯状细胞特征型基因高表达;②肠黏膜细胞型,肠黏膜细胞相关基因高表达;③干细胞型,Wnt 信号通路基因、干细胞相关基因、肌上皮及间质相关基因高表达,分化相关基因低表达;④炎症型,趋化因子和干扰素相关基因高表达;⑤移行扩增型,不同程度的干细胞和 Wnt 相关基因表达。

(5) 交互式非负矩阵分解(iterative non-negative matrix factorization, iNMF)分型 该分型通过两个步骤将结直肠癌分成 5 个亚型。首先分为间质型(1 型)和上皮型(2 型)。①1 型分为 3 个亚型:1. 1 型,MAPK、TGF - β 与钙信号表达活跃;1. 2 型,免疫系统相关通路基因表达活跃;1. 3 型,转运体基因表达活跃。②2 型可分为 2 个亚型:2. 1 型,免疫系统相关通路基因表达活跃;2. 2 型,染色体 13q 和 20q 上的基因高表达。

(6) 肿瘤生物学标志分型 基于上皮-间充质转化(epithelial-mesenchymal transition, EMT)、DNA 错配修复缺陷(dMMR)与细胞增殖 3 个肿瘤生物学标志,将结直肠癌分为 3 个亚型。①A 型:约占 22%,*BRAF* 突变频发以及 dMMR;②B 型:约占 62%,基因突变频率低;③C 型:EMT 的基因表达高,难以从辅助化疗中获益。

(7) 生物学特点分型 该分型将结直肠癌分为 6 个亚型。①C1 型:免疫系统相关基因高表达;②C2 型:错配修复(MMR)的基因表达缺失;③C3 型:*KRAS* 基因高表达;④C4 型:肿瘤干细胞相关基因高表达;⑤C5 型:Wnt 信号通路相关基因高表达;⑥C6 型:CIN 阳性。其中,C2 与 C4 型患者预后较差,C2 型常表现为 dMMR,C3 型表现为 *KRAS* 基因高频突变。

五、预测相关生物学标志物

1. 已确立的生物学标志物

(1) *RAS* 基因 *RAS* 基因编码参与信号转导的小 GTP 酶相关蛋白家族成员。*RAS* 基因突变在人类癌症中十分常见,在结直肠癌中,其突变具有重要的生物学意义。

目前已知的 *RAS* 基因包括 3 种,分别为 *KRAS*、*NRAS* 与 *HRAS*。前两者具有治疗价值。国际指南推荐检测 *KRAS* 与 *NRAS* 基因 12、13、59、61、117、146 外显子。这些外显子存在突变提示对靶向表皮生长因子受体(EGFR)胞外结构域的单克隆抗体原发耐药。约 50% 的结直肠癌具有临床相关的 *RAS* 基因突变。

(2) *BRAF* 基因　*BRAF* 是属于 RAF 苏氨酸激酶家族的癌基因。*BRAF* 是多种恶性肿瘤,如恶性黑色素瘤、毛细胞白血病、肺腺癌以及甲状腺癌的重要诊断和治疗相关分子标志物。*BRAF* 在氨基酸 600 位点及其周围的突变(p. V600E 最为常见)提示差的预后。具有 *BRAF* 突变可排除林奇综合征。*BRAF* 还是一个可以指导治疗的预测性生物标志物。有研究显示,具有 *BRAF* p. V600E 突变的结直肠癌不能从抗 EGFR 治疗中获益。

(3) MSI　MSI 由错配修复机制缺陷导致的突变易发所致。MSI 是驱动结直肠癌发生的主要机制之一,同时是诊断林奇综合征的检测之一。从治疗决策观点出发,MSI 的重要性表现在两个方面:①在 *BRAF* 野生型肿瘤中,MSI 提示好的预后,同时,无论 *BRAF* 突变与否,MSI 降低基于氟尿嘧啶的化疗效果获益。具有 *BRAF* 突变的 MSS 结直肠癌预后欠佳。②MSI 存在与否在肿瘤免疫治疗中具有重要意义。研究显示 MSI 型癌(包括结直肠癌以及其他癌症类型)对程序性死亡蛋白配体- 1(programmed death ligand-1,PD - L1)抑制剂具有良好的反应。

2. 部分确定或正在发展中的生物学标志物

(1) 肿瘤免疫治疗　程序性死亡蛋白- 1(programmed death-1,PD - 1)/PD - L1 抑制剂在 MSI 型结直肠癌治疗中的成功令人鼓舞,但是其应用目前仍然受限于肿瘤类型与分期。对于 MSS 型结直肠癌以及较早期病变是否能从其中获益,目前正在此领域进行着重要的研究工作。病理学家在评估结直肠癌适应型免疫状态方面做了大量的前沿工作,并通过开展多中心研究验证了评分系统的可重复性。但至目前为止,这只能作为疾病分型和预后的指标,不能作为预测性指标应用。

(2) PIK3CA　编码 PI3K 的催化基团,在结直肠癌中突变率为 10%~20%,突变位点主要在第 9 号和 20 号外显子。在 *RAS* 野生型结直肠癌,*PIK3CA* 突变可能与差的预后相关,并提示对抗 EGFR 单克隆抗体差的疗效反应。此外,*PIK3CA* 突变提示阿司匹林(乙酰水杨酸)用于辅助治疗的有效性。

(3) *c - Met*　*c - Met* 是一种受体酪氨酸激酶,在胃肠道肿瘤中常过表达。异常表达、激活、扩增,以及 *c - Met* 突变在结直肠癌中均有报道。*MET* 拷贝数增加或 *MET* 14 外显子跳跃突变可作为 *c - Met* 抑制剂的预测性生物标志物。

(4) *NTRK*　*NTRK* 融合突变是泛瘤种的突变,在结直肠癌中 *NTRK* 突变率<1%。具有 *NTRK* 融合的晚期结直肠癌,*NTRK* 抑制剂是一个不错的选择。

(5) *HER2*　结直肠癌中 *HER2* 变异包括扩增、突变和融合,总变异率约为 4.9%,其中扩增约为 3%。*HER2* 扩增已经是胃癌和乳腺癌成熟的预测性生物标志物,在肠癌,*HER2* 作为治疗靶点也正在多个临床研究中得以验证。与胃癌和乳腺癌相比,结直

肠癌 *HER2* 阳性的定义尚未统一。现有的临床研究结果显示 *HER2* 扩增的结直肠癌患者抗 HER2 单药疗效差,但可以从双重抗 HER2 靶向治疗中获益。*HER2* 扩增的结直肠癌多位于结肠远端,且多为 *KRAS* 野生型。同时,*HER2* 基因扩增或过表达提示抗 EGFR 单抗耐药性。

(6)液体活检 患者外周血已被用于转移性结直肠癌的诊断以及预测性生物标志物的检测。外周血可以用于循环肿瘤细胞(circulating tumor cell,CTC)、外泌体或细胞外 DNA 的检测。外周血 *RAS* 与 *BRAF* 突变的检测已经在应用,并可能在不远的将来被广泛推广。

第二节 结直肠癌的病理诊断规范

一、病理标本取材

1. 标本固定

推荐使用 10% 中性缓冲甲醛(福马林)固定液。固定液量应为标本体积的 5~10 倍,室温下固定。标本离体后应尽快剖开固定,离体时间不宜超过 30 分钟,以避免组织自溶。手术切除标本应规范化剖开固定。内镜活检/切除标本固定时间为 6~48 小时,手术标本为 12~48 小时。

2. 病理取材

(1)活检标本 核对各项信息与标本数量后,全部取材制片。

(2)内镜切除标本 ①息肉切除标本:首先明确息肉的大体类型,是否有蒂,切缘位置,必要时可以使用墨汁或其他染料标记切缘。根据具体情况选择合理的取材方式,以便正确显示切缘及蒂部浸润情况。对于无蒂息肉,建议以切缘基底部为中心向两侧切开,全部取材。对于有蒂息肉,取材时应考虑蒂部状况,以便完整显示蒂部状态。当蒂切缘直径>2 mm 时,先在略偏离蒂切缘中心处垂直于蒂切缘平面切开标本,再平行此切面、间隔 2~3 mm 全部取材。蒂切缘直径≤2 mm 时,垂直于蒂切缘平面、间隔 2~3 mm 将标本全部取材,同时保证包含蒂部的肿瘤组织为一个独立蜡块。②内镜下黏膜切除标本:首先评估病变的大小、位置、距切缘的距离等。切缘评估尤为重要,通常可沿着垂直于距离肿瘤最近处切缘的切线间隔 2~3 mm 平行切开标本,并全部取材。

(3)手术切除标本 ①大体检查:应描述并记录切除标本及肿瘤的大体特征,包括但不限于大体标本的类型,肿瘤的大体分型、数量、大小,距离切缘的距离,浸润层次,以及周围黏膜是否有伴随病变等。②取材:应沿着肠管长轴打开标本,垂直于肠壁取材肿瘤组织。肿瘤组织应充分取材,依据肿瘤大小,每 1 cm 肿瘤组织至少取材一块,取材时应包含肿瘤与周围正常黏膜组织、肿瘤浸润最深处、肿瘤与浆膜面的关系等,对不同质地、不同颜色的区域应分别取材。应分别取材远端、近端手术切缘,推荐同时取材系膜/

环周切缘(circumferential resection margin，CRM)。对于特殊部位的标本，如右半结肠、迈尔斯手术(Miles operation，又称经腹会阴直肠切除术)标本等，应当于回盲瓣、阑尾、齿状线、肛缘常规取材。对于经过术前新辅助治疗或转化治疗的标本，应当仔细观察记录瘤床部位的改变并充分取材。对于术前接受过内镜切除的标本，应全部取材内镜切除部位以明确是否有肿瘤残留。充分取材肠周及系膜根部淋巴结，未经术前治疗的标本淋巴结数量不少于 12 枚，大的淋巴结宜剖开包埋。取材组织块大小适中，应≤2.0 cm×1.5 cm×0.3 cm。

二、病理报告内容

1. 病理诊断中常用的术语

（1）上皮内瘤变与异型增生　《WHO 消化系统肿瘤分类》从第 3 版(2000)起尝试将上皮内瘤变定义为异型增生形态的同义词，第 4 版(2010)推荐在包括肠道在内的消化道癌前病变中使用上皮内瘤变这一诊断术语。此后，上皮内瘤变在我国病理学界得到了较为广泛的应用。上皮内瘤变强调细胞学或组织结构存在改变，这种改变反映浸润癌的潜在分子学异常。因此上皮内瘤变包括具有不典型性的病变和无不典型性的病变(如广基锯齿状病变)。异型增生定义为组织学具有明确的肿瘤性上皮，但无组织浸润的证据。因此，上皮内瘤变与异型增生有所区别，异型增生大致对应具有不典型性的上皮内瘤变。在第 5 版(2019)《WHO 消化系统肿瘤分类》诊断标准中，虽然"上皮内瘤变"与"异型增生"这两个诊断术语在消化系统肿瘤诊断中都可以接受，但在消化器官更推荐使用"异型增生"，而在胰腺、胆囊和胆管更推荐使用"上皮内瘤变"。无论使用哪个术语，都使用两级的分级系统(低级别和高级别)。

（2）原位癌　一般指鳞状上皮或腺上皮细胞符合恶性，但无浸润。由于该概念的模糊性，目前在肠道肿瘤诊断中不推荐使用。

（3）不典型增生　这一术语既被作为描述性词汇描述潜在肿瘤性上皮的细胞学和结构特征，也常被作为诊断性词汇定义那些与正常不同但在组织学上又不能达到真正肿瘤标准的临界性病变。这一诊断术语未能在全球病理界达成共识，因为其概念含混，常导致临床困扰。因此，不推荐在病理诊断中使用这一名词。

（4）癌　结直肠癌中＞90%的病例为腺癌，在 2010 版和 2019 版《WHO 消化系统肿瘤分类》定义中均描述为突破黏膜肌层到达黏膜下层。对于早期病变，黏膜内腺癌的概念与高级别上皮内瘤变/异型增生都在使用，黏膜内腺癌定义为突破基底膜侵犯黏膜固有层或黏膜层，但未达到黏膜下层的病变。

2. 活检标本病理报告要求

活检标本病理报告需包含患者基本信息、标本采集部位等内容。诊断中应使用规范的术语。诊断为异型增生/上皮内瘤变时需要明确其分级。如为浸润癌，应当注明分化程度、组织学亚型等。活检组织可以用于 MMR 蛋白，*KRAS*、*NRAS*、*BRAF* 等基因突变状态和其他预测性生物标志物的检测。临床医生应了解活检标本的局限性，活检组织不能代表全貌。当肿瘤的主体部分是浸润癌时,表浅的活检组织可能无法完全确定有无黏膜下层浸润,而作出高级别异型增生/上皮内瘤变的诊断。当涉及关键部位的治疗决策时(如低位直肠癌),临床医生与病理医生应做好密切的沟通反馈,选择适合患者的合理治疗方案。

3. 内镜切除标本病理报告要求

内镜切除标本病理报告需包含患者基本信息及标本采集部位等,包含标本的类型和大小、肿瘤的大小与大体特征。如诊断为异型增生/上皮内瘤变,应明确其分级。如诊断为癌,应报告组织学分型、分级、浸润层次;如为黏膜下层浸润需报告黏膜下层浸润的深度、脉管侵犯情况(包括淋巴管侵犯与静脉侵犯)、神经侵犯情况、肿瘤出芽、水平切缘(注明距水平切缘的最近距离)与垂直切缘情况(如有黏膜下层侵犯,需注明肿瘤组织距垂直切缘的距离)。推荐同时检测 MMR 蛋白表达情况。

4. 手术切除标本病理报告要求

手术切除标本病理报告需要包含患者基本信息及送检标本基本信息。除此之外,还需包括如下内容:①大体情况,如肿瘤大体类型、肿瘤大小、肉眼判断的浸润深度、切面情况、是否伴有穿孔、肿瘤距两侧切缘距离等。②肿瘤的组织学类型、分化程度。③肿瘤浸润深度。④脉管侵犯情况,包括淋巴管侵犯与静脉侵犯两个方面。⑤神经侵犯情况。⑥肿瘤出芽及分级。⑦远端与近端切缘。⑧推荐报告系膜/环周切缘(CRM)状况。⑨检出的淋巴结数目及发生转移的淋巴结数目,以及淋巴结外肿瘤沉积(tumor deposit,TD)数目。⑩检测 MMR 蛋白状态,包括 MLH1、PMS2、MSH2、MSH6。建议依据免疫组化结果选择检测错配修复基因突变状态和甲基化状态。⑪对于复发或转移性结直肠癌,推荐检测 *KRAS*、*NRAS*、*BRAF* 基因状态。

5. 治疗后切除标本病理评估

越来越多的局部晚期结直肠癌接受新辅助或转化治疗。接受治疗的结直肠癌可以观察到一系列治疗反应,可以表现为病理完全缓解到无明显治疗反应。肿瘤退缩可以进行肿瘤消退分级(tumor regression grade,TRG)评估。已有多种分类系统被提出,这些分类具有部分共同特征,但均缺乏可重复性(表 3-2)。

表 3-2 结直肠癌常用的治疗后反应评估分级系统

TRG 分级	主要依据					JSCCR 分级	主要依据
	NCCN	AJCC(2010)	Mandard	Rodel	MSKCC		
0	无癌细胞残留	无肿瘤细胞残留	—	无反应	—	0(无效)	无疗效证据
1	仅见单个癌胞或癌细胞簇	单个或小簇细胞	无癌细胞残留	<25%肿瘤区域纤维化	完全缓解	1a(极轻微疗效)	肿瘤细胞占据瘤床范围>2/3

TRG 分级	主要依据					JSCCR 分级	主要依据
	NCCN	AJCC(2010)	Mandard	Rodel	MSKCC		
2	纤维化反应超过残余癌细胞	残留肿瘤伴有纤维化间质	癌细胞极少量残留	25%～50%肿瘤区域纤维化	86%～99%肿瘤缓解	1b（轻微疗效）	肿瘤细胞占据瘤床范围为1/3～2/3
3	几乎无纤维化，可见大片癌残留	轻微治疗反应	纤维化反应超过癌细胞	>50%肿瘤区域纤维化	≤85%肿瘤缓解	2（显著疗效）	肿瘤细胞占据瘤床范围<1/3
4			癌细胞超过纤维化反应	完全缓解	—	3（完全缓解）	无残留肿瘤细胞
5			几乎无治疗反应	—			

注：NCCN，美国国立综合癌症网络；AJCC，American Joint Committee on Cancer，美国癌症联合委员会；MSKCC，纪念斯隆凯特琳癌症中心；JSCCR，日本大肠癌研究会年会。

（侯英勇）

第四章

结直肠肿瘤的影像学诊断

第一节 结直肠癌影像学检查选择

一、结直肠癌的诊断

临床上结直肠癌主要依靠结肠镜检查并活检确诊。以往气钡双重对比灌肠造影检查诊断结直肠癌的方法已基本淘汰,被结肠镜检查或结肠计算机体层成像(CT)取代。目前影像学检查包括 CT、磁共振成像(MRI)和正电子发射计算机体层成像(PET/CT)等,主要用于术前分期、治疗后疗效评估及随访,对于肠镜检查有禁忌证或肠镜条件不具备者(如肠梗阻等、患者拒绝肠镜检查),增强 CT 检查对于病灶的检查和诊断具有重要的价值。

二、结直肠癌局部分期

结肠癌的局部分期首选增强 CT 检查。CT 检查速度快、范围广,不仅能清楚显示肿瘤的位置、大小以及浸润程度等重要信息,还可以对结肠癌患者预后分层、选择性使用术前新辅助化疗提供重要信息。

直肠癌的局部分期首选 MRI 检查。MRI 的软组织分辨率高于 CT,而且盆腔内直肠位置相对固定,呼吸移动伪影比腹部小,因此直肠癌局部分期用 MRI 检查比较有优势。一般常规使用不抑脂高分辨率 T_2 加权成像(T_2WI),不仅能清楚显示直肠肠壁分层、直肠系膜筋膜、肛管复合体和腹膜返折等结构,而且能准确评估肠壁外血管侵犯(EMVI)、癌结节沉着等预后危险分层。同时功能成像的弥散加权成像(diffusion weighted imaging,DWI)对于直肠病灶的检出和新辅助放疗后临床完全缓解评估有重要的价值。

三、结直肠癌远处转移

结直肠癌远处转移首选 CT 检查。腹盆腔增强 CT 可对是否存在肝转移、淋巴结转移、腹膜种植转移等进行全面评估。判断肺是否转移,一般选薄层 CT 平扫。如果同时行腹盆腔增强扫描,可同时行胸部增强扫描,后者可对纵隔或锁骨区是否有淋巴结转移进行鉴别。对于 CT 不能确诊肝转移时或肝转移手术切除前建议行增强 MRI。MRI 多序列评估包括 T_2WI、DWI 及多期动态增强,较 CT 检查能更精确地确定转移瘤大小、数目及分布,对化疗后有脂肪肝的患者优势更为明显。有条件者可以行肝胆特异性对比剂增强 MRI。目前认为肝特异性对比剂钆塞酸二钠(Gd - EOB - DTPA)增强 MRI 联合 DWI 是诊断结直肠癌肝转移最优的检查方法。

四、CT 结肠造影

CT 结肠造影(CT colonography,CTC)对于结直肠癌的检测敏感性达到 96.1%,可以与肠镜检查相媲美,因此可作为年龄较大、不耐受结肠镜检查、结肠镜不完全检查患者的重要补充检查。

CT 结肠造影有自己独特的优势:①通过重建技术对病灶精准定位,如通过容积再现技术对病灶精准定位,获得类似气钡双重造影的效果(图 4 - 1);②通过仿真内镜技术观察肿瘤的形态及肿瘤表面的特点如溃疡等,同时判断肿瘤局部分期的信息;③通过多平面重组技术评估原发肿瘤与周围结构及器官的关系,评价肿瘤大小、周围结构的浸润情况,同时对腹膜后淋巴结、肝内病灶及腹膜/大网膜的情况进行详细的评估。

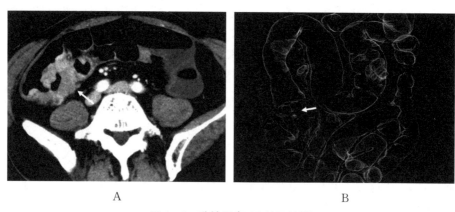

A   B

图 4 - 1 升结肠癌 CT 结肠造影

A. 横断位检查示肠壁明显增厚,呈软组织肿瘤,明显强化(箭头所示);B. 容积重现类似气钡双重造影,显示升结肠局限性狭窄,呈"苹果核"征(箭头所示)。

CT 结肠造影亦存在一定的缺陷:①CT 结肠造影对于检查技术要求很高,肠道准备要充分,同时在检查前需要经肛门注入气体,扩张肠道,如果肠道扩张不够,会导致结直肠癌的遗漏;②对于结直肠病变的检出依赖于病变的大小,对于直径 <10 mm 的息肉,CT 结肠造影的诊断敏感性明显不如结肠镜检查;③与结肠镜检查相比,CT 结肠造影不能活检,无法获得病理信息。

第二节　结肠癌 CT 评估

一、T 分期

CT 主要观察浆膜面和结肠周围脂肪是否存在条状或针刺状密度影,以判断肿瘤是否超出肠壁肌层。

(1) T_1 期和 T_2 期肿瘤　T_1 期肿瘤局限于黏膜,在 CT 上表现为腔内息肉状突起,肠壁各层未见明确变形。T_2 期肿瘤累及固有肌层,在 CT 上表现为腔内肿瘤伴有肠壁不对称增厚,肠壁肌层连续,结肠周围脂肪清晰。CT 的软组织分辨率较低,不能清楚地显示,对于 T_1 期和 T_2 期肿瘤的鉴别有一定的困难,两者在 CT 上表现为肿瘤局限于肠壁,肠周未见肿瘤侵犯征象(图 4 - 2)。

(2) T_3 期肿瘤　T_3 期肿瘤浸润超出固有肌层至直肠旁组织。CT 表现为肠壁局限性增厚或肿块伸入肠周脂肪,但没有侵犯邻近结构或器官(图 4 - 3)。T_3 期肿瘤突出的程度对于肿瘤的预后不同,CT 多平面重组有助于更准确测量肿瘤与肠壁的距离。肿瘤与肠壁的距离 $>5\,mm$($T_{3c\sim d}$ 期)是结肠癌预后不良的重要因素。

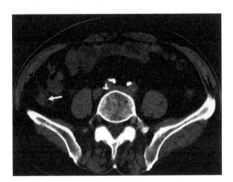 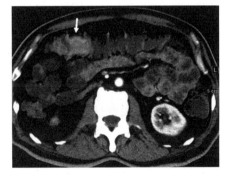

图 4 - 2　升结肠腺癌 T_2 期 CT 表现
肿瘤局限在肠壁,肠外壁光整(箭头所示)。

图 4 - 3　横结肠腺癌 T_3 期 CT 表现
肿瘤浸润超出肠壁至直肠旁组织,肠壁形态不规则(箭头所示)。

(3) T_4 期肿瘤　肿瘤侵犯周围结构或器官,或肿瘤穿孔。表现为结节状软组织影累及脏腹膜或直接侵入邻近脏器(图 4 - 4)。

总体来说,用 CT 进行精准病理分期的准确性不高,但对于预后良好分期(T_1、T_2、$T_{3a\sim b}$ 期)和预后较差分期($T_{3c\sim d}$、T_4 期)的鉴别准确性比较高,可以作为新辅助化疗的判断标准。荟萃分析显示,CT 对于鉴别结肠肿瘤侵犯是否超

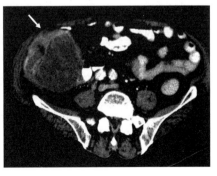

图 4 - 4　升结肠黏液腺癌 T_4 期 CT 表现
肿瘤呈明显肿块,病灶侵犯腹壁(箭头所示)。

出固有肌层准确性比较高,敏感性为86%,特异性为78%。

二、N分期

CT判断淋巴结是否存在转移特异性较低,主要因为判断淋巴结是否存在微转移的准确性不高。临床上淋巴结转移的判断主要根据淋巴结的大小、数目、强化方式及强化程度。淋巴结大小的判断一般根据RECIST1.1标准,短径>10 mm(图4-5)。但这个方法的准确不高,因为直径<10 mm的淋巴结可以发现转移,而且淋巴结炎性反应性增生也可能使直径>10 mm。故单纯以淋巴结大小作为判断依据存在明显的局限性。除了淋巴结大小之外,淋巴结呈簇状分布、增强后淋巴结中心坏死(图4-6)及融合性生长方式(图4-7)高度提示淋巴结转移。同时这些结节需要与腹膜/大网膜种植结节及癌结节沉着相鉴别。一般淋巴结边界清楚,位于淋巴引流区,而腹膜/大网膜种植转移形态不规则,边界不清,伴有腹膜增厚、腹水等。荟萃分析显示,对于淋巴结是否转移,增强CT判断的敏感性和特异性分别为71%和67%。目前研究显示,通过影像学的方法判断结肠癌淋巴结转移的模型有广泛的应用前景。

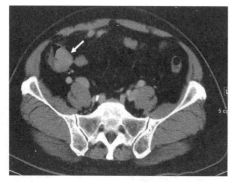
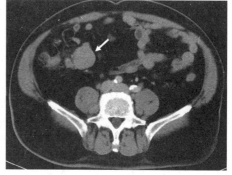

A   B

图4-5 升结肠 T₂ 期肿瘤伴淋巴结转移 CT 表现

升结肠局限性肿块,肠外壁光整,肠周淋巴结肿大,短径>10 mm(箭头所示)。

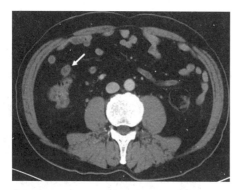
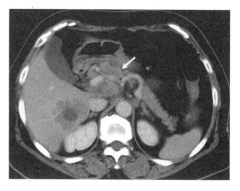

图4-6 升结肠腺癌肠周淋巴结 CT 表现

肠周淋巴结环状强化,淋巴结中心坏死,提示存在淋巴结转移(箭头所示)。

图4-7 结肠肝曲腺癌淋巴结融合 CT 表现

胰头周围淋巴结肿大融合,为典型的淋巴结转移征象(箭头所示)。

三、肠壁外静脉侵犯

肠壁外静脉侵犯是结直肠癌明确的预后不良的危险因素,术前增强 CT 检查可以进行初步的判断。如果增强 CT 没有明确的肠壁外血管侵犯或肠壁外少许索条或针刺线状影提示没有肠壁外静脉侵犯,而结节状软组织伸入小静脉或明确强化肿瘤沿大静脉分支扩散则代表存在肠壁外静脉侵犯(图 4-8)。据报道,在评估术前 CT 是否存在肠壁外静脉侵犯与医生的经验有关,也与肠管走行迂曲所致的假象有关,因此在判断肠壁外静脉侵犯时需行多平面重组,以提高准确性。

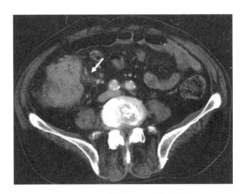

图 4-8 升结肠腺癌肠壁外静脉侵犯 CT 表现

肿瘤深入肠周脂肪累及腹膜(T_{4a} 期),肿瘤呈结节状软组织沿肠周静脉生长(箭头所示)。

第三节 直肠癌 MRI 评估

一、检查技术

直肠癌的局部分期 MRI 的基本序列主要是 T_2WI。在 T_2WI 上,明显高信号的脂肪衬托中等信号的肿瘤,清楚显示肿瘤的范围,同时与低信号的直肠系膜筋膜形成鲜明的对比,对于全直肠系膜切除术(total mesorectal excision,TME)手术切缘的评估有重要的价值,因此不建议使用脂肪抑制技术,因为这会明显限制显示肿瘤与周围结构的关系。同时 T_2WI 使用高分辨率检查,体素不低于 3 mm×1 mm×1 mm,这样可以清楚显示直肠癌及其浸润深度。高分辨率 T_2WI 可分辨直肠壁为 3 层,即内层黏膜和黏膜下层(高信号与对比剂水相似或略低)、中间固有肌层(低信号)、外层肠周脂肪(高信号)(图 4-9)。因此 T_2WI 对直肠癌术前 T 分期有重要的价值。行扫描方案时需包括不同方位的扫描:一般先扫描矢状位,然后在矢状位上使用斜横断位,垂直于肿瘤所在直肠段的长轴,主要目的是扫描真正显示肿瘤的切面,这样可以避免由于直肠尤其是上段走行迂曲引起的假象。同时对于直肠下段肿瘤需加做斜冠状位,与肛管长轴

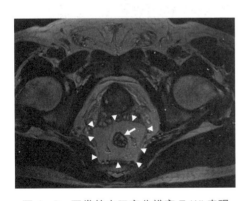

图 4-9 正常的直肠高分辨率 T_2WI 表现

箭头所示细线状低信号为直肠系膜筋膜,长箭头所示肠壁分 3 层:肠腔内低信号为肠腔气体,肠壁内层呈高信号为黏膜及黏膜下层,中间中等信号为肌层,外层呈高信号。

平行,不仅有利于下段小肿瘤的显示,而且可清楚显示肿瘤与肛门括约肌复合体结构的关系及侵犯范围,这对于手术方案的制定有重要意义。

DWI,一般使用高 b 值($1\,000\,s/mm^2$)。DWI 的分辨率低,不足以确定直肠癌壁外扩散的精确深度,也没有足够的敏感性和特异性来改善淋巴结分期。但是,DWI 有助于直肠癌的检出,同时对肠壁外静脉浸润、淋巴结定位以及新辅助放化疗后的反应评估有用。

二、直肠癌的 MRI 表现及其 T 分期

MRI 对于肿瘤黏液成分的显示有特点,对鉴别黏液腺癌与非黏液腺癌有重要的价值。黏液腺癌在 T_2WI 表现为中等信号的肿瘤内高信号,等于或稍高于脂肪信号强度(图 4 - 10),在病理上高信号为细胞外"黏液湖",而非黏液腺癌则为中等信号,明显低于脂肪信号强度,在病理上主要为癌细胞和纤维成分。T_2WI 高信号需要与肿瘤坏死相鉴别。增强扫描有助于进一步判断,黏液腺癌的强化方式表现为周边及分隔样强化、不均匀强化。Hussain 等通过定量测信号强度发现肿瘤呈周边及分隔样强化,并非病灶中央不强化,而是病灶中央含有的血管成分少,强化程度低于周边及分隔而形成的周边及分隔样强化,有助于与坏死、积液相鉴别。

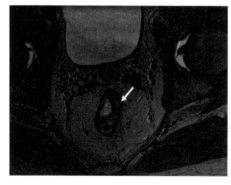

图 4 - 10 **直肠黏液腺癌 T_2WI 表现**

肿瘤在 T_2WI 呈明显高信号,信号强度类似于肠腔内水的信号(箭头所示)。

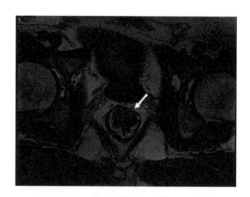

图 4 - 11 **直肠腺癌 T_1 期 MRI 表现**

肿瘤呈中等信号,稍高于肌层信号,低于高信号的黏膜下层,肿瘤与肌层见有残留的黏膜下层(箭头所示)。

高分辨率 MRI 直肠癌各期表现:①T_1 期,肿瘤信号未超出黏膜下层,T_2WI 上肿瘤信号呈相对低信号(与高信号的黏膜下层相比)(图 4 - 11)。②T_2 期,肿瘤信号伸入肌层,高于肌层信号,但肌层连续性未中断,外层与周围脂肪交界面完好(图 4 - 12)。③T_3 期,肿瘤信号超出肌层,伸入肠周脂肪,肌层与周围脂肪的界面消失(图 4 - 13)。④T_4 期,肿瘤信号见明显侵入周围结构或脏器。由于 T_1 期和 T_2 期在高分辨 MRI 很难分辨,而且临床上治疗方案相似,因此大部分学者常将两者合并为≤T_2 期,即肿瘤信号局限于肠壁,与周围脂肪交界面完好。

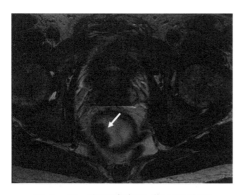

图 4 - 12 直肠腺癌 T₂ 期 MRI 表现

肿瘤呈中等信号,肌层外层光整,肠周脂肪清晰(箭头所示)。

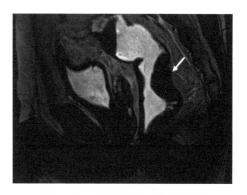

图 4 - 13 直肠腺癌 T₃ 期 MRI 表现

直肠中段肿瘤突破肌层,呈结节状突向肠周脂肪(箭头所示)。

行 MRI 进行 T 分期时的注意事项:①评估图像扫描是否严格垂直于肿瘤的平面,如果角度不准确会导致固有肌层显示模糊导致误判。②判断 T_2 和 T_3 期肿瘤时,关键标准是肠周脂肪是否受到肿瘤侵犯,但是对于肠周针刺状或细条状异常信号影并不能作为肿瘤肠外侵犯的依据,因局部纤维化或炎症也可导致该 MRI 表现,因此在判断时需要仔细观察固有肌层是否完整。如果固有肌层连续性中断,与肠周脂肪模糊不清或有软组织结节直接伸入肠周脂肪,则是 T_3 期肿瘤比较可靠的征象。③正常情况下会有小血管垂直进入肠壁,导致肌层中断的假性表现,需要综合各个序列判断。④对于直肠中上段需要仔细观察判断腹膜返折是否受侵,在横断位上显示成"V"字形,在矢状位上判断更加可靠(图 4 - 14),这是鉴别 T_3 期和 T_{4a} 期肿瘤的重要鉴别依据。⑤对于 T_3 期肿瘤需要测量肿瘤突出肠壁的最长距离($T_{3a \sim d}$ 期),这也是影响预后的重要因素。⑥在直肠下段需要评估肿瘤是否侵犯部分(T_1 期)或完全(T_2 期)固有肌层、内外括约肌间隙(T_3 期)、外括约肌、肛提肌或耻骨直肠肌等(T_4 期)。

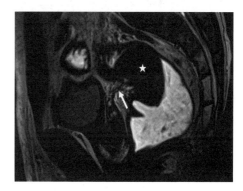

图 4 - 14 直肠腺癌 T₄ₐ 期 MRI 表现

直肠上段肿瘤(星号所示)突破肌层,累及前方的腹膜返折(箭头所示)。

三、N 分期

总体来说,MRI 淋巴结分期的准确性不如 T 分期。仅根据淋巴结大小判断是否转移,其准确性较低(为 43%～85%),因为转移性淋巴结可能正常大小,而反应性淋巴结也可能增大。联合淋巴结轮廓、信号异常情况有助于提高判断准确率。据报道,使用高分辨率 T_2WI 发现淋巴结边界不规则或呈混合信号影判断为淋巴结转移(图 4 - 15),其敏感性为 85%、特异性为 97%。淋巴结表现为信号均匀且直径<10 mm 考虑为正常淋

巴结。而转移淋巴结在高分辨率 T_2WI 呈斑点状混合信号,其病理基础为淋巴结内局部坏死或黏液变;而轮廓不规则主要是由于正常淋巴结被肿瘤细胞代替导致形态不规则;边界不清的原因则与原发性肿瘤相似,为肿瘤向肠周脂肪浸润或局部纤维反应所致。

MRI 判断淋巴结转移准确性不够的主要原因是:①淋巴结太小时,影响淋巴结边界轮廓以及淋巴结内部信号改变的观察;②部分反应性增大淋巴结在高分辨率 T_2WI 的信号欠均匀。

用 MRI 进行 N 分期时的注意事项:①淋巴结接近直肠系膜筋膜时,尤其是直径≤1 mm 者要特别关注;如果淋巴结为转移性的,提示直肠系膜筋膜受侵,导致切缘阳性。②需要特别注意位于直肠系膜外的淋巴结,如盆壁淋巴结转移(图 4 - 16),因为常规的全系膜直肠切除术(TME)不会清扫这些部位的淋巴结。

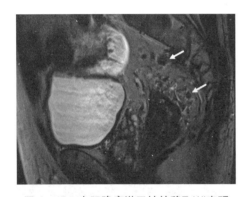

图 4 - 15　直肠腺癌淋巴结转移 T_2WI 表现

淋巴结形态不规则,边界不清,较大结节内见点状高信号黏液变性(箭头所示)。

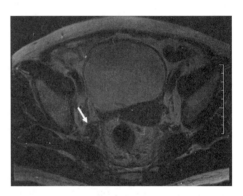

图 4 - 16　直肠腺癌淋巴结转移 MRI 表现

右侧盆壁淋巴结转移,位于直肠系膜筋膜外(箭头所示)。

四、直肠癌系膜筋膜的评估

TME 是直肠癌手术的标准术式,而对于 TME 而言环周切缘(CRM)即为直肠系膜筋膜,因此其是否受累决定 TME 切缘是否阳性,是导致术后复发的关键因素之一。高分辨率 T_2WI 能清楚显示系膜筋膜,并可精确测量肿瘤与系膜筋膜的距离(图 4 - 17)。判断直肠系膜筋膜受侵的标准是肿瘤与直肠系膜筋膜的最短距离≤1 mm(图 4 - 18);但以下因素使其准确性受到一定的限制:①部分患者直肠周围脂肪较少;②直肠前方系膜筋膜显示不清,导致直肠前壁肿瘤患者的误判,而且肠周脂肪量有明显的个体差异,可能与周围器官的压迫有关,因此肿瘤与系膜筋膜的距离亦存在个体差异;③直肠上段系膜筋膜更易受邻近器官(如后倾子宫、小肠等)或腹水的影响而致形态、位置改变;④肿瘤周围的纤维化、炎性反应或微浸润性生长,导致不能清楚地确定肿瘤的边界,从而影响肿瘤与系膜筋膜距离的测量。

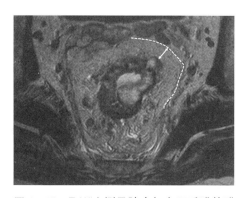

图 4-17 T₂WI上测量肿瘤与直肠系膜筋膜
的距离

肿瘤最突出部位与直肠系膜筋膜的最短距离(箭头所示)。

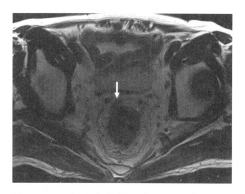

图 4-18 直肠腺癌累及直肠系膜筋膜 MRI
表现

肿瘤紧贴直肠系膜筋膜伴系膜筋膜增厚(箭头所示)。

五、肠壁外血管侵犯

直肠癌的肠壁外血管侵犯是局部复发、远处转移和总体生存预后差的独立危险因素。多项研究显示,MRI 显示肠壁外血管侵犯比病理诊断对预测直肠癌患者预后更有价值。

目前 MRI 采用征象评分的方法诊断肠壁外血管侵犯:0 分,肿瘤未呈结节状穿透直肠壁,肿瘤区域附近无壁外血管;1 分,轻微的直肠壁外延伸,但肿瘤区域外的血管结构未见明显受侵;2 分,肿瘤穿透直肠壁,肿瘤区附近有壁外血管,但血管腔内无肿瘤密度影,血管直径在正常范围;3 分,肿块穿透直肠壁,呈条状伸入直肠壁外血管腔内,受累血管的管腔轻度扩张(图 4-19);4 分,明显的条状或结节状软组织不规则地伸入直肠外血管腔内,血管管腔扩张明显(图 4-20)。

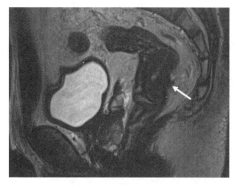

图 4-19 直肠癌伴肠壁外血管侵犯(MRI 3
级)

肿瘤透过肠壁,肠周血管轻度扩张,管腔内见
肿瘤信号影(箭头所示)。

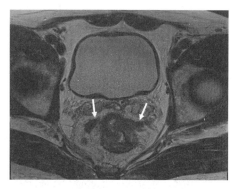

图 4-20 直肠癌伴肠壁外血管侵犯(MRI 4
级)

明显条状软组织伸入肠周血管,血管呈明显
不均匀扩张(箭头所示)。

MRI 评分 0～2 分为无肠壁外血管侵犯,而评分 3～4 分说明存在壁外血管侵犯。肠壁外血管侵犯至少发生于 T_3 期以上的肿瘤,$T_{1～2}$ 期肿瘤局限于肠壁,不会发生肠壁外血管侵犯。

六、新辅助放化疗后评估

新辅助放化疗后肿瘤坏死纤维化与残存的肿瘤组织掺杂在一起。在 T_2WI 上纤维化呈低信号,肿瘤呈中等高信号;在 DWI 上肿瘤呈高信号,而纤维化呈低信号。在放化疗前后肿瘤的体积和信号均发生改变及降期(图 4-21)。研究显示,常规 T_2WI 序列肿瘤缩小率>70%提示治疗反应好。

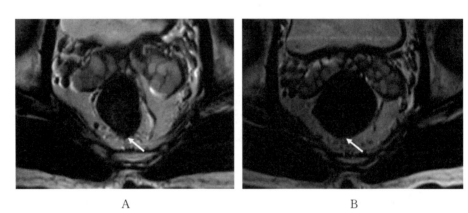

A   B

图 4-21　直肠癌放化疗后 MRI 表现

肿瘤体积明显缩小,并且由 T_3 期肿瘤突破肠壁(A)降至 T_2 期肿瘤局限于肠壁(B)(箭头所示)。

在临床上判断放化疗后是否完全缓解有重要意义,如果临床上完全缓解则可采取观察与等待(watch and wait)。放化疗后达到临床完全缓解一般可表现为:①肠壁恢复正常,呈分层状改变;②肠壁伴有少量纤维化(图 4-22);③全层纤维化;④不规则纤

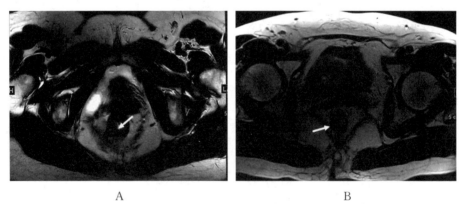

A   B

图 4-22　直肠癌放化疗后临床完全缓解的 MRI 表现

肿瘤体积明显缩小,并退缩局限于肠壁,少许纤维化(箭头所示)。A. 放化疗前;B. 放化疗后。

维化。一般情况下①和②容易判断且准确性高,而③和④临床上存在一定的困难,需要综合 T_2WI 信号特点和 DWI 是否存在高信号综合判断。体积测量尤其是 DWI 的体积测量判断临床完全缓解在很多研究中得到证实,但存在一定的局限性:手工勾画对于判断是肿瘤还是纤维化存在一定的主观性。

第四节 结直肠癌远处转移的影像学评估

一、结直肠癌远处转移的影像学表现

肝脏是结直肠癌转移的好发部位,还可发生肺、腹膜/大网膜、卵巢和腹膜后淋巴结等转移。

1. 肝转移

大部分结直肠癌肝转移灶为乏血供病灶(图 4-23),少数可为富血供病灶,故增强扫描的动脉期一般强化不明显或仅边缘环状强化,而增强扫描门静脉期常常可见病灶典型的边缘环状强化,特别是见到同心圆状的"牛眼征"或"靶征"对诊断转移性肝癌有特异性。目前国内外指南均将增强 CT 作为结直肠癌肝转移评估的首选方法,但 MRI 具有独特优势,其不仅对于肝转移的检出有优势,而且对于与其他肿瘤如血管瘤、局灶性结节性增生、肝囊肿等鉴别具有重要价值,因此对于 CT 不能确定的病例,建议进行增强 MRI 检查以明确诊断。

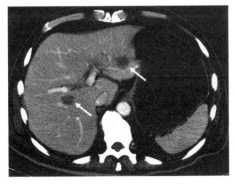 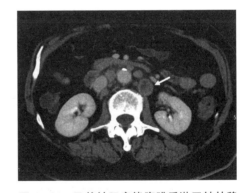

图 4-23 **结肠癌伴多发肝转移 CT 表现**
病灶轻度强化,门静脉期强化程度低于肝实质,显示清楚(箭头所示)。

图 4-24 **乙状结肠癌伴腹膜后淋巴结转移 CT 表现**
腹主动脉周围多发肿大淋巴结,较大淋巴结呈环状强化(箭头所示)。

2. 腹膜后淋巴结转移

结直肠癌腹膜后淋巴结转移一般与肠周淋巴结转移评判标准一样,淋巴结短径 > 10 mm、环状强化(图 4-24)或淋巴结融合提示转移。

3. 肺转移

结直肠癌肺转移表现为肺内多发大小不等的结节灶,通过典型影像学表现以及随访对比一般诊断不难。

4. 腹膜/大网膜种植转移

结直肠癌腹膜/大网膜转移可使腹膜/大网膜呈"污迹"改变,并见不规则结节影(图4-25),融合后可呈网膜饼,一般伴有腹水形成;可同时伴有卵巢种植转移,一般为双侧,呈囊实性病变(图4-26),有时与原发肿瘤鉴别困难,可通过随访对比,凡短期内出现或增大明显均提示卵巢种植转移。

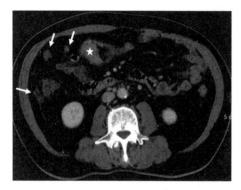 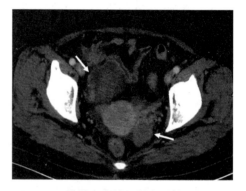

图4-25　横结肠癌(星号所示)伴多发大网膜种植转移CT表现

大网膜见多发结节状软组织影,伴大网膜模糊(箭头所示)。

图4-26　横结肠癌伴双侧卵巢种植转移CT表现

双侧卵巢见囊实性肿块,盆腔内见积液(箭头所示)。

二、结直肠癌肝转移的化疗后评价

化疗的疗效评估目前采用实体瘤疗效评价标准(response evaluation criteria in solid tumors, RECIST),其主要通过增强CT或MRI横断位测量肿瘤最长径的变化来判断(图4-27)。根据RECIST,治疗效果可分为完全缓解(CR,病灶消失)、部分缓解(partial response,PR,减少超过30%)、疾病进展(PD,增加20%或出现新病灶)、疾病稳定(SD)4个层次。此方法测量简单,不同评价者之间的一致性高,已在临床上广泛应用。肿瘤不规则生长、形态不规则,而且肿瘤内存在坏死、纤维化、黏液和肿瘤混杂在一起,因此最大径的测量并不能代表真正的肿瘤负荷。有研究表明,根据增强CT上肿瘤与正常肝实质分界的清晰度、肿瘤密度和边缘环状强化程度等形态学特征来评估治疗后的疗效,可分为最优缓解、部分缓解、无缓解3组(图4-28、图4-29)。此形态学对应的CT表现与化疗后病理改变显著相关。肿瘤周边强化消失、病变密度下降、密度均匀且肿瘤-肝脏分界清楚代表良好的形态学反应。研究显示,此标准在评价化疗疗效方面效果优于RECIST,并在预测患者预后方面有优势。在临床实践中,可采用肿瘤治疗前后的形态学变化评估疗效作为补充,但其亦存在一定的不足:评估的主观性和小病灶对

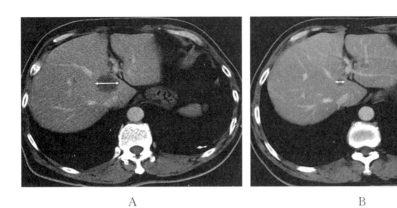

图4-27 结肠癌肝转移治疗后 CT 疗效评估(按 RECIST)

根据测量肿瘤的最大径进行比较(箭头所示)。

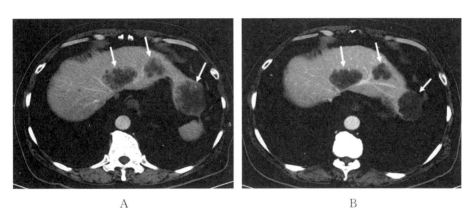

图4-28 结肠癌肝转移形态学部分缓解 CT 表现

肿瘤周边强化减弱、病变密度下降且肿瘤分界清楚,但肿瘤内还有部分不均匀的软组织残存(箭头所示)。

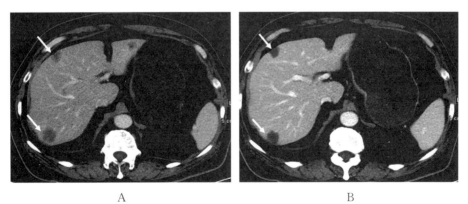

图4-29 结肠癌肝转移形态学最优缓解 CT 表现

肿瘤强化消失、病变密度均匀下降且肿瘤分界清楚(接近囊肿改变,箭头所示)。

于边缘和密度的评价存在一定的限制。

手术前的(新)辅助治疗可使转移灶分期降低,或从不可切除病灶转变为可切除病灶,但也会发生影像学上肝转移灶完全消失,表现为临床完全缓解。实际上有 11%~67% 患者在转移消失部位发现残留的病变组织,因此达到临床完全缓解患者不一定真正达到病理完全缓解,需要我们采用合适的检查方法评估。肝胆特异性对比剂钆塞酸二钠增强 MRI 联合应用 DWI 可以显著提高判断真正病理完全缓解的准确性。研究发现,增强 CT 评价为完全缓解的病灶后行钆塞酸二钠增强 MRI 约 26% 的病灶可见,其中 92% 的病灶有肿瘤残留。因此,在影像学评估真正完全缓解时需慎重。

(饶圣祥)

第五章

结直肠肿瘤的内镜诊断

第一节 概述

结直肠肿瘤从细胞来源分为上皮性肿瘤及非上皮性肿瘤;从组织学分为良性肿瘤、恶性肿瘤。根据 2019 年《WHO 消化系统肿瘤分类》,我们对结直肠肿瘤进行了如下的分类,见表 5-1。

表 5-1　2019 年 WHO 结直肠肿瘤组织学分类

结肠与直肠肿瘤	神经内分泌肿瘤
良性上皮性肿瘤和癌前病变	神经内分泌肿瘤,非特殊类型
锯齿状异型增生,低级别	神经内分泌肿瘤,G1
锯齿状异型增生,高级别	神经内分泌肿瘤,G2
增生性息肉,微血管型	神经内分泌肿瘤,G3
增生性息肉,杯状细胞型	L 细胞肿瘤
腺瘤样息肉,低级别异型增生	胰高血糖素样肽生成性肿瘤
腺瘤样息肉,高级别异型增生	PP/PYY 生成性肿瘤
管状腺瘤,低级别	EC 细胞(肠嗜铬细胞)类癌
管状腺瘤,高级别	5-羟色胺生成性类癌
绒毛状腺瘤,低级别	**神经内分泌癌**
绒毛状腺瘤,高级别	神经内分泌癌,非特殊类型
管状绒毛状腺瘤,低级别	大细胞神经内分泌癌
管状绒毛状腺瘤,高级别	小细胞神经内分泌癌
进展型腺瘤	混合性神经内分泌-非神经内分泌肿瘤
腺体上皮内瘤变,低级别	**淋巴造血系统肿瘤**
腺体上皮内瘤变,高级别	**间叶性肿瘤**
恶性上皮性肿瘤	胃肠道间质瘤
腺癌	脂肪瘤,非特殊类型
腺癌,非特殊类型	平滑肌瘤
锯齿状腺癌	脉管性肿瘤

腺瘤样腺癌	**其他肿瘤**
微乳头状腺癌	**遗传性肿瘤综合征**
黏液腺癌	Lynch 综合征(林奇综合征)
低黏附性癌	家族性结肠腺瘤样息肉病
印戒细胞癌	其他结肠腺瘤样息肉病
髓样腺癌	幼年性息肉病综合征
腺鳞癌	Peutz-Jeghers 综合征
未分化癌	Cowden 综合征
未分化癌,非特殊类型	其他遗传性肿瘤综合征
伴肉瘤样成分的癌(癌伴肉瘤样成分)	

第二节　结直肠早期癌及癌前病变的内镜诊断

一、概述

结直肠癌是起源于结直肠黏膜上皮的恶性肿瘤,是临床最为常见的恶性肿瘤之一。我国每年结直肠癌新发病例超过 25 万例,死亡病例约 14 万例,新发和死亡病例均占世界同期结直肠癌病例的 20%。因此,降低我国结直肠癌的发病率和病死率是刻不容缓的重大临床科学内容。

结直肠癌的转归及预后与病变的分期紧密相关。局部进展期结直肠癌 5 年癌症相关生存率为 70%,而发生远处转移的晚期结直肠癌患者 5 年生存率仅为 12%,且生活质量低。然而,大部分早期结直肠癌可获得良好预后,5 年生存率>90%,部分可通过内镜微创治疗获得根治。但目前我国结直肠癌的早期诊断率较低,明显低于欧美国家。因此,逐步普及结直肠癌筛查和推广内镜下早诊早治是提高我国结直肠癌早期诊断率、降低结直肠癌相关死亡率的有效途径。

结肠镜下活体组织检查(活检)是目前诊断结直肠癌的金标准。所有结直肠肿瘤疑有癌变时均应仔细观察,主要包括以下 3 个步骤:肿瘤与非肿瘤的鉴别诊断、癌与非癌的鉴别诊断以及浸润深度的诊断。普通白光内镜下可根据病变肉眼形态、颜色、表面性质、软硬、空气量调整后形变情况等对病变性质及浸润深度进行初步判断;放大内镜观察腺管开口形态(pit pattern)、窄带成像(narrow-band imaging, NBI)联合放大内镜等观察病变表面微血管及微结构变化,可对病变性质及浸润深度作出更加精确的判断。临床常用基本评估分型主要包括以下几种。

1. 巴黎分型

巴黎分型是早期结直肠癌的肉眼形态内镜分型参照标准(图 5-1)。浅表型肿瘤为 0 型,从大体发育形态上分为息肉样(0～Ⅰ型)和非息肉样(0～Ⅱ、Ⅲ型),其中 0～Ⅲ型不适用大肠的病变,只针对食管和胃的病变。根据关闭活检钳的直径(一般为2.5 mm),高于活检钳的称为Ⅰs型,低于活检钳的称为Ⅱa型。0~Ⅱc型,是指较小的病变就会有黏膜下深部浸润的倾向(图5-2)。在诊疗过程中,可以进一步追加染色放大、放大内镜和窄带成像(ME-NBI)做进一步检查。

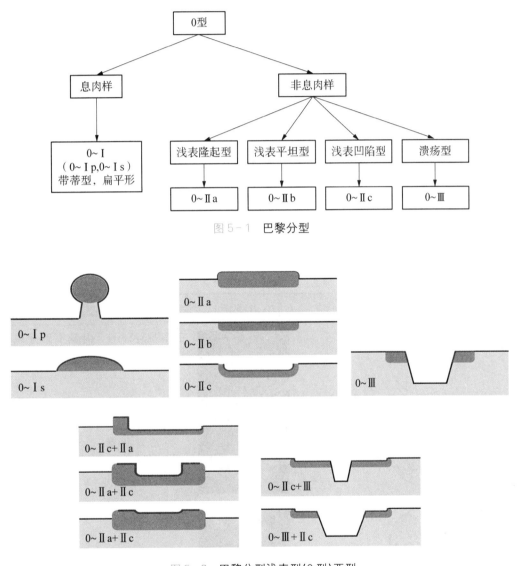

图5-1 巴黎分型

图5-2 巴黎分型浅表型(0型)亚型

2. 侧向发育型肿瘤肉眼分型

侧向发育型肿瘤(laterally spreading tumor, LST)是指直径≥10 mm,沿肠壁侧向扩展而非垂直生长的一类表浅性结直肠病变。依据其表面形态可分为颗粒型(颗粒均一型和结节混合型)和非颗粒型(扁平隆起型和假凹陷型)(图5-3),大多数可行内镜下治疗。非颗粒型 LST(LST‑NG)比颗粒型 LST(LST‑G)具有更高的恶变率,与病变的大小无关。颗粒型 LST 中结节混合型恶变率高于颗粒均一型,在非颗粒型 LST 中假凹陷型发生黏膜下侵犯的概率较高。

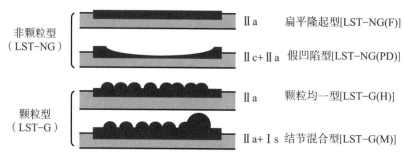

图 5‑3　LST 肉眼分型

3. 腺管开口形态分型

腺管开口形态分型是指用染色放大内镜观察腺管开口形态的工藤分型,即靛胭脂或甲紫(结晶紫)染色后,在放大内镜下观察病变黏膜腺管开口,初步判断病变的良性和恶性程度、浸润深度(表 5‑2)。

表 5‑2　腺管开口形态分型

类型	示意图	开口形态	内镜图	推测的病理诊断	推荐的治疗方法
Ⅰ 型		圆形		正常黏膜及炎性病变	内镜下治疗或观察
Ⅱ 型		星芒状		增生性息肉、无蒂锯齿状腺瘤/息肉	内镜下治疗或观察
Ⅲs 型		管状或圆形,但较正常小		腺瘤或早期癌	内镜下治疗
ⅢL 型		管状或圆形,但较正常大		管状腺瘤	内镜下治疗

类型	示意图	开口形态	内镜图	推测的病理诊断	推荐的治疗方法
Ⅳ型		树枝状或脑回状		绒毛状腺瘤	内镜下治疗
V_I型		不规则排列且形态为Ⅲ_S、Ⅲ_L、Ⅳ型		早期癌	内镜下治疗或外科手术
V_N型		消失或减少,出血,无规则的形态		黏膜下深层浸润癌	外科手术

4. NICE 分型

NICE分型是指在非放大电子染色内镜下对结直肠病变性质进行诊断。窄带成像技术电子染色系统是通过对不同波长光的切换突出显示黏膜表面结构或微血管形态,可清晰观察病变的边界和范围,获得与色素内镜类似的视觉效果(表5-3)。NICE分型主要是通过对病变黏膜颜色的观察,从而对病变性质进行判断,诊断方法简单、快速,对设备及人员操作要求相对较低,因此在临床上具有一定的应用价值,但其准确性尚需进一步验证。

表5-3 NICE 分型

区别项	类 型		
	1 型	2 型	3 型
色泽	与周围黏膜同色或色泽略淡	与周围黏膜相比呈显著褐色	与周围黏膜相比呈(深)棕色,可见片状白色区域
血管	无血管或似有似无的单独花边状血管	白色腺管周边有显著棕色血管	破碎的不规则血管或无血管
腺管	一致的黑点或白点状腺管或腺管显示不清	棕色血管周边有显著椭圆形、管状或树枝状白色腺管	存在无表面结构的无腺管区域
内镜图			
推测的病理诊断	增生性息肉	腺瘤或表浅癌	深浸润癌

5. JNET 分型

JNET 分型是指电子染色内镜结合放大内镜对结直肠病变进行分型(表 5 – 4),可初步区分肿瘤与非肿瘤性病灶、腺瘤与癌变,甚至浅层与深层浸润的黏膜下癌,对指导活组织检查具有重要意义,为选择下一步治疗,如定期随访、内镜下黏膜切除术(endoscopic mucosal resection,EMR)、内镜黏膜下剥离术(endoscopic submucosal dissection,ESD)、外科手术提供依据。JNET 分型是 2015 年提出的,是目前最常用的分型方法。该分型方法根据早期结直肠癌的病理组织学分类,运用上皮内瘤变这个概念,并基于 ME – NBI 下表面微血管和微结构变化,将低级别上皮内瘤变与高级别上皮内瘤变/黏膜下浅层浸润癌、黏膜下浅层浸润癌与黏膜下深层浸润癌区分,使内镜下结直肠肿瘤分型系统更加完善,更有利于临床上治疗方法的选择。

表 5 – 4 JNET 分型

区别项	类型			
	1 型	2A 型	2B 型	3 型
血管结构	不可见	口径规则、分布规则(网状/螺旋状)	口径大小不规则、分布不规则	松散的血管区,粗血管中断、破裂
表面结构	规则暗色或白色斑点,与周围正常黏膜相似	规则(管状、分支状、乳头状)	不规则或模糊	不清、消失
推测的病理诊断	增生性息肉/无蒂锯齿状息肉	低级别黏膜病变	高级别黏膜病变/浅部黏膜下浸润癌	深部黏膜下浸润癌
内镜图	 A. 血管结构不可见	 B. 血管口径规则,分布规则	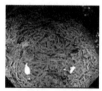 C. 血管口径不规则,分布不规则	D. 松散的血管区,粗血管中断、破裂

二、结直肠癌癌前病变

结直肠癌癌前病变包括腺瘤性息肉、锯齿状病变及息肉病(腺瘤性息肉病以及非腺瘤性息肉病)。

1. 腺瘤性息肉

腺瘤性息肉可分为管状腺瘤、绒毛状腺瘤及管状绒毛状腺瘤,以绒毛状腺瘤癌变率最高,管状腺瘤最低。大多数结肠癌经由腺瘤-腺癌途径形成。

(1)管状腺瘤 是指腺管状结构>80%,是最常见的结直肠腺瘤,约占腺瘤的75%。腺瘤大多有蒂,少数亚蒂或无蒂;呈圆形、椭圆形或不规则形,直径数毫米至数厘米不等;质地软,表面光滑或有浅裂沟或呈分叶状,色泽粉红、暗红或接近正常黏膜(图5-4、图5-5)。以单发为多见,但仍有 25% 为多发。

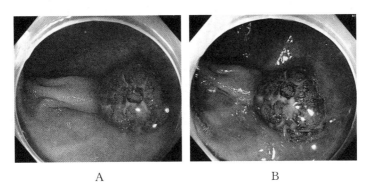

图 5-4　管状腺瘤内镜表现(0～Ⅰp型)
A. 白光观察(中景);B. NBI 观察(中景)。

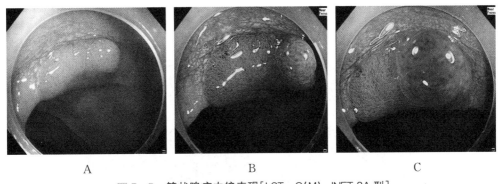

图 5-5　管状腺瘤内镜表现[LST-G(M),JNET 2A 型]
A. 白光观察(远景);B. NBI 观察(放大);C. NBI 观察(放大)。

(2)绒毛状腺瘤　是指绒毛状结构>80%,约占腺瘤的 10%。腺瘤多数无蒂或亚蒂,体积较大,直径多>2 cm,呈绒球状或菜花状;表面粗糙,有细长绒毛或乳头状突起,色泽淡红;质地软而脆,易出血;常伴糜烂,附有大量黏液;多为单发(图 5-6、图 5-7)。

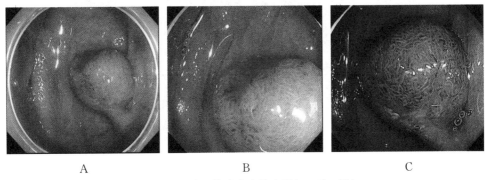

图 5-6　绒毛状腺瘤内镜表现(0～Ⅰp型)
A.　白光观察(远景);B. 白光观察(中景);C. NBI 观察(中景)。

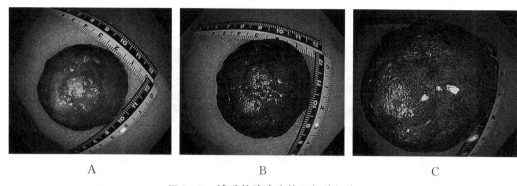

图5-7 绒毛状腺瘤内镜下切除标本

A. 标本 1;B. 标本 2;C. 标本 3。

（3）管状绒毛状腺瘤 腺管状和绒毛状结构成分均＞20％,但均＜80％,约占腺瘤的 15％。腺瘤多见粗短蒂或无蒂,中等大小,直径一般＞1.5 cm;表面部分呈绒毛状或乳头状,部分光滑,质地软(图 5-8～图 5-10)。

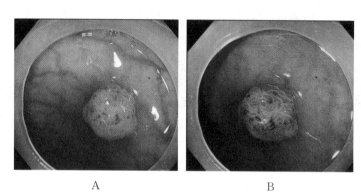

图5-8 管状绒毛状腺瘤内镜表现(0～Ⅰs型)

A. 白光观察(中景);B. NBI 观察(中景)。

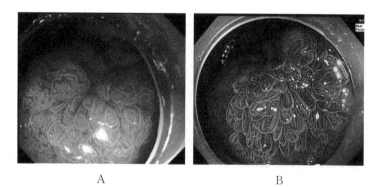

图5-9 管状绒毛状腺瘤内镜表现(0～Ⅰsp 型,JNET 2B 型)

A. 白光观察(放大);B. NBI 观察(放大)。

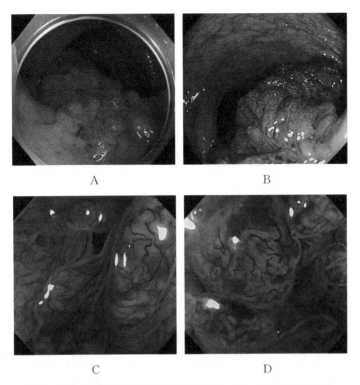

图 5 - 10　管状绒毛状腺瘤内镜表现(0～Ⅰsp 型,JNET 2B 型)

A. 白光观察(中景);B. NBI 观察(中景);C、D. NBI 观察(放大)。

（4）LST　是一种大肠表面的平坦或隆起型病变,以侧向发展为特征(图 5 - 11～图 5 - 13)。LST 并非组织学分类,其病理可能为腺瘤或锯齿状病变等,有黏膜下浸润风险。研究表明,当 LST 直径达 20 mm 时,黏膜下癌发生的概率显著升高。这种 LST 在普通内镜下如不进行仔细观察,极易漏诊。普通内镜下发现的任何可疑黏膜病灶,都应进行染色内镜或 NBI 内镜检查,有助于提高对 LST 的诊断率。

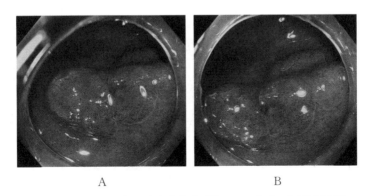

图 5 - 11　侧向发育型肿瘤内镜表现[LST - G(M)，JNET 2A 型]

A. NBI 观察(中景);B. NBI 观察(近景)。

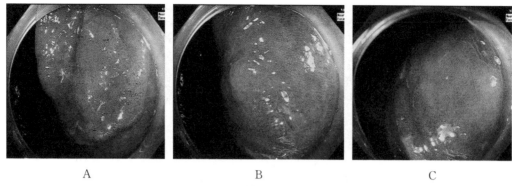

A   B   C

图 5 - 12   侧向发育型肿瘤内镜表现[LST - NG(F)，JNET 2A 型]

A. NBI 观察(中景)；B. NBI 观察(中景)；C. NBI 观察(中景)。

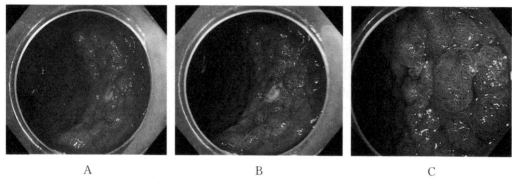

A   B   C

图 5 - 13   侧向发育型肿瘤内镜表现[LST - G(M)，JNET 2A 型]

A. 白光观察(中景)；B. NBI 观察(中景)；C. NBI 观察(放大)。

2. 锯齿状病变

锯齿状病变是指一组以上皮锯齿状结构为特征的病变(图 5 - 14)，其黏膜腺管开口形态常可为Ⅱ型、Ⅲ型或Ⅳ型，通过染色内镜结合放大内镜观察有助于鉴别诊断。锯齿状病变包括增生性息肉(hyperplastic polyp，HP)、广基锯齿状腺瘤/息肉(sessile

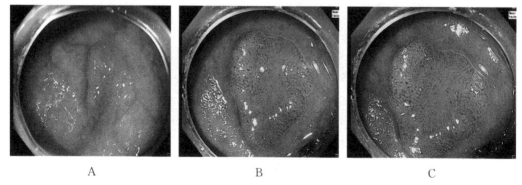

A   B   C

图 5 - 14   锯齿状腺瘤内镜表现

A. NBI 观察(远景)；B. NBI 观察(中景)；C. NBI 观察(中景)。

serrated adenoma/polyp，SSA/P）和传统锯齿状腺瘤（traditional serrated adenoma，TSA）。一般认为 HP 不具有恶变潜能，而 SSA/P 和 TSA 可通过锯齿状途径癌变。SSA/P 根据细胞异型性分为不伴细胞异型增生型和伴有细胞异型增生型。

3. 息肉病

息肉病分为腺瘤性息肉病与非腺瘤性息肉病，包括家族性腺瘤性息肉病（familial adenomatous polyposis，FAP）、MUTYH 相关息肉病（MUTYH-associated polyposis，MAP）、色素沉着息肉综合征（Peutz-Jeghers 综合征）、幼年型息肉综合征（juvenile polyposis syndrome，JPS）和锯齿状息肉病综合征（serrated polyposis syndrome，SPS）等。

（1）FAP 是以结直肠多发腺瘤为特征的常染色体显性遗传综合征。家族成员发病率为 20%～50%，有明显的癌变倾向。患者十几岁开始出现腺瘤，腺瘤逐渐增多、增大，如不治疗，在 40 岁左右 10% 将癌变。癌变后发展快，转移早，预后差。本病表现为大肠遍布数百至数千枚大小不等的腺瘤性息肉，常伴胃、十二指肠的腺瘤性息肉或增生性息肉，少数伴发甲状腺癌，肠系膜或腹壁韧带样瘤，皮肤、骨、眼的非肿瘤性生长。患者大肠腺瘤数目众多，不可能在内镜下逐个切除，外科手术切除整段结肠是治疗家族性腺瘤病和预防其癌变的唯一方法。内镜下表现为全结肠密布数百至数千枚腺瘤性息肉，直径 0.2～4.0 cm 不等，以直肠最密集，其次为乙状结肠、盲肠。形态多为无蒂或亚蒂，有蒂较少。小腺瘤表面光滑，色泽略红；大腺瘤表面增生样结节、糜烂，易出血（图 5-15）。

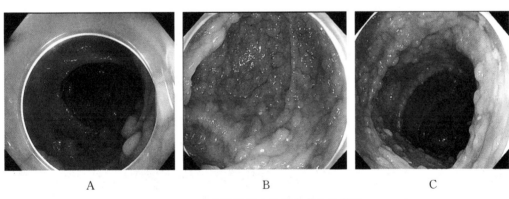

A B C

图 5-15 **家族性腺瘤性息肉病内镜表现**
A. 病例 1；B. 病例 2；C. 病例 3。

（2）**遗传性色素沉着消化道息肉病综合征（Peutz-Jeghers 综合征）** 是一种由 *LKB1/STK11* 基因胚系突变引起的，以特定部位皮肤、黏膜色素斑和胃肠道多发错构瘤息肉为特征的常染色体显性遗传病。色素呈黑色或黑棕色，常见于口唇周围和颊黏膜、手脚的掌面。约 40% 患者有家族史，好发于 20 岁左右青年人。本病呈全胃肠分布息肉，但数目较少，散在分布；息肉大小差异明显，多有蒂或亚蒂，蒂较粗；息肉表面不光滑，质地偏软（图 5-16）。与家族性腺瘤性息肉病容易区别。

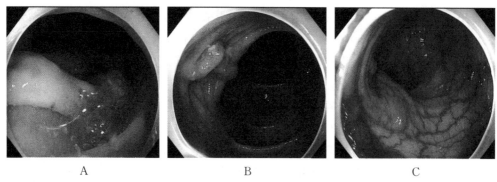

图 5 - 16　Peutz-Jeghers 综合征内镜表现

A. 病例 1；B. 病例 2；C. 病例 3。

三、结直肠早期癌

结直肠癌的组织学分型主要参考 2019 年《WHO 消化系统肿瘤分类》，包括：①腺癌，非特殊类型。②特殊类型，锯齿状腺癌、腺瘤样腺癌、微乳头状腺癌、黏液腺癌、印戒细胞癌、髓样腺癌、腺鳞癌、未分化癌；非特殊型，癌伴有肉瘤样成分。

根据《美国癌症联合委员会（AJCC）TNM 分期系统》（第 8 版），结直肠癌病理分期分为 0 期、Ⅰ 期、Ⅱ 期、Ⅲ 期和 Ⅳ 期。

结直肠早期癌指癌细胞局限于黏膜固有层以内或穿透结直肠黏膜肌层浸润至黏膜下层，但未累及固有肌层。仅局限于结直肠黏膜层内的恶性上皮内瘤变称为高级别上皮内瘤变，一般无淋巴结转移，但累及黏膜下层的早期结直肠癌 5%～10% 有局部淋巴结转移。随着内镜治疗进展，有学者认为结直肠早期癌仅限于黏膜层和黏膜下层的浅层，且无淋巴结转移。癌组织浸润深度小于黏膜下层 1 000 μm 时，考虑是早期结肠癌，无淋巴结转移，可行内镜下切除；而浸润深度超过黏膜下层 1 000 μm 时，考虑结直肠癌有淋巴结转移，须手术切除。内镜下判断、鉴别是否早期结直肠癌十分重要。

通过内镜下仔细观察、染色放大、超声内镜以及黏膜下注射预处理等各种方法，能估测肿瘤浸润深度，判断是否适合内镜下切除（图 5 - 17～图 5 - 22）。染色放大可清晰

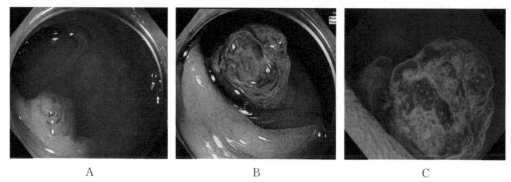

图 5 - 17　早期结肠癌内镜表现（0～Ⅰsp 型，JNET 2B 型）

A. 白光观察（远景）；B. NBI 观察（放大）；C. NBI 观察（放大）。

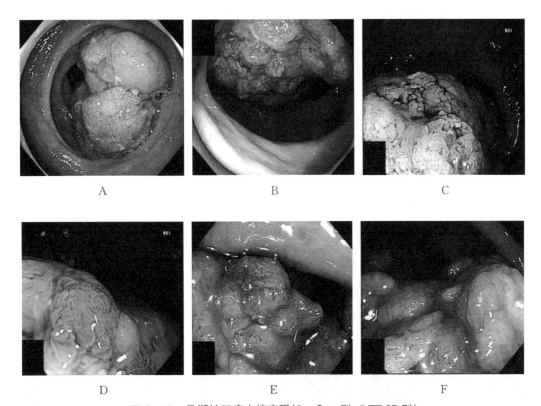

图5-18　早期结肠癌内镜表现(0～Ⅰsp型,JNET 2B型)

A、B. 白光观察(中景);C. NBI观察(中景);D. NBI观察(放大);E. 甲紫染色(放大);F. 甲紫染色(放大)。

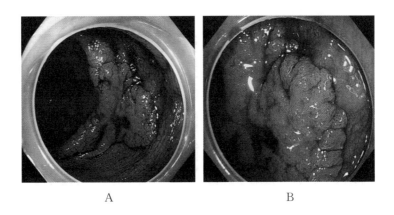

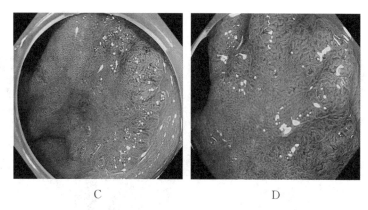

C   D

图 5 - 19   早期直肠癌内镜表现(LST - NG, JNET 2B 型)

A. 靛胭脂染色观察(远景);B. 靛胭脂染色观察(放大);C. NBI 观察(放大);D. NBI 观察(放大)。

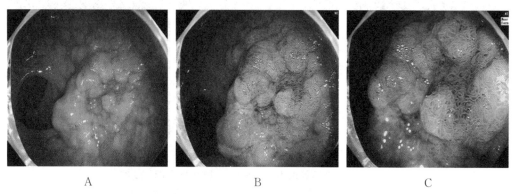

A   B   C

图 5 - 20   早期直肠癌内镜表现[LST - G(M), JNET 2B 型]

A. 白光观察(远景);B. NBI 观察(放大);C. NBI 观察(放大)。

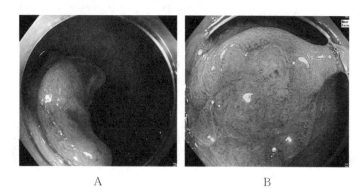

A   B

图 5 - 21   进展期结肠癌内镜表现(0～Ⅱa 型,JNET 3 型)

A. 白光观察;B. NBI 放大观察。

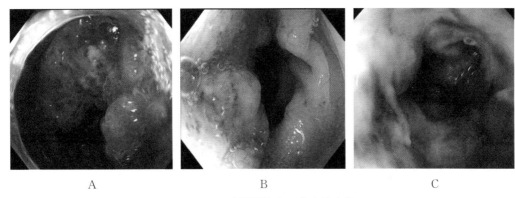

A　　　　　　　　　　B　　　　　　　　　　C

图 5 - 22　　进展期结直肠癌内镜表现

A. 隆起型；B. 浸润型；C. 溃疡型。

显示肿瘤及其形态特征，放大后仔细观察腺管开口特征可以估测肿瘤浸润深度。超声内镜可以直接判断肿瘤浸润深度。肿瘤基底部和周围黏膜下层注射生理盐水，若肿瘤和周边黏膜均隆起，提示肿瘤为 SM1 早期癌，可行内镜下切除；若肿瘤不隆起，称为非抬举征（non lifting sign），表示肿瘤已浸润超过 SM1，不宜行内镜下切除，须手术治疗。

四、结直肠进展期癌

结直肠癌根据肿瘤大体形态，可分为隆起型、溃疡型、弥漫浸润型。

1. 隆起型结直肠癌

隆起型指肿瘤主体向肠腔内突出。根据肿瘤隆起程度和外观可分为结节隆起型及盘状隆起型。

2. 溃疡型结直肠癌

溃疡型指肿瘤表面形成溃疡，溃疡底部深达肠壁固有肌层。根据肿瘤边缘与肠壁黏膜分界是否清晰可分为局限溃疡型及浸润溃疡型。

3. 弥漫浸润型结直肠癌

弥漫浸润型指肿瘤向肠壁各层弥漫浸润，使局部肠壁增厚，边界不清，但表面常无明显溃疡或隆起。

第三节　　其他常见结直肠肿瘤的内镜诊断

一、结直肠神经内分泌肿瘤

神经内分泌肿瘤（NET）起源于肠道嗜铬细胞，常规内镜检查时直肠是最常见的肿瘤检出部位。近年来由于内镜检查的普及，消化道 NET 的检出率迅速增高，在结肠镜筛查过程中,成年人直肠 NET 检出率为 0.05% ~0.07%。直肠 NET 通常无临床症状,少数 NET 因分泌激素而引起相关临床症状。内镜下肿瘤常表现为半球状或丘状广基隆起,呈淡黄色或灰白色,界限清楚,活检钳触之质地偏硬,表面黏膜光滑并可见毛细血管。超声内镜下多表现为深及黏膜肌层或黏膜下层,呈低回声或中低回声,内部回声均匀,边界清楚(图 5 - 23)。

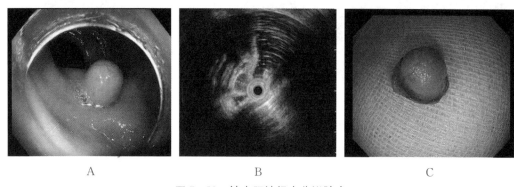

A   B   C

图 5 - 23   结直肠神经内分泌肿瘤
A. 白光观察;B. 超声内镜表现;C. 内镜下切除标本。

二、结直肠间质瘤

结直肠的胃肠道间质瘤(gastrointestinal stromal tumor,GIST)简称结直肠间质瘤,较少见,是一种起源于肠壁结缔组织前体细胞的间叶肿瘤,CD117 表达阳性,富有梭形、上皮样或多形细胞。常需要行病理 CD117 免疫组化检测才能鉴别。间质瘤具有恶性倾向,Ⅰ期位于在肠壁内黏膜下或浆膜下;Ⅱ期向肠壁内外生长,肠腔内溃疡形成,肠腔外累及周围组织;Ⅲ期伴有远处转移,主要为肺、肝、骨的血行转移,少有淋巴结转移。最终诊断依据病理免疫组化结果。内镜下 GIST 典型表现为球状或梭形隆起,少数表现为半环形隆起;大多数瘤体表面黏膜光滑,部分瘤体顶端出血、糜烂、表面不平整或凹陷性溃疡。超声内镜下显示 GIST 通常起源于固有肌层,少部分起源于黏膜肌层;小的肿瘤通常呈均一的低回声结构、边界清晰,而大的肿瘤可表现为边界不规则、内部回声均匀或不均匀(肿瘤内部可能有高回声光团、无回声坏死区或其他改变)(图 5 - 24)。研究显示,超声内镜检查如出现以下表现:肿块边界不清晰,呈囊样改变、溃疡形成,出现焦点回声或内部异质化,则考虑恶变可能,应尽快手术切除,但尚缺乏前瞻性临床研究依据,并且哪些征象与恶性程度最为相关,目前还没有统一意见。

三、结直肠脂肪瘤

在结直肠黏膜下肿瘤中以脂肪瘤最为常见,属良性肿瘤。可发生于全消化道,以结直肠较多见,多位于盲肠和升结肠。绝大多数脂肪瘤位于黏膜下层,典型的内镜表现为丘状隆起,直径 1~3 cm,多>2 cm;边界清晰、光滑,通常外观微黄色,活检钳触之质软。

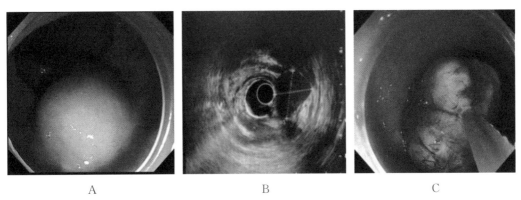

图 5 - 24 胃肠道间质瘤

A. 白光观察;B. 超声内镜表现;C. 内镜下切除标本。

超声内镜下表现为起源于黏膜下层的均匀、边界清晰的高回声病灶,多数情况下可见病灶后方声影衰减(图 5 - 25)。

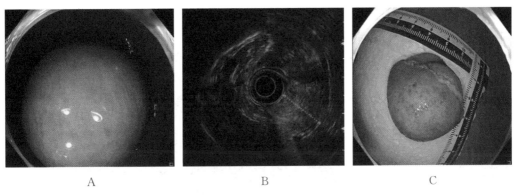

图 5 - 25 结直肠脂肪瘤

A. 白光观察;B. 超声内镜表现;C. 内镜下切除标本。

四、结直肠平滑肌瘤

结直肠平滑肌瘤较少见,相对于结肠而言好发于直肠。结直肠平滑肌瘤起源于肠壁固有肌层或黏膜肌层,可向肠腔内、肠腔外生长,或双向发展呈哑铃状;肠腔黏膜完整。典型的内镜表现为黏膜下半球形隆起,色泽与周围正常黏膜相同,表面黏膜多光滑完整,顶部伸展无凹陷,基底部宽大。肿块较大时表面黏膜可有溃疡形成。肿块质硬,活检时因表面黏膜滑动,难以取得肿瘤组织。肿瘤较大时与平滑肌肉瘤难以鉴别。超声内镜下来源于黏膜肌层者第 2、3 层可见低回声肿块;来源于固有肌层者第 4、5 层可见低回声肿块(图 5 - 26)。肿瘤直径>3 cm,内部呈不均质回声,边缘不光整呈分叶状,应高度怀疑平滑肌肉瘤。

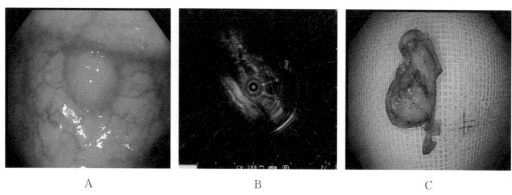

A   B   C

图 5-26 结直肠平滑肌瘤
A.白光观察;B.超声内镜表现;C.内镜下切除标本。

五、结直肠淋巴管瘤

结直肠淋巴管瘤又称结直肠囊肿,好发于右半结肠,多见于中老年人。淋巴管瘤可为单房性或多房性,肿瘤表面为淋巴管内皮,内充满淋巴液。组织学上分为单纯性、海绵状和囊胞性3种。内镜下表现呈半球状广基隆起,表面黏膜光滑完整,色泽透明或苍白,质软,有囊性感,活检钳压迫出现压痕,酷似 EMR 中黏膜下注射后的黏膜像。超声内镜下黏膜下层低回声或无回声肿块,有时肿块内部可见分隔(图 5-27)。应用活检钳钳破囊壁或应用针形切开刀行囊壁开窗,可见无色、清亮液体流出。

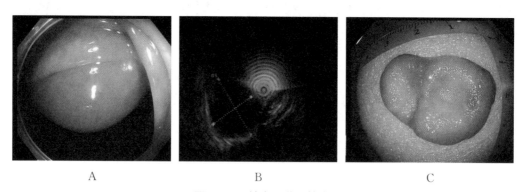

A   B   C

图 5-27 结直肠淋巴管瘤
A.白光观察;B.超声内镜表现;C.内镜下切除标本。

(钟芸诗 贺东黎)

第六章

结直肠肿瘤的内镜治疗

第一节　概述

一、早期结直肠癌及癌前病变的内镜分型(发育形态分型)

1. 隆起型

病变明显隆起于肠腔,基底部直径明显小于病变的最大直径(有蒂或者亚蒂);或病变呈半球形,其基底部直径明显大于病变头部直径。可分为以下 3 个亚型。

(1) Ⅰp 型　即有蒂型,病变基底部有明显的蒂与肠壁相连。

(2) Ⅰsp 型　即亚蒂型,病变基底部有亚蒂与肠壁相连。

(3) Ⅰs 型　病变明显隆起于黏膜面,但病变基底部无明显蒂的结构,基底部直径明显大于病变头端的最大直径。

2. 平坦型

病变高度低平或者平坦隆起型者统称为平坦型,可分为以下 4 个亚型。

(1) Ⅱa 型　即病变直径<10 mm,平坦型病变或者与周围黏膜相比略高者。

(2) Ⅱb 型　即病变与周围黏膜几乎无高低差者。

(3) Ⅱa+dep 型　即在 Ⅱa 型病变上有浅凹陷者。

(4) 非颗粒型侧向发育型肿瘤(LST)　直径>10 mm,以侧方发育为主的肿瘤群统称为 LST,其中表面没有颗粒及结节者称为非颗粒型 LST,又可进一步分为扁平隆起型和假凹陷型。

(5) 颗粒型 LST　曾称为颗粒集簇型病变、结节集簇样病变、Ⅱa 集簇型、匍形肿瘤等,可分为颗粒均一型和结节混合型。

3. 浅表凹陷型

病变与周围黏膜相比明显凹陷者,可分为如下 4 型。

（1）Ⅱc　病变略凹陷于周围正常黏膜。

（2）Ⅱc+Ⅱa　凹陷病变中有隆起区域者。

（3）Ⅱa+Ⅱc　隆起型病变中有凹陷区域者,但是隆起相对平坦。

（4）Ⅰs+Ⅱc　隆起型病变中有凹陷区域者,但是隆起相对较高。应该引起关注的是该类型病变都是黏膜下层高度浸润者,目前不属于内镜下治疗的适应证。

二、结直肠癌前病变的内镜治疗原则及适应证

对于直径<5 mm的结直肠病变可以使用热活检钳除术,但由于热活检钳除术会损坏组织,所以要慎用。对于隆起型Ⅰp型、Ⅰsp型以及Ⅰs型病变,可使用圈套器息肉电切切除治疗。对于可一次性完全切除的Ⅱa型、Ⅱc型,以及部分Ⅰs型病变,可使用内镜下黏膜切除术(EMR)治疗。对于这些病变EMR治疗是安全有效的,应作为临床一线治疗的方法。对于最大径>20 mm且必须在内镜下一次性切除的病变、抬举征阴性的腺瘤及部分早期癌、直径>10 mm的EMR残留或复发再次行EMR治疗困难者,以及反复活检不能证实为癌的低位直肠病变,可使用内镜黏膜下剥离术(ESD)治疗。不推荐对结直肠早期癌及癌前病变使用全瘤体组织破坏法治疗,可以用于其他治疗后怀疑有小的残留时;常用的有氩离子凝固术,目的是破坏消除肿瘤组织。

三、早期结直肠癌的内镜治疗原则及适应证

在早期结直肠癌(T_{is}/T_1期)中,根据病变的大小和位置,淋巴结转移的可能性有限,可以整块切除的病变被推荐用于内镜治疗,因为这种情况是可以治愈的。明显的临床T_{1b}期癌建议手术治疗。

内镜治疗前应用超声内镜、CT及MRI等影像学检查进行临床分期,排除浸润达到/超过肌层、区域淋巴结转移或远处转移的患者。综合根据腺管开口形态分型、NICE分型、JNET型、黏膜下注射是否有抬举征,以及超声内镜检查,以来确定结直肠病变浸润深度,指导治疗方案的选择。

在内镜治疗中,ESD是最适合整块切除的方法,特别是对于较大的病变。分片EMR可能使浸润深度的病理诊断和切除边界的确定变得困难,必须尽量减少切除肿瘤碎块的数目,且怀疑有癌的区域(可在治疗前通过放大内镜观察)不应被分片切除。局部复发率随肿瘤体积增大和切除的肿瘤碎块数目增多而增加。

对于内镜下切除标本,要进行规范化病理分析,出现以下情况需要追加外科手术:①基底切缘阳性;②组织学呈分化差的癌(低分化腺癌、未分化癌、印戒细胞癌、黏液腺癌等);③黏膜下浸润深度≥1 mm;④脉管侵犯阳性;肿瘤出芽G2/G3。对于部分高龄、低位直肠癌患者保肛意愿强烈而不愿接受手术者,可提交多学科团队(multidisciplinary team,MDT)讨论后行补救性放化疗。

四、无法切除结直肠癌(T₄ᵦ期)的内镜下治疗

结肠自膨胀式金属支架(self-expandable metal stent,SEMS)置入术作为结肠癌性梗阻患者姑息性治疗的首选治疗方法,覆膜支架与裸支架同样安全有效。支架的直径应该≥24 mm,支架展开后合适的延伸长度为超过每一端病变部位至少2 cm。有可能治愈的近端结肠癌性梗阻患者,建议外科手术切除治疗为首选的治疗方法。

在姑息性治疗时,SEMS置入术可以作为急诊外科手术的替代选择。在不使用抗血管生成药的情况下,接受SEMS置入术的姑息性治疗患者可以安全地进行化疗。如果患者曾经应用抗血管生成药(如贝伐珠单抗)治疗或者考虑应用其治疗,那么不推荐SEMS置入术作为姑息性减压手段,因为结肠穿孔风险高。

SEMS置入术仅作为有症状的左半结肠癌性梗阻患者外科择期手术的过渡性治疗方法,不推荐为标准治疗方法。对有可能治愈的左半结肠癌性梗阻的患者如果急诊手术术后死亡风险增加,可以考虑使用SEMS置入术替代急诊外科手术。

第二节　　结直肠黏膜病变的内镜治疗

一、息肉咬除及冷切术

直径<5 mm的息肉,大多为无蒂息肉,可直接采用活检咬除术(图6-1)、圈套器冷切术(图6-2)、热活检咬除术等方法达到治愈效果。对于直径6~9 mm的息肉,可使用圈套器切除术,尤其是冷圈套器切除术。

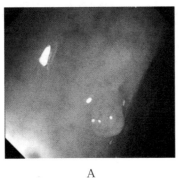 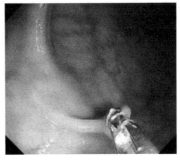

A   B

图6-1　活检咬除术

A.距肛缘50 cm见一直径2 mm息肉,无蒂,表面光滑;B.活检钳咬除。

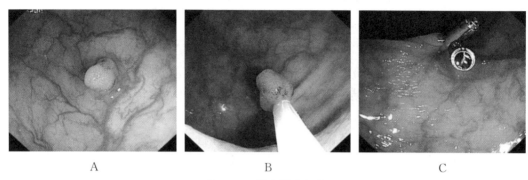

图 6-2　圈套器冷切术

A. 距肛缘 30 cm 见一直径 4 mm 息肉,亚蒂,表面光滑;B. 圈套器冷切术;C. 创面金属夹夹闭。

二、氩等离子体凝固术

氩气刀,即氩等离子体凝固术(argon plasma coagulation,APC)通过把氩离子电离,形成束状氩离子弧对组织进行切割和止血。对于直径<5 mm 的多发性息肉,可以直接用 APC 治疗(图 6-3)。

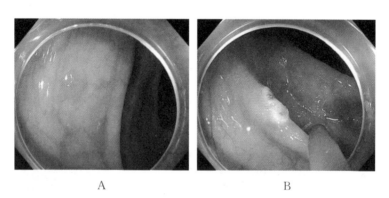

图 6-3　氩等离子体凝固术

A. 距肛缘 15 cm 见直径 2~4 mm 多发息肉,无蒂,表面光滑;B. APC 处理。

三、电切术

对于直径>10 mm 的隆起性病变(Ⅰp 型、Ⅰsp 型、Ⅰs 型),可以根据其蒂部特征选用合适的圈套器进行高频电切治疗(图 6-4、图 6-5)。

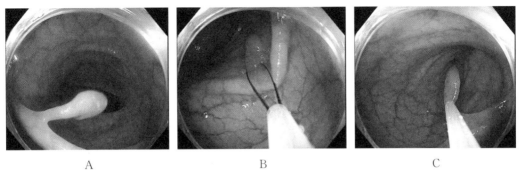

图 6-4　长蒂息肉高频电切术

A.　长蒂息肉；B. 调整圈套息肉；C. 保留部分息肉蒂部进行电切。

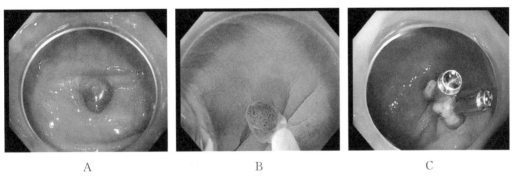

图 6-5　短蒂息肉高频电切术

A. 短蒂息肉；B. 圈套电切；C. 创面夹闭。

四、尼龙绳结扎电切术

如果息肉蒂部较粗、较宽或疑有粗大血管，防止息肉电切后出血，可先用尼龙绳圈套结扎息肉蒂部，再行高频电切，电切后可再使用金属夹钳夹息肉蒂部进行止血或者预防出血(图 6-6)。

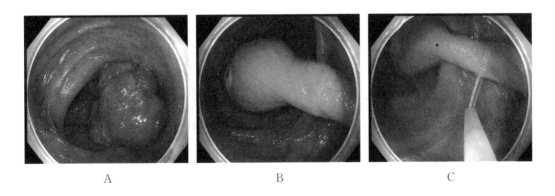

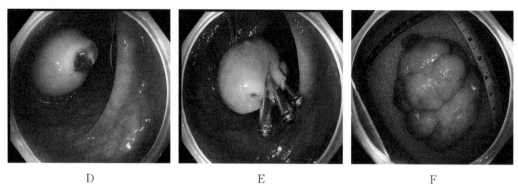

图 6-6　粗蒂息肉尼龙绳结扎高频电切术

A. 粗蒂息肉;B、C. 尼龙绳结扎息肉蒂部;D. 在尼龙绳上方圈套电切息肉,示电切后的创面;E. 金属夹夹闭息肉残蒂;F. 切除的标本(送病理)。

五、内镜下黏膜切除术

对可一次性完全切除的平坦型(Ⅱa型、Ⅱb型、Ⅱc型)以及一部分Ⅰs型病变,推荐使用 EMR 治疗,即先进行黏膜下注射生理盐水,形成液体垫,使息肉隆起,再行高频电切(图6-7)。原则上 EMR 可一次性整块切除的病变最大直径≤20 mm。

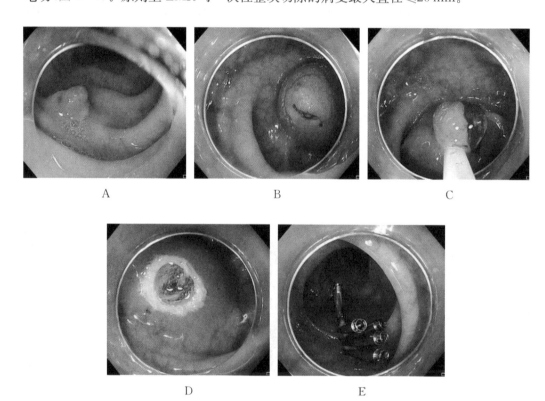

图 6-7　息肉内镜下黏膜切除术(EMR)

A. 广基息肉;B. 黏膜下注射;C. 圈套电切;D. 创面处理;E. 金属夹夹闭创面。

六、高频电刀辅助切除术

带蒂息肉当息肉头端巨大,不易圈套时,可于蒂根部进行黏膜下注射,使息肉蒂部抬举,用高频电刀的刀柄紧贴抬举的息肉蒂部,从息肉蒂部一端逐步回拉式剥离至另一端,直至息肉完整剥离,创面金属夹夹闭。高频电刀辅助切除术(knife assisted polypectomy, KAP)的优点在于直接在息肉蒂部操作,避免息肉头端过大用圈套器不易套取,缩短手术时间;同时内镜下直视化操作,在逐步切除的过程中可及时止血处理,降低了息肉残留的发生率,大大减少并发症的发生。此方法可进一步扩展应用至所有带蒂结直肠息肉的治疗中(图6-8)。

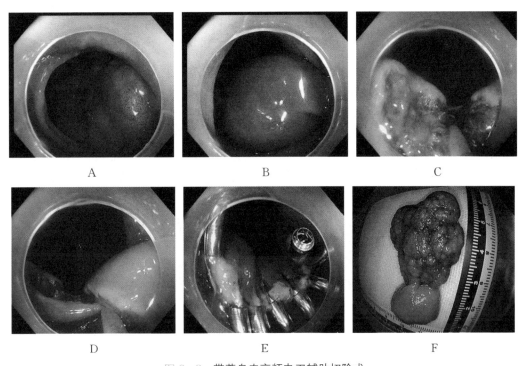

图6-8 带蒂息肉高频电刀辅助切除术

A.带蒂息肉头端较大,不易套取;B.息肉蒂根部进行黏膜下注射;C、D.黏膜切开刀回拉式电切息肉,完整切除息肉;E.创面金属夹夹闭;F.切除的标本(送病理)。

七、内镜下黏膜剥离术

日本学者首先尝试使用胃肠镜和内镜下切开刀,通过内镜下的剥离,可以一次性完整切除直径>20 mm的早期癌病灶,切除深度包括黏膜全层、黏膜肌层及大部分黏膜下层,这一手术称为ESD,可明显降低肿瘤的残留与复发率。对于没有淋巴结、血行转移的消化道局部病变,理论上都可以行ESD。目前,推荐对于最大径>20 mm且必须在内镜下一次性切除的病变、>10 mm的EMR残留或复发再次行EMR治疗困难者及反复活检不能证实为癌的结直肠病变使用 ESD 治疗。ESD 在切除病灶的大小、整块切除率、完全切除率及病灶的复发率等方面均优于 EMR,但 ESD 的技术要求较高,须由有资质的高年资专科医生实施。

ESD 的具体操作方法如下。

(1) 确定病变范围、性质和浸润深度 推荐内镜治疗前应用超声内镜、CT 及 MRI 等影像学检查进行临床分期,排除浸润达到/超过肌层、区域淋巴结转移或远处转移的患者。无淋巴结转移,并且根据肿瘤的大小以及部位预计能够一次性切除的早期结直肠癌是内镜下治疗的适应证。综合应用内镜下黏膜染色技术加放大内镜、黏膜下注射是否有抬举征以及超声内镜检查,来确定结直肠病变浸润深度,以指导治疗方案的选择。

(2) 标记 在明确病变范围、性质和浸润深度,确定可以行 ESD 时,由于大肠病变一般边界较为清晰,可直接应用针形切开刀距病灶边缘约 0.5 cm 处进行一圈电凝标记,必要时在窄带成像(NBI)或者普通腔胭脂染色技术的辅助指引下,明确标记范围。对于直肠中上段以上的病变,为防止标记时导致损伤,可采用氩气刀进行标记。病变与正常黏膜界限清楚时,亦可不做标记。

(3) 黏膜下注射 由于大肠壁比胃壁薄而柔软,因此,ESD 的穿孔风险较高,不易安全实施,但可通过局部注射抬举病变在一定程度上降低风险。目前,临床可供黏膜下注射的液体有生理盐水、甘油果糖及透明质酸等。注射液中加入少量腔胭脂和肾上腺素可以显著提高注射效果及作用,其中腔胭脂可使黏膜下注射的区域更清晰,使黏膜下层和肌层很好地分离;而肾上腺素可以收缩小血管,减少术中出血。

(4) 切开病变周围黏膜 顺利切开病变周围黏膜是 ESD 成功的关键。在大肠病变时,由于正常黏膜与病变黏膜厚度不同,进行局部黏膜下注射后,病变与正常黏膜的分界更加清晰。充分完成局部注射后,准备切开前再次确认所选择的切开线是否有利于下一步的内镜操作。一般切开线选择由口侧开始,顺时针方向沿标记点外侧缘使用高频电切刀或设定切开刀刀尖端 1~2 mm,完全接触黏膜状态下切开。切开操作中应注意保证看见切开刀尖端处于安全状态下。通常状况下,一般不对黏膜作整圈切开,而是切开至可以一气呵成的剥离范围,完成这一范围病变的剥离后再逐步切开黏膜进行剥离。特别是治疗时间较长的大型病变和伴有瘢痕病变时,如一周切开后即使追加黏膜下局部注射,注射液仍会自切开的创口漏出,无法形成隆起,不能确保手术安全。因此,第一阶段不可做一周切开。切开过程一旦发生出血,冲洗创面明确出血点后,用高频电切开刀直接电凝出血点,或应用热活检钳钳夹出血点电凝止血。

(5) 剥离 可以根据病变不同部位和术者操作习惯,选择应用 Hook 刀、Dual 刀或黏膜切开刀等刀具沿黏膜下层剥离病变。开始剥离时,应把剥离刀贴于切开边缘内侧(肿瘤侧),反复小幅度地进行剥离。完成一定范围的剥离后,再逐步切开黏膜进行剥离。进一步剥离时,内镜头端透明帽可以整个伸入黏膜下层形成的空间,这样不仅可以保证黏膜下层良好的视野,同时还能适度牵动、推拉黏膜下层的纤维,使之易于剥离。在完成一定程度剥离时,可通过变换体位、利用重力剥离并卷起肿瘤,以便进一步剥离(图 6－9)。

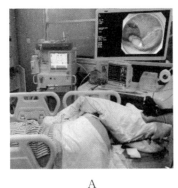 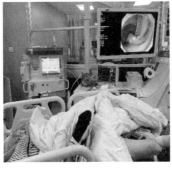 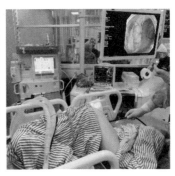

A　　　　　　　　　　　B　　　　　　　　　　　C

图6-9　体位变换在病变剥离中的应用

A. 左侧卧体位；B. 仰卧位；C. 右侧卧体位。

（6）创面处理　病变剥离后创面及创缘经常可见裸露的小血管或在剥离过程中未能彻底处理的出血点，可应用切开刀、热活检钳或 APC 进行电凝，预防术后出血。必要时应用止血夹夹闭血管，预防迟发性出血。对于局部剥离较深、肌层有裂隙者，金属夹缝合裂隙当属必要；对于较大创面，可常规留置引流管减压引流处理，在一定程度上降低局部肠腔压力，大大减少术后迟发性穿孔及出血的发生率。

（7）切除标本的组织学处理　为提高病理诊断的准确性，在将标本浸泡于 4% 甲醛液前须展平，并用细针固定标本的四周（黏膜的下层面紧贴于固定板上），测量病变大小。以 2 mm 间隔连续平行切片，然后对完整切除的标本进行详尽的病理学检查，以确定肿瘤浸润深度，病变基底和切缘有无肿瘤累及，有无淋巴管、血管浸润等，根据病理诊断结果判断是否需追加外科手术。

八、自膨胀式金属支架置入术

结直肠癌患者中 8%～13% 会发生急性肠梗阻，此是威胁患者生命、降低生存质量的主要原因。自 1991 年以来，SEMS 已被广泛应用于减轻结直肠癌引起的急性肠梗阻。

结直肠癌并发急性肠梗阻属于闭袢性梗阻，如不能及时解除梗阻，可导致水、电解质和酸碱平衡紊乱，肠壁穿孔，甚至感染性休克等严重并发症，病死率高。以往外科手术是唯一的治疗方式。对于可行根治手术的患者，外科急诊手术多采用 Hartmann 术，即行结肠造瘘，再择期回纳。患者不仅承受了二次手术之苦，还延长了治疗周期，造成经济负担。由于不能进行充分的肠道准备，加之急性梗阻发生后患者一般情况差，围手术期病死率及并发症发生率较高。而对于已无根治性手术机会的患者，在有限的生命里需忍受人工肛门带来的不便，严重降低了生活质量。复旦大学附属中山医院自 20 世纪 90 年代开始在国内率先开展结直肠金属支架置入手术，至今已积累了 30 余年经验，证实其为一种安全有效的治疗方式，不仅可以迅速解除梗阻，避免急诊手术，还能够为治疗争取足够的肠道准备时间，调整患者一般情况，获取完整的肿瘤分期资料，将急诊手术变为限期手术。尤其是中晚期结直肠癌肝转移风险高,金属支架的应用使一期手术肝肠同切成为可能,提高了手术治愈率。

结肠 SEMS 置入的具体操作方法如下(图 6-10)。

(1)标记肛侧肠腔 在电子结肠镜直视下寻找狭窄梗阻肠段。自肛门循腔进镜至狭窄肠腔肛侧,金属夹于肛侧肠腔标记。

(2)测量狭窄段 导丝经内镜活检孔道置入,透视下穿过狭窄肠腔并尽可能放入近端肠腔。沿导丝置入取石球囊,注入造影剂,球囊充气后回拉取石球囊,遇阻力时即为球囊到达狭窄段口侧缘,根据情况可使用金属丝做体表标记。观察狭窄肠段的长度。根据狭窄的长度、部位、程度选用合适的支架,一般原则是支架长度超过狭窄长度至少4 cm,即支架两端超过狭窄段各 2 cm 以上。

(3)置入支架 导丝引导下用推送器将支架推送越过狭窄段口侧 3～4 cm 开始释放支架。如狭窄程度重,支架推送器置入困难,可先行球囊扩张。只要不影响推送器置入,不建议常规行预防性肠道扩张,因为其可能增加肠道穿孔以及支架移位风险。结合透视逐步释放支架,要求支架覆盖狭窄段两侧正常肠管至少 2 cm。

(4)内镜检查 支架置入成功后即可见粪水自肠腔流出;内镜进镜缓慢通过支架覆盖肠腔,如支架位置不满意,可用异物钳调整。

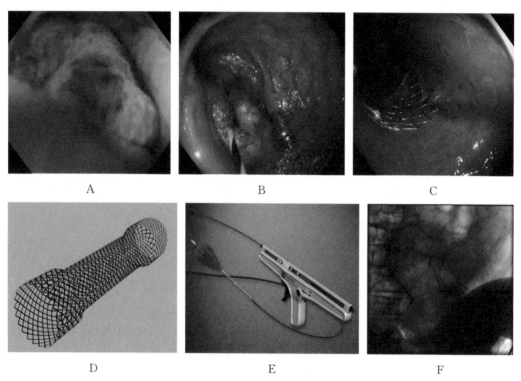

A   B   C

D   E   F

图 6-10 结肠自膨胀式金属支架置入术

A. 肠镜直视下找到狭窄梗阻肠段;B. 金属夹标记肛侧肠腔,置入导丝;C. 内镜直视下肠道支架成功释放;D. 肠道支架;E. 支架推送器;F. 结合透视,成功释放肠道支架。

附:结直肠不同部位病变的 ESD 治疗

病例 1

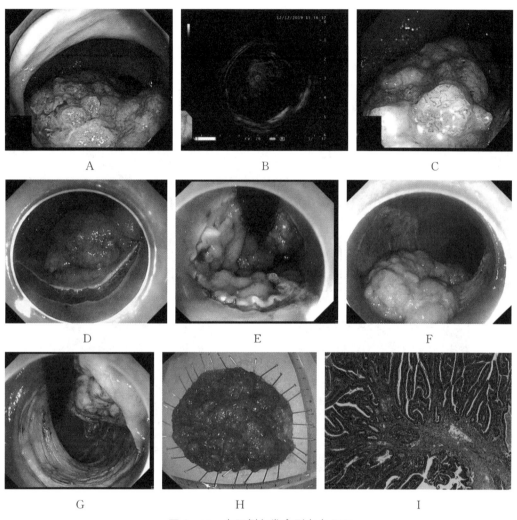

图 6-11 直肠侧向发育型息肉 ESD

　　A. 直肠(距肛门 5～10 cm)见一侧向发育型息肉,表面结节状,绕肠约 3/5 周;B. 超声内镜提示病灶来源于黏膜层,黏膜层增厚,黏膜下层及固有肌层完整;C. 结晶紫染色观察;D. 黏膜下注射后,切开病灶部分边缘;E. 环周切开病灶边缘,逐步剥离;F. 继续剥离病变;G. 完整剥离病灶,创面烧灼处理;H. 标本(送病理);I. 病理:(直肠 ESD)管状腺瘤并高级别上皮内瘤变、癌变(相当于黏膜内腺癌),病变位于黏膜固有层内,未侵犯黏膜肌,未见神经及脉管侵犯,基底及水平切缘阴性。

病例 2

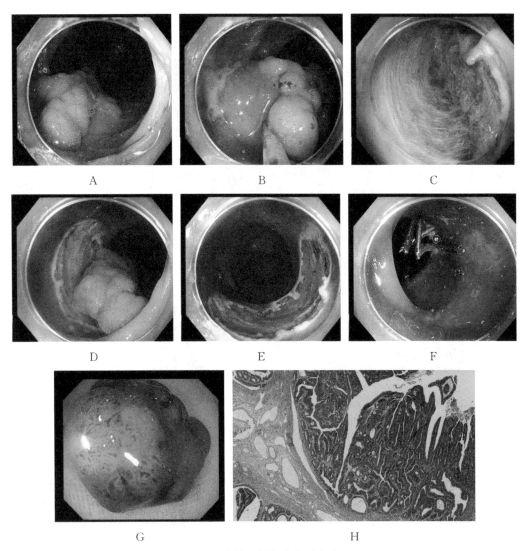

图 6-12　降结肠侧向发育型息肉 ESD

A.距肛缘 40 cm 见一 4.0 cm×3.0 cm 侧向发育型息肉样隆起,表面颗粒状,约占管腔 1/4 周;B.黏膜下注射后,病灶抬举;C、D.逐步剥离病灶;E.继续剥离至完整切除病灶,创面烧灼处理;F.创面金属夹夹闭;G.标本(送病理);H.病理:(距肛门 40 cm)管状腺瘤伴低级别上皮内瘤变,点灶区腺上皮符合高级别上皮内瘤变,黏膜肌未见累及,切缘阴性。

病例 3

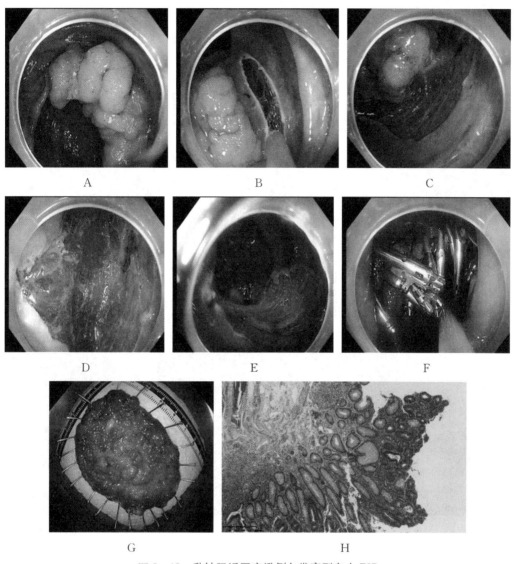

图 6 - 13 升结肠近回盲瓣侧向发育型息肉 ESD

　A. 升结肠近回盲瓣见一侧向发育型息肉样隆起,表面颗粒状,约 8.0 cm×7.0 cm,占管腔 3/5 周;B. 黏膜下注射后切开病灶部分边缘;C、D、E. 逐步剥离病灶至完整切除病灶,创面烧灼处理;F. 金属夹夹闭创面,创面减压引流处理;G. 标本固定(送病理);H. 病理:管状绒毛状腺瘤伴低级别上皮内瘤变,部分腺体中度异型增生,切缘阴性。

病例 4

　　复旦大学附属中山医院内镜中心钟芸诗于 2014 年 12 月 9 日运用 ESD 完整剥离直肠巨大侧向发育型息肉(距肛缘 3~15 cm,占据管腔 4/5 周),获"大世界基尼斯之最":完成内镜黏膜下剥离面积最大的结直肠肿瘤。

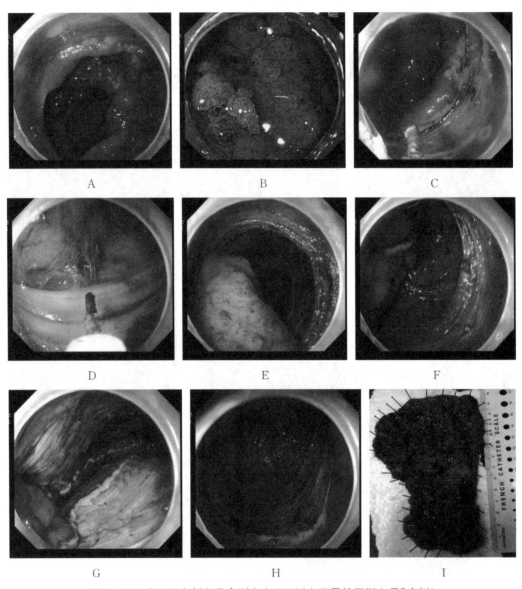

图 6-14　直肠巨大侧向发育型息肉 ESD("大世界基尼斯之最"病例)

　　A. 直肠距肛缘 3～15 cm 见一侧向发育型息肉样隆起,表面颗粒状,约占管腔 4/5 周;B. NBI 放大内镜下观察病灶;C. 黏膜下注射后切开病灶部分边缘;D、E、F. 逐步剥离病灶至完整切除;G、H. 创面观察处理;I. 标本固定(送病理),标本大小为 15.0 cm×7.0 cm。病理:绒毛状管状腺瘤伴高级别上皮内瘤变,切缘阴性。

第三节　　结直肠黏膜下肿瘤的内镜治疗

　　消化道黏膜下肿瘤(submucosal tumor,SMT)是起源于消化道黏膜层以下各层(主要包括黏膜肌层、黏膜下层、固有肌层)的隆起性病变。在结肠中以脂肪瘤最为常见;而在直肠中则以神经内分泌肿瘤为主。对没有淋巴结转移或淋巴结转移风险极低、使用内镜技术可以完整切除、残留和复发风险低的病变均适合进行内镜下切除。内镜切除过程中应遵循无瘤治疗原则,需完整切除肿瘤,且切除时应保证瘤体包膜完整。

一、内镜圈套切除术

对于较小的突向腔内的黏膜下肿瘤,可行内镜圈套切除术(图6-15)。操作步骤:①黏膜下注射生理盐水(或甘油果糖、透明质酸钠等)+靛胭脂+肾上腺素;②圈套器直接圈套隆起病变和周围正常组织;③行高频电切除;④应用金属夹缝合创面。一般适用于较小、突向腔内,且通过圈套器可以一次性完整切除的SMT。

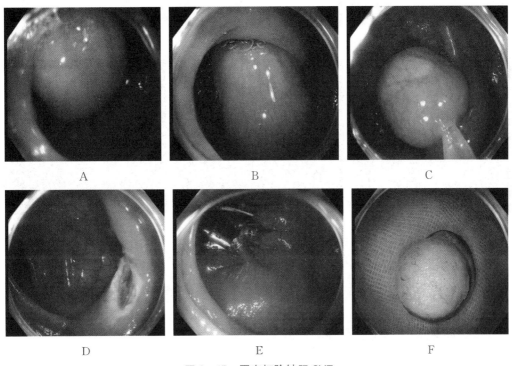

图6-15　圈套切除结肠 SMT

A. 降结肠见一直径1.8 cm黏膜下隆起;B. 黏膜下注射;C. 圈套器圈套病变;D. 高频电切;E. 金属夹夹闭创面;F. 标本送检(病理:脂肪瘤)。

二、内镜黏膜下挖除术

内镜黏膜下挖除术(endoscopic submucosal excavation,ESE)是 ESD 的发展和延伸。一般适用于直径≥2 cm,术前超声内镜和 CT 检查确定肿瘤为突向腔内的 SMT。对直径<2 cm、起源较深、内镜圈套切除困难的肿瘤,可行 ESE 治疗(图6-16)。操作步骤:①沿病变周边电凝标记切除范围;②黏膜下注射生理盐水(或甘油果糖、透明质酸钠等)+靛胭脂+肾上腺素,分离固有肌层与黏膜下层;③切开病变周边黏膜层;④完

整剥离病变。如肿瘤位于固有肌层,考虑到出血及穿孔的可能,应由经验丰富的内镜医生施行 ESD。术后创面往往存在肌层损伤,常需金属夹夹闭,必要时予以减压引流。术后禁食、补液,应用抗生素及质子泵抑制剂等。

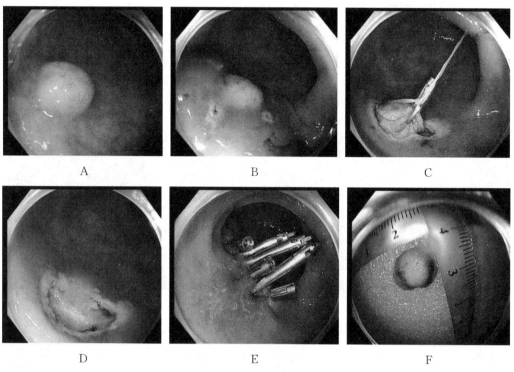

图 6-16 ESE 治疗结肠 SMT

A. 直肠距肛缘 10 cm 见一直径 1.0 cm 黏膜下隆起;B. 标记病变后行黏膜下注射;C. 切开病变边缘,辅助牙线牵引;D. 直视下完整剥离病变;E. 金属夹夹闭创面;F. 标本送检,病理:神经内分泌肿瘤(NET G_1)。

三、隧道法内镜黏膜下肿物切除术

隧道法内镜黏膜下肿物切除术(submucosal tunnel endoscopic resection,STER)是在经口内镜食管下括约肌切开术(peroral endoscopic myotomy,POEM)基础上发展而来的一项新技术,也是 ESD 技术的延伸。多用于治疗直肠 SMT,尤其是低位直肠 SMT(图 6-17)。操作步骤:①术前肠道准备均按结直肠外科手术前标准进行。术前半小时静脉应用抗生素预防感染。②常规内镜 + 检查找到肿瘤,并准确定位。③建立黏膜下隧道,显露肿瘤。视情况选择距离瘤体 2~3 cm 处作黏膜切口,必要时选择横切口或斜行切口,黏膜下注射生理盐水(或甘油果糖、透明质酸钠等)+ 靛胭脂 + 肾上腺素,使局部黏膜层隆起。用高频电切刀横行切开黏膜 1.5~2.0 cm,初步分离切开处黏膜下组织,内镜即可借助头端透明帽沿切口进入黏膜下层,在黏膜层和肌层之间形成一纵行隧道,直至跨过肿瘤口侧 1~2 cm,充分显露肿瘤。建立隧道的过程中注意避免损伤黏膜层。④内镜直视下完整切除肿瘤。应用高频电切刀沿肿瘤周围分离固有肌层,保持瘤体包膜完整,直至将瘤体自固有肌层分离并取出。⑤缝合黏膜切口。肿瘤切除后,以热活检钳处理出血灶和可见的出血小血管;内镜退出黏膜下隧道,直视下应用金属夹完整对缝黏膜切口。

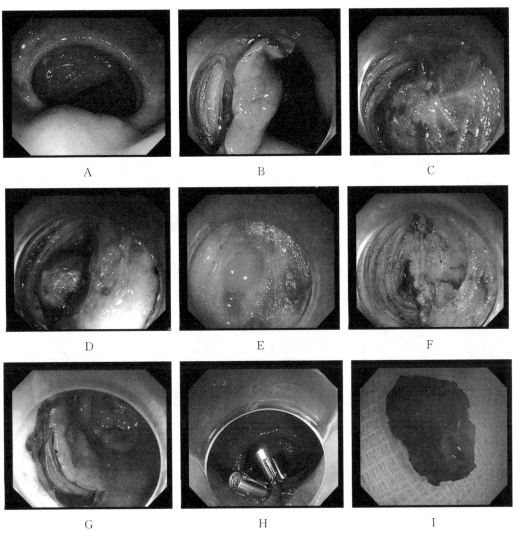

图 6-17　STER 切除直肠 SMT

A. 距肛缘 15cm 见吻合口,吻合口肛侧缘见一直径 1.0cm 黏膜下隆起;B. 建立黏膜下隧道;C. 隧道内逐步剥离至肿块;D. 内镜直视下逐步剥离肿块;E. 肿块内有白色半透明、稍浑浊液体溢出;F. 完整剥离肿块,将肿块自固有肌层分离并取出;G. 处理创面及隧道口;H. 尼龙绳联合金属夹缝合隧道口;I. 标本送检,病理:囊肿。

四、内镜全层切除术

近年,在 ESD 技术上发展而来的内镜全层切除术(endoscopic full-thickness

resection，EFTR)逐渐应用于结直肠黏膜下肿瘤的治疗。EFTR 主要适用于来源于固有肌层、肿瘤突向浆膜下或部分腔外生长，以及固有肌层与浆膜层粘连紧密的结直肠SMT(图 6-18)。操作步骤：①术前肠道准备均按结直肠外科手术前标准进行。术前半小时静脉应用抗生素预防感染。②黏膜下注射生理盐水(或甘油果糖、透明质酸钠等)＋靛胭脂＋肾上腺素，预切开肿瘤周围黏膜和黏膜下层，显露肿瘤；③采用 ESD 技术沿肿瘤周围分离固有肌层至浆膜层；④沿肿瘤边缘切开浆膜；⑤内镜直视下应用高频电切刀等完整切除包括浆膜在内的肿瘤；⑥应用金属夹或金属夹联合尼龙绳等缝合创面。

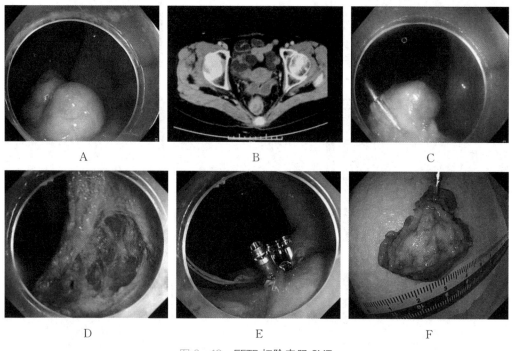

图 6-18　EFTR 切除直肠 SMT

A. 直肠距肛缘 12 cm 见一直径 2.0 cm 黏膜下隆起(外院病理提示为神经内分泌肿瘤，G_1)；B. CT 检查提示直肠见一 2.2 cm×1.2 cm 不规则软组织密度结节影，增强后不均匀强化；C. 牙线辅助牵引下逐步剥离；D. 沿肿瘤周围分离固有肌层至浆膜层，全层切除病灶，创面烧灼处理；E. 金属夹联合尼龙绳缝合创面；F. 标本送检，病理：(直肠)神经内分泌肿瘤(NET G_1，类癌)，肿瘤浸润黏膜层、黏膜下层及固有肌层，基底切缘及水平切缘阴性。

五、内镜和腹腔镜联合技术

当肿瘤较大时，单靠内镜难以切除，并且穿孔、出血发生的可能性较高。此外，如腹腔镜手术时肿瘤较小，难以寻找；病变部位难以准确定位；患者除患消化道疾病还合并其他部位疾病需要联合手术者，都给内镜治疗带来了困难。此时，可内镜和腹腔镜联合进行切除。

双镜联合手术微创治疗胃肠道肿瘤特别是早期肿瘤，安全有效，进一步拓展了微创外科技术的应用领域。腹腔镜与内镜联合手术的潜在优势值得广大医生探索和推广。

附:结直肠不同部位黏膜下肿瘤的治疗

病例 1

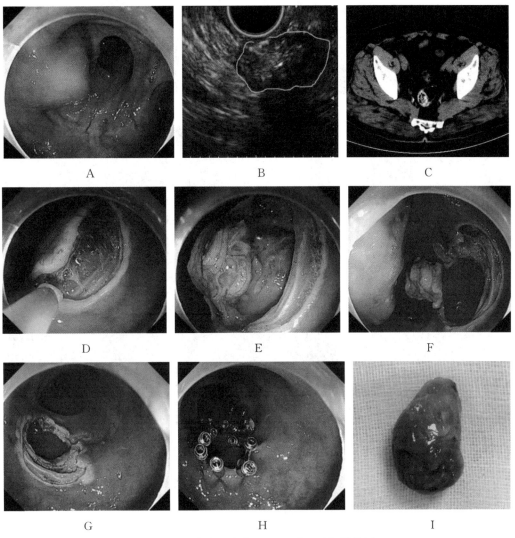

图 6-19 直肠癌术后吻合口 SMT(直肠壁间肿块)行 ESE

A. 距肛门 10 cm 吻合口旁见一 2.5 cm×2.0 cm 黏膜下隆起,表面光滑;B. 超声内镜示病灶不均,质中,高回声,边界清,约 14.1 mm×18.8 mm;C. CT 检查示直肠吻合口旁管壁增厚,增强检查未见强化;D~F. 逐步剥离挖除病灶;G. 创面烧灼处理;H. 金属夹缝合创面;I. 标本送检,病理:凝固性坏死物伴钙化,未见残留细胞成分。

病例 2

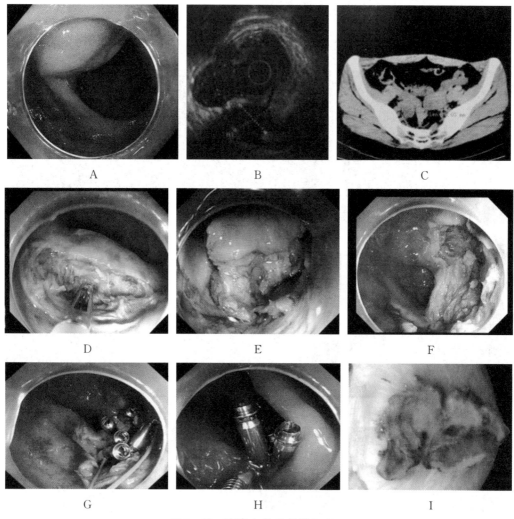

图 6-20　EFTR 切除乙状结肠 SMT

A. 距肛门 20 cm 见一 3.0 cm×2.5 cm 黏膜下隆起,表面光滑;B. 超声内镜示病变来源于固有肌层,均匀低回声,边界清,约 20 mm×18 mm,病变大部凸向腔外生长;C. CT 检查示乙状结肠占位性病变,增强检查未见强化;D. 逐步剥离,术中大块活检冷冻切片提示:平滑肌间见一小灶腺样结构,考虑良性病变;E、F. 继续逐步剥离,沿病灶周围分离固有肌层至浆膜层,完整、全层切除病灶,创面烧灼处理;G、H. 金属夹联合尼龙绳缝合创面;I. 标本送检,病理:(乙状结肠)黏膜下平滑肌间见子宫内膜样腺体及间质,考虑子宫内膜异位症。

病例 3

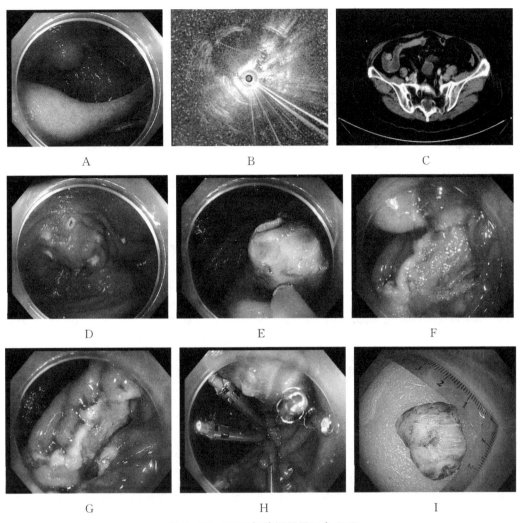

图 6-21　EFTR 切除阑尾开口旁 SMT

A. 盲肠(阑尾开口旁)见一 2.0 cm×1.5 cm 黏膜下隆起,表面光滑;B. 超声内镜示病变来源于固有肌层,低回声,部分凸向腔外,截面 15.6 mm×12.2 mm;C. CT 检查示回盲部一结节影,约 14 mm×11 mm,边界清,增强后不均匀强化较明显;D. 标记病灶;E~G. 逐步剥离,沿病灶周围分离固有肌层至浆膜层,完整、全层切除病灶;H. 金属夹缝合创面;I. 标本送检,病理:(回盲部)胃肠道间质瘤(GIST),梭形细胞为主型,肿物大小约 1.5 cm×1.3 cm×1 cm,寻及核分裂象 1 个/50HPF,极低危险度。

病例 4

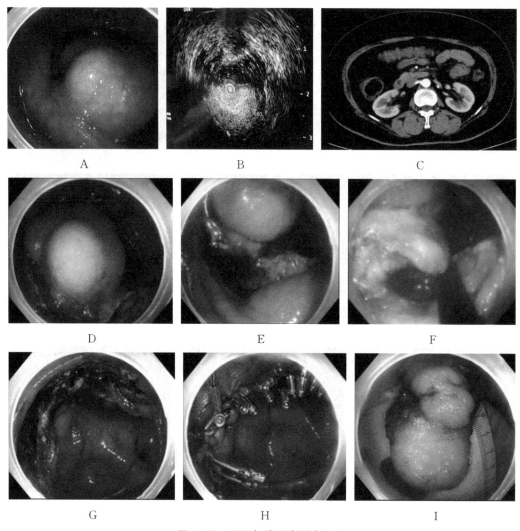

图 6-22　ESE 切除回盲瓣旁 SMT

　　A. 回盲瓣开口边缘见一黏膜下病变,大小约 4.0 cm×3.5 cm,表面光滑;B. 超声内镜示黏膜下层高回声病变,截面 21.6 mm×19.1 mm;C. CT 检查提示升结肠起始段管壁增厚,其上见一肿块影,大小约 35 mm×34 mm,增强后未见明显强化;D. 黏膜下注射后切开病变边缘;E、F. 逐步剥离病灶;G. 完整剥离病灶;H. 金属夹夹闭创面;I. 标本送检,病理:(升结肠近回盲瓣)黏膜下脂肪组织增生性病变,符合脂肪瘤,肿物大小 4 cm×3 cm×2.9 cm,上覆慢性结肠黏膜炎。

（钟芸诗　贺东黎）

第七章

结直肠癌的诊断、分期及手术原则

第一节　结直肠癌的诊断

一、疾病史和家族史

结直肠癌发病可能与以下疾病相关:结直肠息肉、结直肠腺瘤、溃疡性结肠炎、克罗恩病以及血吸虫病等。

遗传性结直肠癌发病率占结直肠癌总体发病率的5%～6%,应详细询问相关家族史,如林奇综合征、家族性腺瘤性息肉病(FAP)等。

二、临床症状

早期结直肠癌无明显症状,肿瘤生长到一定程度,依其生长部位可出现不同症状:①排便习惯改变,常见大便次数增多;②大便性状改变(大便表面带血及黏液,甚至脓血便);③腹痛或腹部不适,腹痛多为隐痛;④腹部肿块,是右半结肠癌的常见症状;⑤肠梗阻相关症状;⑥全身症状,如贫血、消瘦、乏力等。

三、体格检查

(1)一般情况评估　包括全身浅表淋巴结,特别是腹股沟及锁骨上淋巴结的情况。

(2)腹部查体　视诊有无胃肠型、蠕动波,听诊有无肠鸣音异常,触诊是否可触及肿块,叩诊移动性浊音是否阳性。

(3)直肠指检　对疑似结直肠癌患者必须常规做直肠指检。了解直肠肿瘤大小、形状、位置、硬度、占肠壁周径的范围、基底部活动度、肿瘤下缘距肛缘的距离、肿瘤向肠外浸润情况、与周围脏器的关系、有无盆底种植等,同时观察有无指套染血。

(4)三合诊　对于女性直肠癌患者,若怀疑肿瘤侵犯阴道壁,推荐行三合诊检查。

四、实验室检查

(1) 血常规　了解贫血情况。

(2) 尿常规　了解有无血尿,结合影像学检查了解肿瘤是否侵犯输尿管、膀胱等。

(3) 大便常规及粪便隐血试验。

(4) 生化指标　包括电解质及肝、肾功能等检查。

(5) 肿瘤标志物　结直肠癌患者在诊断时、治疗前、手术前后、随访时必须检测外周血中癌胚抗原(carcinoembryonic antigen,CEA)、糖类抗原 19 - 9(CA19 - 9),有肝转移建议检测甲胎蛋白(AFP),有腹膜、卵巢转移建议检测糖类抗原 12 - 5(CA12 - 5)。

五、内镜检查

直肠镜和乙状结肠镜适用于病变位置较低的结直肠病变;所有疑似结直肠癌患者,除非患者有急性腹膜炎、肠穿孔、腹腔内广泛粘连等特殊情况或者不能耐受肠镜,均推荐全结肠镜检查。内镜检查报告需包括进镜深度、肿物大小、距肛缘距离、形态、局部浸润情况等,对可疑病变必须做病理学活检。

六、影像学检查

(1) 气钡双重造影检查　可作为诊断结直肠癌的检查方法。如疑有结肠梗阻的患者应当谨慎选择。

(2) CT 检查　推荐行全腹/盆腔 CT 增强扫描检查,可用于结肠癌 TNM 分期、原发灶及转移瘤疗效评估、结直肠癌复发及转移随访。

(3) MRI 检查　推荐 MRI 作为直肠癌常规检查项目。对于局部进展期直肠癌患者,需在新辅助放化疗前后和术前分别行 MRI 检查,目的在于评价疗效及其可切除性。临床、超声或 CT 检查怀疑肝转移时,推荐行肝脏增强 MRI 检查。

(4) 超声检查　推荐直肠腔内超声用于早期直肠癌(T_2 期及以下)分期诊断。

(5) PET/CT 检查　不推荐常规使用,但对于病情复杂、常规检查无法明确诊断的患者可作为有效的辅助检查。

(6) 排泄性尿路造影　不推荐术前常规使用,仅用于肿瘤可能侵及泌尿系统的患者。

七、开腹或腹腔镜探查术

以下情况,建议行开腹或腹腔镜探查术:①经过各种诊断手段不能明确诊断且高度怀疑结直肠肿瘤;②出现肠梗阻,进行保守治疗无效;③可疑出现肠穿孔;④保守治疗无效的下消化道大出血。

第二节　结直肠癌的分期

本章采用《美国癌症联合委员会（AJCC）/国际抗癌联盟（Union for International Cancer Control，UICC)结直肠癌 TNM 分期系统》（2017 年第 8 版）。

T、N、M 的定义如下：

T：原发肿瘤。

T_x：原发肿瘤无法评价。

T_0：无原发肿瘤证据。

T_{is}：原位癌，黏膜内癌（侵犯固有层，未穿透黏膜肌层）。

T_1：肿瘤侵犯黏膜下层。

T_2：肿瘤侵犯固有肌层。

T_3：肿瘤穿透固有肌层，达结直肠周组织。

T_4：肿瘤侵犯脏腹膜，或侵犯或粘连邻近器官或结构。

T_{4a}：肿瘤侵透脏腹膜（包括大体肠管通过肿瘤穿孔和肿瘤通过炎性区域连续浸润脏腹膜表面）。

T_{4b}：肿瘤直接侵犯或粘连邻近器官或结构。

N：区域淋巴结。

N_x：区域淋巴结无法评价。

N_0：无区域淋巴结转移。

N_1：有 1～3 枚区域淋巴结转移（淋巴结内肿瘤直径≥0.2 mm），或存在任何数量的肿瘤结节并且所有可辨识的淋巴结无转移。

N_{1a}：有 1 枚区域淋巴结转移。

N_{1b}：有 2～3 枚区域淋巴结转移。

N_{1c}：无区域淋巴结转移，但有肿瘤结节存在于以下部位：浆膜下、肠系膜或无腹膜覆盖的结肠周或直肠周/直肠系膜组织。

N_2：有 4 枚或以上区域淋巴结转移。

N_{2a}：4～6 枚区域淋巴结转移。

N_{2b}：7 枚或以上区域淋巴结转移。

M：远处转移。

M_0：无远处转移。

M_1：转移至 1 个或更多远处部位或器官，或腹膜转移被证实。

M_{1a}：转移至 1 个部位或器官，无腹膜转移。

M_{1b}：转移至 2 个或更多部位或器官，无腹膜转移。

M_{1c}：仅转移至腹膜表面，或伴其他部位或器官的转移。

结直肠癌的分期见表 7-1。cTNM 是临床分期，pTNM 是病理分期；前缀 y 用于接受新辅助治疗后的肿瘤分期（如 ypTNM），病理完全缓解的患者分期为 $ypT_0N_0cM_0$，可能类似于 0 期或 I 期。前缀 r 用于经治疗获得一段无瘤间期后复发的患者（如 rTNM）。本分期适用于原发于结肠和直肠的病理类型为腺癌、鳞状细胞癌、高级别神经内分泌癌的肿瘤。不适用于阑尾癌。

表 7-1 结直肠癌分期

期别	T	N	M
0	T_{is}	N_0	M_0
I	T_1	N_0	M_0
	T_2	N_0	M_0
II A	T_3	N_0	M_0
II B	T_{4a}	N_0	M_0
II C	T_{4b}	N_0	M_0
III A	$T_{1\sim2}$	N_1/N_{1c}	M_0
	T_1	N_{2a}	M_0
III B	$T_{3\sim4a}$	N_1/N_{1c}	M_0
	$T_{2\sim3}$	N_{2a}	M_0
	$T_{1\sim2}$	N_{2b}	M_0
III C	T_{4a}	N_{2a}	M_0
	$T_{3\sim4a}$	N_{2b}	M_0
	T_{4b}	$N_{1\sim2}$	M_0
IV A	任何 T	任何 N	M_{1a}
IV B	任何 T	任何 N	M_{1b}
IV C	任何 T	任何 N	M_{1c}

第三节 结直肠癌的手术原则

手术切除仍然是结直肠癌的最主要治疗手段。结肠癌手术切除的范围包括肿瘤在内的两端足够肠管，一般要求距离肿瘤边缘 10 cm，还应切除相应区域的系膜和淋巴结。直肠癌的切除范围包括肿瘤在内的两端足够肠管（低位直肠癌的下切缘应距离肿瘤边缘至少 2 cm）、全部直肠系膜或至少包括肿瘤下缘 5 cm 的系膜、淋巴结以及受浸润的组织。

一、结肠癌的手术原则

1）早期结肠癌 T_{is} 期和 $cT_1N_0M_0$ 期的治疗：T_{is} 期和部分 $cT_1N_0M_0$ 期可采用局部切除，如内镜切除，有内镜下黏膜切除术（EMR）、内镜黏膜下剥离术（ESD）、分片内镜下黏膜切除术（piecemeal endoscopic mucosal resection，PEMR）。侵入黏膜下层的浅浸润癌（SM1），可考虑局部切除，但在决定行内镜下切除前需要仔细评估肿瘤大小、预测浸润深度以及肿瘤分化程度等相关信息。术前超声内镜检查属 T_1 或局部切除术后病理证实为 T_1 期，如果切除完整、切缘（包括基底）阴性而且具有良好预后的组织学特征（如分化程度良好、无脉管浸润），则无论是广基还是带蒂，不推荐再行手术切除。如果具有预后不良的组织学特征，或者非完整切除，标本破碎切缘无法评价，推荐追加肠段切除术加区域淋巴结清扫。

2）$T_{2\sim4}N_{0\sim2}M_0$ 期结肠癌：首选的手术方式是相应结肠肠段的切除加区域淋巴结清扫。区域淋巴结清扫必须包括肠旁、中间和系膜根部淋巴结。建议标示系膜根部淋巴结并送病理学检查；如果怀疑清扫范围以外的淋巴结有转移，推荐完整切除，无法切除者做姑息切除。

3）家族性腺瘤性息肉病：如已发生癌变，根据癌变部位，行全结直肠切除加回肠储袋肛管吻合术、全结直肠切除加回肠直肠端端吻合术或全结直肠切除加回肠造口术。尚未发生癌变者可根据病情选择全结直肠切除或肠管节段性切除。对林奇综合征患者，应在与患者及其家属充分沟通的基础上，在全结直肠切除与节段切除结合肠镜随访之间选择治疗方式。

4）肿瘤侵犯周围组织器官：建议联合脏器整块切除。术前影像学检查提示为 T_4 期结肠癌，可行术前化疗或放化疗再施行结肠切除术。

5）行腹腔镜辅助或机器人辅助的结肠切除术建议由具有相关经验的外科医生根据情况选择。

6）对于已经引起梗阻的可切除结肠癌，根据肿瘤部位可行Ⅰ期切除吻合，或Ⅰ期肿瘤切除近端造口远端闭合，或造口术后Ⅱ期切除，或支架置入术后限期切除。如果肿瘤局部晚期不能切除，建议给予包括手术在内的姑息性治疗，如近端造口术、短路手术、支架置入术等。

7）对于部分Ⅳ期患者，如原发灶和转移灶初始可以 R_0 切除，可以考虑行原发灶和转移灶的同期切除或分期切除，术后可行辅助化疗。对于初始原发灶和转移灶不可切除的患者，可以考虑行转化治疗后切除原发灶和转移灶（根据患者一般情况选择同期或分期切除），手术切除也能明显延长患者生存时间。

二、直肠癌的手术原则

1）T_{is} 期和部分 $cT_1N_0M_0$ 期：局部切除，原则同结肠癌。直肠癌还可以经肛门切除。

2）$cT_{1\sim2}N_0M_0$ 期：推荐行根治性手术治疗。中上段直肠癌推荐行低位前切除术；低位直肠癌推荐行经腹会阴肠切除术或慎重选择保肛手术。中下段直肠癌切除必须遵循直肠癌全系膜切除术原则，尽可能锐性游离直肠系膜。尽量保证环周切缘（CRM）阴性，对疑 CRM 阳性者，应追加后续治疗。肠壁远切缘距离肿瘤 1～2 cm，直肠系膜远切缘距离肿瘤≥5 cm 或切除全直肠系膜，必要时可行术中冷冻切片病理学检查，确定切缘有无肿瘤细胞残留。在根治肿瘤的前提下，尽可能保留肛门括约肌功能、排尿和性功能。

3）术前影像学检查提示 $cT_{3\sim4}$ 期和/或淋巴结阳性的局部进展期中下段直肠癌，建议行术前放化疗或术前化疗。

4）术中发现肿瘤侵犯周围组织器官者争取联合脏器切除。

5）对于已经引起肠梗阻的可切除直肠癌，推荐行 Hartmann 手术，或造口术后Ⅱ期切除，或支架置入解除梗阻后限期切除。若Ⅰ期切除吻合，吻合前推荐行术中肠道灌洗。如预计吻合口瘘的风险较高，建议行 Hartmann 手术或Ⅰ期切除吻合加预防性肠造口。

6）术中如明确肿瘤残留，建议放置金属夹作为后续放疗的标记。

7）行腹腔镜或机器人辅助直肠癌根治术，建议由具有相关经验的外科医师根据具体情况确定。

三、结直肠癌的手术禁忌证

如果肿瘤局部晚期不能切除或临床上不能耐受手术，推荐姑息性治疗，包括选用放疗以处理不可控制的出血和疼痛，近端双腔造口术、支架置入以处理肠梗阻以及支持治疗。

（林 奇）

第八章

结直肠癌的围手术期管理

围手术期是指从患者决定手术开始至与本次手术有关的治疗基本结束为止的一段时间,包括术前、术中、术后3个阶段。围手术期处理的目的是为患者顺利手术做准备和促进术后尽快康复。

一、快速康复外科理念显示优势

传统的结直肠癌手术术前准备时间长,围手术期患者应激反应明显,术后胃肠道功能恢复慢,并发症多。针对这一现状,20世纪90年代末丹麦Kehlet等基于医学理念和技术的进步,最早提出快速康复外科(enhanced recovery after surgery, ERAS)概念,又称快通道外科、加速康复外科或促进术后恢复综合方案,即应用现代麻醉、镇痛和营养支持等技术减少手术创伤所致的应激反应,术后尽早采取积极措施使患者机体和胃肠道功能恢复正常,包括术前准备、术中麻醉配合和术后处理等一系列有循证医学证据的围手术期治疗干预措施。

2001年,欧洲5个国家或地区(苏格兰、荷兰、瑞典、挪威和丹麦)率先合作成立了快速康复外科合作组,力求促使患者尽快从手术中恢复,减少并发症,降低医疗费用。2005年欧洲临床营养和代谢委员会提出了统一规范的结直肠手术快速康复外科方案指导意见,具体内容包括术前与患者充分交流、无须常规口服抗生素和机械肠道准备、无须术前夜起禁食、无须麻醉前用药、无须常规放置胃肠减压、采用胸段硬膜外麻醉和镇痛、采用短效麻醉药物、避免静脉补液过量、采用尽量小切口、无须常规放置引流、术中注意保温、术后早期离床活动、术后口服非阿片类止痛药、术后预防恶心与呕吐、术后促进胃肠蠕动、术后早期拔除导管、围手术期口服营养支持、审查患者依从性,等等。2009年快速康复外科合作组更新了快速康复外科方案,具体内容包括:①在术前肠道准备方面,拟行择期的位于腹膜返折之上的结肠切除术患者无须接受常规口服肠道准备,但准备实施低位直肠切除术且计划造瘘患者应考虑行术前肠道准备;②重新评估腹腔镜手术,如果实施手术的外科医生或部门技术娴熟,推荐行腹腔镜切除手术,而且目前前瞻性研究结果也表明腹腔镜手术效果至少等同于开腹手术;③位于腹膜返折之上的结肠切除术无须常规放置引流,但在低位直肠前切除术后,短期(<24小时)放置引流也许是明智的选择。

复旦大学附属中山医院率先引入快速康复外科的理念,并结合中国传统医学,采用泡饮中药大黄、足三里穴位注射新斯的明、外敷芒硝等措施预防肠梗阻和促进术后肠道功能恢复。Ren等报道一项前瞻性随机对照研究,比较快速康复外科和传统围手术期方案在结直肠癌手术中的应用情况。结果发现两组患者的临床病理基线水平和手术方式等均无明显差异。快速康复外科组患者的术后营养状况好于传统方案的对照组患者。而且,快速康复外科组患者术后第1天胰岛素抵抗指数低于对照组患者,且两组患者的皮质醇、肿瘤坏死因子-α(TNF-α)、白细胞介素-1β(IL-1β)、白细胞介素-6(IL-6)和γ-干扰素(γ-IFN)变化情况也提示快速康复外科组患者术后应激严重程度较对照组患者轻。另外,快速康复外科组患者术后胃肠道功能恢复加快,术后住院天数和住院费用均显著减少,但两组患者术后并发症发生率无明显差异。因此认为快速康复外科方案安全可行,并可减轻手术应激,加快术后恢复。2015年,中华医学会肠外肠内营养学分会加速康复外科协作组根据现有的临床研究及经验,结合文献中结直肠手术的加速康复治疗方案,形成《结直肠手术应用加速康复外科中国专家共识》(2015版),指导开展快速康复外科工作。

快速康复外科理念在结直肠癌手术患者中的应用逐渐被广泛认可。全球范围内多项随机对照试验和荟萃分析均证实整合这一系列有循证医学证据的治疗干预措施,可以明显减轻结直肠癌手术患者的应激反应,加快术后康复,缩短住院时间,减少并发症发生。

二、腹腔镜手术逐渐成为结直肠癌根治的标准术式

以往快速康复外科研究多用于开腹的结直肠癌手术患者。近年来,随着微创外科的发展,腹腔镜结直肠癌手术逐渐成熟,可减小对机体免疫功能的影响。数个比较结肠癌腹腔镜手术与开腹手术的随机对照试验,包括西班牙巴塞罗那研究、美国COST研究、欧洲COLOR研究、英国MRC CLASICC研究、德国LAPKON II研究和澳大利亚ALCCaS研究,均发现腹腔镜手术后胃肠道功能恢复加快。虽然腹腔镜手术时间明显延长,但住院时间显著减少,且围手术期的死亡率和短期并发症发生率均与开腹手术相当。虽然腹腔镜手术费用更高,但考虑到腹腔镜手术恢复时间更快,所以将生产力损失考虑在内,社会总费用相似。腹腔镜手术患者的短期生活质量等同或略优于开腹手术。长期生存方面,大多数研究证实腹腔镜手术和开腹手术患者的无病生存期和总体生存期(overall survival, OS)无显著差异,且局部复发率或远处和局部总复发率也没有差异。因此,美国国立综合癌症网络(National Comprehensive Cancer Network, NCCN)指南和《中国结直肠癌诊疗规范》均将腹腔镜结肠癌切除术列为常规标准术式。

关于腹腔镜直肠癌手术的随机对照试验数据有限。综合3项大型多中心随机对照试验(MRC CLASICC研究、COLOR II研究和COREAN研究)结果,腹腔镜全直肠系

膜切除术(total mesorectal excision，TME)与开腹手术相比，手术时间延长、出血减少、肠道恢复加快、住院时间缩短，而且手术死亡率、术中及术后并发症发生率无差异。长期生存方面，虽然已有数据表明两种术式在 3 年局部复发率、远处转移率和总体生存率均无差异，但由于试验本身设计原因，需要谨慎解释结果，不能下结论，还有待 COLOR Ⅱ 研究和 ACOSOG － Z6051 研究的最终结果。

新近出现的 3D 腹腔镜手术，是传统腹腔镜技术的进一步发展，具有手术视野的三维立体感和手术操作的纵深感，手术操作步骤和技巧一致，因此具有和传统 2D 腹腔镜手术相同的适应证范围，在结直肠癌手术方面优势明显，正在国内广泛推广。

机器人手术平台操作手臂灵活，特别适合在狭小的空间进行精细和灵活的操作，因此特别适合低位直肠癌手术。目前，关于机器人结直肠癌手术的研究多是回顾性病例研究，结果表明机器人直肠癌 TME 在系膜完整性、环周切缘(CRM)和短期肿瘤结局方面等同于腹腔镜 TME，但是中转开腹比例降低、住院费用增加。然而腹腔镜 TME 还未成为直肠癌手术的金标准，机器人直肠癌手术还有待进一步评估。

三、微创结直肠癌手术结合快速康复外科理念优势明显

近年来，随着腹腔镜等微创手术的逐步开展，关于微创手术联合快速康复外科的研究越来越多。而且，腹腔镜等微创手术也符合快速康复外科理念，有被认为是围手术期所采取的系列措施之一。

快速康复外科联合腹腔镜结直肠癌手术是否具有累加优势，目前也有多项研究。欧洲一项多中心、前瞻性随机对照研究，又称 LAFA 研究，根据腹腔镜/开腹手术结合快速康复外科(FT)/传统方案分为 4 组，共纳入 9 个中心 400 位患者，主要结果显示腹腔镜＋FT 组患者的中位总体住院天数为 5 天，低于开腹＋FT 组的 7 天、腹腔镜＋传统方案组的 6 天和开腹＋传统方案组的 7 天；次要结果显示腹腔镜＋FT 组患者的中位首次住院天数为 5 天，低于开腹＋FT 组的 6 天、腹腔镜＋传统方案组的 6 天和开腹＋传统方案组的 7 天；而其他次要结果，如围手术期的死亡率和并发症、再手术/再入院率、术后 2 周和 4 周的生活质量、患者满意度、住院费用等各组间均无明显差别。回归分析显示，腹腔镜手术是减少住院天数和并发症的唯一独立预测因素。因此，认为择期结肠癌手术患者最佳的围手术期方案是腹腔镜手术联合快速康复外科；即使是开腹手术，也推荐使用快速康复外科。此外，还有几项小型研究也有类似结果。van Bree 等研究应用核素显像记录胃肠转运来评估术后肠梗阻，也将患者分为 4 组，结果显示腹腔镜＋快速康复外科组患者术后结肠转运的中位时间显著快于其余 3 组，而 4 组患者在术后 24 小时胃排空方面无显著差异；多元线性回归分析显示，腹腔镜和快速康复外科都是加快结肠转运的独立预测因素。腹腔镜和快速康复外科也都与术后快速康复、更早耐受固体食物和恢复排便相关。因此认为腹腔镜联合快速康复外科，可加快术后胃肠道功能的恢复，加快临床康复。Veenhof 等研究评估术后免疫状态和应激反应，发现腹腔镜＋快速康复外科组患者外周血单核细胞 HLA － DR 免疫功能明显高于其他 3 组，这个差别

归因于手术方式,而不是围手术期的治疗方案,从而可以部分解释临床恢复数据的差别。此外,2010 年英国 Lloyd 等提出简化的快速康复外科方案,即 RAPID 方案,主要包括拔除导管、术后镇痛、早期活动和恢复饮食。这项前瞻性研究纳入 2 个中心共 117 例结直肠癌手术患者,根据腹腔镜或开腹手术和 RAPID 方案或传统方案分为 4 组,结果发现行腹腔镜手术且接受 RAPID 方案的患者住院天数明显缩短,且能更好地进食。此外,行开腹手术并接受 RAPID 方案的患者住院天数也明显缩短,从而表明这个易于实施的简化方案简单且有效。

此外,多项荟萃分析研究评估了快速康复外科联合腹腔镜结直肠癌手术的优势。一项纳入 6 项随机对照试验和 7 项临床对照试验,共 1 795 例腹腔镜结直肠癌手术患者的荟萃分析,显示与传统围手术期治疗组相比,快速康复外科组患者术后排气更快、进食更早、住院时间缩短、并发症发生率降低,但术后再入院率无显著差异,因此认为快速康复外科理念应用于腹腔镜结直肠癌手术,可有效促进术后肠功能恢复,减少并发症的发生,缩短住院时间。一项纳入 6 项随机对照试验共 655 例腹腔镜结直肠癌手术患者的荟萃分析显示,与传统围手术期治疗组相比,快速康复外科组患者术后并发症减少,且术后 1 个月内再入院率相似。因此认为快速康复外科理念应用于腹腔镜结直肠癌手术安全有效。一项纳入 7 项随机对照试验共 714 例采取快速康复外科治疗结直肠癌手术患者的荟萃分析显示,与开腹手术相比,腹腔镜手术患者术后住院时间和总的住院时间以及术后总并发症发生率明显减少,而围手术期死亡率、总体手术并发症和再入院率无显著差异,因此有高水平证据证实快速康复外科理念联合腹腔镜结直肠癌手术,在不影响患者安全的前提下,可以缩短住院时间,减少总体并发症的发生。

目前暂无快速康复外科联合机器人结直肠癌手术研究的报道。笔者所在单位率先开展机器人经腹会阴肠切除术、患者围手术期实施快速康复方案,初步统计 105 例患者数据,发现平均术后 1.5 天恢复排气,术后 2.3 天拔除留置导尿,术后住院 5.5 天,术后并发症发生率为 13.3%,较开腹手术联合快速康复方案患者术后恢复的相关数据有进一步改善。

近年来,经自然腔道取标本手术(natural orifice specimen extraction surgery, NOSES)巧妙结合了无切口理念和腹腔镜技术操作的可行性,表现出完美的微创效果,又兼具良好的安全性和可操作性。相关研究和报道也在与日俱增,尤其是对结直肠肿瘤的外科治疗。复旦大学附属中山医院也有开展这方面的研究,并回顾分析了 126 例结直肠肿瘤 NOSES 的数据,显示 NOSES 能满足肿瘤的根治要求,也具有良好的近期疗效。

目前国内外尚无证实 NOSES 联合快速康复外科累加优势的临床研究。国内有单位已开展相关前瞻性队列研究,观察微创 NOSES 联合围手术期快速康复外科方案在结直肠癌患者中的疗效,为 NOSES 联合快速康复外科在结直肠外科的应用提供确切的临床证据,可作为择期手术的最佳围手术期方案。

总而言之,快速康复外科可降低结直肠癌患者术后应激状态和加快身体功能的恢复,减少住院天数和医疗费用,且不增加并发症。而腹腔镜结肠癌切除术已成为结肠癌的标准术式,腹腔镜直肠癌切除术也在逐渐推广。目前越来越多的临床研究数据表明,腹腔镜等微创手术联合快速康复外科可以进一步加速患者康复,值得推广,但是涉及具体实施还是要根据当地的医疗环境,需要通过伦理委员会的批准,患者的知情同意,以及麻醉科、护理部等相关科室的积极配合等谨慎开展。

（朱德祥）

第九章

结直肠癌手术方式选择及进展

第一节　结直肠癌的外科治疗规范和原则

一、结直肠癌的手术治疗原则

中国结直肠癌诊疗规范(2020 版)明确了结肠癌手术中需要遵循的治疗原则,包括:①全面探查,由远及近。必须探查并记录肝脏、胃肠道、子宫及附件、盆底腹膜及相关肠系膜、主要血管旁淋巴结和肿瘤邻近器官的情况。②推荐常规切除足够的肠管,清扫区域淋巴结,并进行整块切除,建议常规清扫两站以上淋巴结。③推荐锐性分离技术。④推荐遵循无瘤手术原则。⑤对已失去根治性手术机会的肿瘤患者,如果无出血、梗阻、穿孔症状或压迫周围器官引起相关症状,则根据多学科会诊评估确定是否需要切除原发灶。⑥结肠新生物临床诊断高度怀疑恶性肿瘤及活检报告为高级别上皮内瘤变,如患者可耐受手术,建议行手术探查。

直肠癌手术的腹腔探查处理原则同结肠癌。

二、结直肠癌手术方式和手术理念进展

1. 结肠癌遵循完整系膜切除术和膜解剖

完整系膜切除术(complete mesentery excision,CME)和全直肠系膜切除术(TME)的实质是结直肠深筋膜外的切除,其核心是保证深筋膜的完整性,避免系膜及其包裹的淋巴、脂肪组织的残留,从而降低局部复发率。龚建平整理归纳了膜解剖的具体特点:系膜是指广义的系膜与系膜床的解剖,两者由筋膜和/或浆膜构成。广义的系膜是指那些筋膜和/或浆膜,信封样包绕着器官及其血管,悬挂于体后壁,无论其形状如何、无论其游离与否。

膜解剖学说的基本要点如下:①几乎所有的器官或组织,表面都有解剖的第三元

素——膜覆盖(主要是筋膜,体腔内者其外还有浆膜)。其包绕着器官或组织及其血供,悬挂于体后壁(腹腔内即为腹后壁),形成千姿百态的系膜,它们大多躺卧并融合于系膜床。②系膜的打破,不仅手术出血多,而且导致"第五转移",即从系膜内泄露至手术野,称为"癌泄露"。③肿瘤可分为系膜内癌、系膜外癌和系膜边癌。肿瘤根治主要针对系膜内癌,不应人为地将系膜内癌的膜样信封破坏,形成系膜外癌,失去手术根治机会。新辅助放化疗的本质是将系膜边癌推向系膜内。④基于这样的解剖,肿瘤根治手术分为:D2/D3 手术,即不强调系膜是否完整的淋巴清扫;CME,即强调系膜完整,而不严格定义淋巴清扫范围;D2 + CME 和 D3 + CME 手术,两者均严格界定。这种分类,使得手术界定更清晰。⑤同等 T 分期的肿瘤,系膜越短,预后越差,即"系膜长度定律"。⑥同等 T 分期的肿瘤,同等系膜长度,融合于系膜床的系膜越多,预后越差,即"系膜床面积定律"。⑦以上原理,在体腔内器官具有普遍性。

2. 直肠癌遵循 TME 和神经功能保护

对于位于直肠中下段的肿瘤,TME 通常作为超低位前切除术(ultralow anterior resection,uLAR)或经腹会阴切除术(abdominoperineal resection,APR)的一部分。合理的手术技术对于改善肿瘤预后和降低并发症发生率是不可或缺的,应该遵循 TME 的原则和解剖平面,沿着盆筋膜的脏层和壁层之间分离,有助于整块切除直肠肿瘤和相关系膜、淋巴组织及肿瘤沉积。TME 可以保留自主神经,减少术中出血和局部复发率。在医学研究委员会(Medical Research Council,MRC)CR07 研究和加拿大国家癌症中心临床试验组(National Cancer Institute of Canada-Clinical Trials Group,NCIC - CTG)CO16 研究注册的患者中,分离平面良好的(如直肠系膜平面)3 年局部复发率为 4%,而分离平面差的(如固有肌层平面)复发率为 13%($P = 0.003$)。

低位直肠癌行 TME 时,远端 2 cm 的切缘通常情况下已经足够。对于位于直肠系膜下缘或以下的肿瘤,通常远端 1 cm 的切缘也可以接受。在直肠后间隙,多数手术中能见到明显的"骶直肠筋膜",需要将其切断方能进入更加疏松的肛提肌上间隙。直肠上段侧间隙和后间隙的手术应在直肠深筋膜与腹下神经前筋膜间进行。侧韧带主要存在两个部位:①直肠系膜的前侧方(钟面 2 点和 10 点方向),主要有 1～2 支直肠中动脉进入。②直肠后侧方(钟面 4 点和 6 点方向),有盆丛神经分支及小血管进入直肠系膜。即使采用当今的解剖方式进行解剖,这些侧盆壁连接直肠的血管、神经结构仍可被发现,只是并未观察到其周围包裹致密的、可被称为韧带的结缔组织。腹膜会阴筋膜后页在钟面 2 点钟方向,即相当于血管神经束水平与腹下神经前筋膜延续,并与直肠深筋膜致密粘连,这可能更加接近临床发现。③直肠系膜深筋膜表面的小血管具有指导直肠前及侧方间隙辨认的作用。简而言之,在中低位直肠系膜的前侧方,直肠深筋膜表面的小血管主要沿筋膜表面向头侧或头内侧走行,这与位于直肠系膜内(向尾侧)、精囊腺表面(无特定规律)、睾丸输精管筋膜(向腹外侧)及血管神经束内部的血管方向(斜向尾侧)分布不一致。这些小血管或直接起源于神经血管束内的前列腺、阴道或直肠中动脉,或穿过侧盆壁的盆腔内筋膜(endopelvic fascia)支配直肠。

三、结直肠癌手术的根治度

根据术前评估或术中探查情况(淋巴结转移或肿瘤浸润深度)为依据,发现可疑淋巴结转移者,需行 D3 淋巴结清扫;未发现淋巴结转移者,根据肿瘤浸润深度决定清扫范围:①cT$_1$ 期结直肠癌浸润至黏膜下层者,淋巴结转移率约为 10%,常伴中间淋巴结转移,建议行 D2 淋巴结清扫术。②cT$_2$ 期结直肠癌(浸润至固有肌层),建议至少行 D2 淋巴结清扫术,可选择行 D3 淋巴结清扫术。③cT$_{3\sim4}$ 期结直肠癌,建议行 D3 淋巴结清扫术。

结肠癌 D1 淋巴结清扫,又称肠旁淋巴结清扫,即根据肿瘤实际供血动脉情况不同,切除肿瘤边缘近、远端相应长度的肠管。D2 淋巴结清扫,又称中间淋巴结清扫,即清扫范围为沿肿瘤主要和次要供血动脉分布的淋巴结。D3 淋巴结清扫,又称中央淋巴结清扫,即清扫范围为肠系膜上动脉发出与肿瘤供血相关的结肠动脉(回结肠动脉、右结肠动脉、结肠中动脉)起始部淋巴结或肠系膜下动脉起始部至左结肠动脉起始部之间沿肠系膜下动脉分布的淋巴结。要求切除的标本中淋巴结数目≥12 枚,否则,病理组织学检查无法确定区域淋巴结浸润情况并进行正确的肿瘤分期。对于结肠肝曲癌,建议清扫幽门下淋巴结、胃大弯侧网膜血管弓分布的淋巴结(第 4d 组)及胃幽门下区(第 6 组)淋巴结;对于结肠脾曲癌,建议清扫胰尾下缘淋巴结。直肠癌 D1 淋巴结清扫,又称肠旁淋巴结清扫,即清扫沿直肠上动脉分布的淋巴结、直肠中动脉及骨盆神经丛内侧淋巴结。D2 淋巴结清扫,清扫范围除包括沿肿瘤主要和次要供血动脉分布的淋巴结外,直肠癌根治术还应包括肠系膜下动脉干周围淋巴结。D3 淋巴结清扫,特指清扫肠系膜下动脉起始部至左结肠动脉起始部之间沿肠系膜下动脉分布的淋巴结。对于怀疑有侧方淋巴结转移的中低位直肠癌患者,如果手术可达到 R$_0$ 切除,可在新辅助放化疗后积极开展选择性侧方淋巴结清扫。

第二节　结直肠癌手术方式和操作要点

一、结肠癌的手术治疗方式

1. 早期结肠癌(cT$_1$N$_0$M$_0$)的治疗

建议采用内镜下切除、局部切除或肠段切除术。侵入黏膜下层的浅浸润癌(SM1),可考虑行内镜下切除。决定行内镜下切除前,需仔细评估肿瘤大小、浸润深度、肿瘤分化程度等相关信息。术前超声内镜检查属 T$_1$ 期或局部切除术后病理学检查证实为 T$_1$ 期,如果切除完整、切缘(包括基底)阴性且具有良好预后的组织学特征(如分化程度良好、无脉管浸润),则无论是广基还是带蒂,不推荐再行手术切除。如果具有预后不良的组织学特征,或者非完整切除,标本破碎切缘无法评价,推荐追加肠段切除术加区域淋巴结清扫。

行内镜下切除或局部切除,必须满足如下要求:①肿瘤直径<3 cm。②肿瘤侵犯肠周<30%。③切缘距离肿瘤>3 mm。④肿瘤活动、不固定。⑤仅适用于 T_1 期肿瘤。⑥肿瘤高至中度分化。⑦治疗前影像学检查无淋巴结转移的征象。局部切除标本必须由手术医师展平、固定、标记方位后送病理学检查。

2. 结肠癌($T_{2\sim4}N_{0\sim2}M_0$)的治疗

1)首选的手术方式是相应结肠肠段的切除加区域淋巴结清扫。区域淋巴结清扫必须包括肠旁、中间和系膜根部淋巴结。建议标记系膜根部淋巴结并送病理学检查;如果怀疑清扫范围以外的淋巴结、结节有转移推荐完整切除,无法切除者视为姑息切除。

2)家族性腺瘤性息肉病如已发生癌变,根据癌变部位,行全结直肠切除＋回肠储袋肛管吻合术、全结直肠切除＋回肠直肠端端吻合术,或全结直肠切除＋回肠造口术。尚未发生癌变者可根据病情选择全结直肠切除或者肠管节段性切除。对于林奇综合征患者,应在与患者充分沟通的基础上,在全结直肠切除与节段切除结合肠镜随访之间作选择。

3)肿瘤侵犯周围组织器官建议联合器官整块切除。术前影像学报告为 T_4 期的结肠癌,在多学科团队(MDT)讨论的前提下,可行术前化疗或放化疗,再施行结肠切除术。

4)行腹腔镜辅助的结肠切除术,建议由有腹腔镜手术经验的外科医师根据情况酌情实施。

5)对于已经引起梗阻的可切除结肠癌,推荐行Ⅰ期切除吻合,或Ⅰ期肿瘤切除、近端造口、远端闭合,或造口术后Ⅱ期切除,或支架置入术后限期切除。如果肿瘤晚期不能切除,建议给予包括手术在内的姑息性治疗,如近端造口术、短路手术、支架置入术等。

二、直肠癌的手术治疗方式

直肠癌手术的腹腔探查处理原则同结肠癌。

1. 早期直肠癌($cT_1N_0M_0$)的治疗

$cT_1N_0M_0$ 期直肠癌处理原则同早期结肠癌。如经肛门切除(非经腔镜或内镜下)必须满足如下要求:①肿瘤直径<3 cm。②肿瘤侵犯肠周<30%。③切缘距离肿瘤>3 mm。④肿瘤活动、不固定。⑤肿瘤距肛缘 8 cm 以内。⑥仅适用于 T_1 期肿瘤。⑦无血管、淋巴管浸润(LVI)或神经浸润(PNI)。⑧肿瘤高至中度分化。⑨治疗前影像学检查无淋巴结转移的征象。局部切除标本必须由手术医师展平、固定、标记方位后送病理学检查。

2. 直肠癌($cT_{2\sim4}N_{0\sim2}M_0$)的治疗

$cT_{2\sim4}N_{0\sim2}M_0$ 期直肠癌推荐行根治性手术治疗。中上段直肠癌推荐行低位前切除术;低位直肠癌推荐行经腹会阴肠切除术,或慎重选择保肛手术。中下段直肠癌切除必须遵循直肠癌全系膜切除原则,尽可能锐性游离直肠系膜,保证环周切缘(CRM)阴性。

对可疑 CRM 阳性者,应追加后续治疗。肠壁远切缘距离肿瘤 1~2 cm,直肠系膜远切缘距离肿瘤≥5 cm 或切除全直肠系膜,必要时可行术中冷冻切片病理学检查,确定切缘有无肿瘤细胞残留。在根治肿瘤的前提下,尽可能保留肛门括约肌功能、排尿和性功能。治疗原则如下:①切除原发肿瘤,保证足够切缘,远切缘至少距肿瘤远端 2 cm。下段直肠癌(距离肛门<5 cm)远切缘距肿瘤 1~2 cm 者,建议术中冷冻切片病理学检查证实切缘阴性。直肠系膜远切缘距离肿瘤下缘≥5 cm 或切除全直肠系膜。②切除直肠系膜内淋巴、脂肪组织以及可疑阳性的侧方淋巴结。③尽可能保留盆腔自主神经。④术前影像学提示 $cT_{3\sim4}$ 期和/或淋巴结阳性的局部进展期中下段直肠癌,建议行术前放化疗或术前化疗。⑤肿瘤侵犯周围组织器官者,争取联合器官切除。⑥合并肠梗阻的直肠新生物,临床高度怀疑恶性而无病理诊断,不涉及保肛问题,并可耐受手术的患者,建议剖腹探查。⑦对于已经引起肠梗阻的可切除直肠癌,推荐行Ⅰ期切除吻合,或 Hartmann 手术,或造口术后Ⅱ期切除,或支架置入解除梗阻后限期切除。Ⅰ期切除吻合前推荐行术中肠道灌洗。如估计吻合口漏的风险较高,建议行 Hartmann 手术或Ⅰ期切除吻合及预防性肠造口。⑧如果肿瘤局部晚期不能切除或临床上不能耐受手术,推荐姑息性治疗,包括选用放疗以处理不可控制的出血和疼痛、近端双腔造口术、支架置入以处理肠梗阻、支持治疗。⑨术中如明确肿瘤残留,建议放置金属夹作为后续放疗的标记。⑩行腹腔镜辅助的直肠癌根治术建议由有腹腔镜手术经验的外科医师根据具体情况实施。

第三节　外科技术和手术治疗进展和热点问题

一、关于局部切除术的热点问题

从技术上讲,局部切除应包括全层切除。理想情况下,≥10 mm 的大致正常的 CRM,且向下切除深度到达直肠周围脂肪组织,以保证至少 2 mm 的深部切缘。外科医生通常应标记标本的方向,以便进行病理评估。可能的话,避免切面式、分片式或碎片式切除。该手术使用传统的经肛门切除手术,也可以使用经肛内镜平台,如经肛内镜显微手术(transanal endoscopic microsurgery,TEMS)或经肛微创手术(transanal minimally invasive surgery,TAMIS)平台进行。虽然缺乏设计良好的随机对照试验,但研究表明,与传统的经肛切除手术相比,TEMS 能提供更好的手术视野,更适合处理近端直肠的病变。TAMIS 和 TEMS 似乎没有差异。内镜黏膜下剥离术(ESD),作为一种先进的结肠镜手术,可以治疗黏膜下浸润非常浅的病变,但这种方法的最佳患者选择标准仍存在争议。

T_1 期肿瘤局部切除术后局部复发率为 7%~21%,明显高于根治性切除术。对于病理学检查发现有明显高危因素的患者应予以注意,如 T 分期较深、切缘不足、分化不良、黏膜下深部(SM3)浸润、肿瘤出芽、淋巴管或神经周围侵犯(PNI),通常建议追加根治性手术。对于 cT₂ 期肿瘤,局部切除通常被认为肿瘤学上治疗不足,因为局部复发率为 26%~47%,并且这些肿瘤有较高的淋巴结转移的风险。在这种情况下,通常建议进行根治性切除术。

当高危 T₁ 和 T₂ 期肿瘤患者拒绝进行根治性切除或倾向保肛时,可考虑局部切除联合辅助放化疗。在一项对局部切除术切除的 pT₁/T₂ 期直肠肿瘤患者的系统回顾中,将接受辅助放化疗的患者(405 例)与接受根治性切除手术的患者(130 例)进行比较。尽管回顾性资料有限且有选择偏倚,但 pT₁ 期肿瘤的辅助化疗和根治性切除手术的加权平均局部复发率分别为 10%(95% CI:4%~21%)和 6%(95% CI:3%~15%),pT₂ 期肿瘤的加权平均局部复发率分别为 15%(95% CI:11%~21%)和 10%(95% CI:4%~22%)。因此,对于拒绝或不适合根治性切除术的高危患者,一般应在局部切除术后推荐辅助放化疗,并在术后监测潜在的复发以进行挽救性治疗。

对于一些选择性的 T₁/T₂ 期肿瘤新辅助放化疗后也可以进行局部切除。这种方法已经在临床试验中进行了研究。2 项前瞻性试验将 cT₂ 期新辅助放化疗后的直肠癌患者随机分为局部切除与标准切除组,长期数据显示局部复发或无病生存期无统计学差异。但一项汇总分析显示高并发症发生率(22.3%),特别是术后疼痛和缝线裂开(9.7%)。这些患者需要考虑可能的长期结果,而且这种方法的安全性和有效性在常规临床实践中尚未确定。

二、关于根治性切除术的热点问题

1. 手术时应进行彻底的探查

手术探查通常包括彻底评估腹腔和腹腔的各个脏器,以发现或排除转移性疾病(如影像学上的隐性转移病灶、癌变等)、更严重的局部疾病(如固定到邻近器官)、同时性肿瘤或共存病变。最好能在结扎血管蒂并进行切除之前发现影响手术计划和手术决定的特殊情况。

2. 直肠癌 TME 手术切缘

对于保肛愿望强烈、新辅助治疗后肿瘤退缩良好的患者,可以接受更短的远端切缘。术前肛门功能良好和远端可以达到 R₀ 切除的患者,完成 TME 后可进行超低位结肠直肠吻合或结肠肛管吻合。如果肿瘤直接累及肛门括约肌或肛提肌,内括约肌间平面完整性丧失,或肿瘤切缘阴性导致不可接受的括约肌功能受损,通常应进行 APR。除了远端切缘外,获得足够的 CRM 至关重要,因为 CRM 阳性是较差的局部复发和无病生存期的独立预测因素。当病灶(肿瘤、转移淋巴结或肿瘤沉积)距离直肠系膜 1 mm 以内时,或是进入直肠系膜内沿着非 TME 的不正确游离平面操作,CRM 阳性的可能性较大。

与 LAR 相比,APR 历来与 CRM 阳性和肿瘤穿孔相关,这是局部复发和总生存期(OS)降低的不良预后指标。肛提肌外腹会阴联合切除术(extra-levator abdominoperineal excision，ELAPE)是扩大肛提肌分离范围以达到直肠和肛管整块切除的一项技术，目的是将 CRM 阳性和术中肿瘤穿孔的风险降至最低，获得圆柱形病理标本，避免传统 ARP 的"外科腰"。该手术可以在截石位或俯卧折刀位进行，一般会合并较大的会阴缺损，增加会阴切口并发症的风险，如切口疝和伤口愈合不良。虽然系统评价比较 ELAPE 和传统 APR 的结论不一致，但 ELAPE 可能最好选择性地用于那些累及肛提肌、前壁或术中穿孔风险更高的亚组患者。

3. 血管的高位结扎和低位结扎

在直肠上动脉的起始部进行血管结扎并切除相关淋巴引流是直肠癌切除术的标准。直肠癌根治性切除包括切除直肠上动脉的血供和淋巴引流。在左结肠动脉发出点的远端、直肠上动脉的起始处结扎肠系膜下动脉(inferior mesenteric artery，IMA)，称为"低位结扎"；而在从主动脉发出的起始点结扎 IMA，则称为"高位结扎"。常规低位结扎并切除所有相关淋巴引流通常是直肠癌切除术的标准方法。高位结扎 IMA 并切除相关的淋巴结适用于 IMA 根部存在临床可疑淋巴结的患者。这个水平淋巴结转移预示着包括腹主动脉旁淋巴结转移的全身转移。可疑的主动脉周围淋巴结通常应进行活检，是否进行更广泛的淋巴结清扫由外科医生决定。高位结扎可能适用于需要在 IMA 根部水平结扎，以便进行游离，从而获得更充分长度的肠管进行无张力吻合。目前没有足够证据支持常规高位结扎。这项技术理论上有可能增加吻合口漏的风险，其肿瘤学的优势尚未确立。比较高位结扎和低位结扎的系统回顾表明，在失血量、手术时间、排便功能、术后并发症或生存率方面，两者没有显著差异，而低位结扎则可以更好地保护泌尿生殖功能。

4. 侧方淋巴结清扫

如果没有临床可疑的盆腔侧方淋巴结，一般不需要常规的盆腔侧方淋巴结清扫术(lateral pelvic lymph node dissection，LPLND)。LPLND 切除了沿着髂总动脉、髂内动脉和闭孔动脉的淋巴结。一项荟萃分析研究纳入 20 项 5 502 例患者(只有 1 项是随机研究)，比较 LPLND 联合 TME 和单纯 TME，发现 LPLND 并没有给患者带来明显的生存益处，但却增加了男性的排尿和性功能障碍。尽管如此，由于侧向型复发很难进行挽救，因此对临床诊断阳性的盆腔侧方淋巴结仍推荐行 LPLND。对于"临床诊断阳性"淋巴结的大小标准仍存在争议，但国际侧方淋巴结研究联盟(International Lateral Node Study Consortium，ILNSC)发现，当放化疗前 MRI 检查提示侧方淋巴结短径＞7 mm 时，接受联合放化疗、TME 和 LPLND 治疗患者的复发率(5.7%)低于仅接受放化疗和 TME 的患者(19.5%，$P = 0.04$)。对于初诊侧方淋巴结临床诊断阴性的患者，JCOG0212 试验将 701 例未接受放化疗的患者随机分为 TME 组和 TME＋LPLND 组。其中 328 例接受 LPLND，其侧方淋巴结的病理阳性率为 7.3%，其中肿瘤位于腹膜返折下($OR = 8.95$，95% CI：1.18～68.04，$P = 0.03$)和初诊时侧方淋巴结直径＞5 mm($OR = 4.06$，95% CI：1.59～10.34，$P = 0.003$)与侧方淋巴结转移有关。在没有新辅助放疗的情况下，TME 联合 LPLND 组的局部复发率低于单纯 TME 组(7.4%

vs. 12.6%，*P* = 0.02)，但 5 年无复发生存率(73.3% *vs.* 73.4%)没有差异。

5. 局部晚期肿瘤的整块切除

对于 T_4 期直肠癌患者，根治性切除时应将累及的邻近器官一同整块切除。T_4 期直肠癌的治疗目标是 R_0 切除(即显微镜下切缘阴性)，因为手术切缘是影响整体预后的关键因素。此时 R_0 切除常需超越 TME 平面进行解剖，以完成扩大切除或联合多脏器切除。应仔细完善术前评估，评估手术根治的可行性，决定是否行新辅助治疗，以在多学科团队(MDT)中制定治疗决策。MRI 可评估和预测无法直接行根治性切除的直肠癌患者。如肿瘤仅侵犯盆腔中央的盆底邻近脏器，通常可行 R_0 切除，但常需接受新辅助放化疗以降低局部失败的风险。如肿瘤突破中央的盆底脏器、侵犯盆侧壁或骶骨，则手术难度更大。因此，对于这部分患者的术前治疗旨在诱导肿瘤消退，可以采用全身化疗或者标准放化疗方案。对于初诊时肿瘤侵犯邻近脏器、新辅助治疗后肿瘤反应良好并不再累及邻近脏器的情况，目前的外科治疗原则仍存争议。传统观点认为需切除先前受累的脏器，而另一种观点认为可通过新辅助治疗来保留盆腔器官或肛门括约肌，从而实现个体化治疗。

6. 经肛全直肠系膜切除术

经肛全直肠系膜切除术(transanal TME, taTME)围手术期预后和长期肿瘤学预后仍存争议。taTME 旨在克服腹腔镜低位直肠系膜切除时的技术困难，是建立在经腹-经肛(transabdominal - transanal，TATA)手术、TEMS 和 TAMIS 等技术基础上的一项技术。一项系统回顾纳入 7 项研究，比较 taTME(270 例)和腹腔镜 TME(303 例)的预后，发现 taTME 的时间更短(加权平均差 = - 23.45, 95% *CI*: - 37.43 ~ - 9.46; *P*<0.01)，中转开放率较低(*OR* = - 0.29, 95% *CI*: 0.11 ~ 0.81, *P* = 0.02)。该趋势亦得到其他系统评价结果的证实。taTME 技术的学习曲线大约为 40 例。国际 taTME 注册中心报道的术中不良事件包括会阴手术时在错误的间隙内分离，导致尿道、膀胱、阴道损伤；此外，关于盆腔充气的维持问题也有报道。最近，两个国际 taTME 注册中心的回顾性研究基于 6 375 例 taTME，发现 25 例二氧化碳(CO_2)栓塞病例，估计发生率为 0.4%。该并发症常发生在术中静脉出血和盆腔充气维持过程中，表现为呼气末二氧化碳水平下降(占 88%)或血流动力学不稳定(占 52%)，可能导致心肺功能衰竭而需心肺复苏。当术中怀疑发生二氧化碳栓塞时，应及时解除盆腔充气，并将患者置于左侧卧位和头低位，进行适当的血流动力学支持。

一项系统回顾纳入 17 项研究，对 600 例 taTME 和 639 例腹腔镜/机器人 TME 进行比较，发现 taTME 的 CRM 阳性风险较低(*OR* = 0.47, 95% *CI*: 0.29 ~ 0.75; *P* = 0.002)。然而，挪威的一项回顾性分析纳入 110 例 taTME，术后仅短暂随访 11 个月，即观察到 9.5% 的高局部复发率。taTME 术后复发模式为盆腔和盆侧壁的快速和多灶性复发，且并不总与术中技术问题相关。这些数据导致挪威卫生部门暂停 taTME，直至国家数据审查完成。由于该方法的学习曲线问题、对并发症的担忧以及缺乏长期肿瘤随访结果，对该术式的开展仍存争议。一项多中心、随机、对照试验，比较 taTME 与腹腔镜

TME(COLOR Ⅲ)的疗效,预计将纳入 1098 例患者,可能对该技术的预后提供更多认识。

7. 直肠癌放化疗后的"观察与等待"策略

对新辅助治疗后存在明显临床完全缓解(clinical complete response,cCR)的患者通常应行根治性切除。高度选择的患者在严格的诊疗计划引导下,可考虑采用"观察与等待"策略。新辅助放化疗后的病理完全缓解(pathologic complete response,pCR)率可达 20%或更高。pCR 率与新辅助治疗方案和放化疗后评估的时间间隔有关。获得 pCR 患者的术后标本肉眼和镜下未见肿瘤残留,长期肿瘤学预后较好。然而,目前仍缺乏可靠的方法来准确预测 pCR,除非对 TME 的标本进行评估,因此大部分患者仍应行根治性切除。

可在临床上对新辅助治疗的反应情况进行评估,cCR 的特点是:①直肠指检触及不到肿瘤;②内镜下除扁平瘢痕外无可见病灶;③影像学上无肿瘤残留证据。对 cCR 病例进行根治性切除的必要性正受到质疑,特别是需要切除肛门括约肌的病例。然而,由于 cCR 和 pCR 之间的一致性较差,对 pCR 病例进行临床诊断和治疗决策较为困难。单凭内镜评估无法准确判断 cCR。一项研究纳入 93 例经临床体检和内镜检查未发现肿物的患者,其中 70 例(75%)在切除后发现病理肿瘤残留。在另一项研究系列,31 例新辅助放化疗后 pCR 患者中的 19 例(61%)术前仍有残留黏膜异常病灶,17%的肠壁肿瘤完全缓解(ypT$_0$)患者仍有淋巴结转移,因此,仅凭临床体检和内镜评估无法可靠地预测 pCR,不能排除根治性切除的必要性。CT、MRI 的横断面成像或 PET 有助于识别 cCR 患者。新辅助治疗后的纤维化组织在 MRI 的 T$_2$ 加权像上显示为低信号,而残余肿瘤在弥散加权成像上显示为高信号,据此可协助评估肠腔外病灶。

尽管对肿瘤残留仍有顾虑,考虑到在可能 pCR 的病例中行根治性切除的风险,以及结合患者自身意愿,临床中仍有在高选择性的 cCR 患者中探索"观察与等待"等非手术治疗策略的尝试。支持这种治疗策略的证据有:该策略的 2 年合并局部复发率为 15.7%(95% CI:11.8%~20.1%),而 83.8%~95.4%的复发患者可行挽救性手术。国际观察与等待数据库(International Watch & Wait Database,IWWD)的数据提示,97%的局部再生肿瘤发生于前两年,且仅局限在肠壁内部。当"观察与等待"患者与接受根治性切除并发现为 pCR 患者进行比较时,早年的荟萃分析并没有发现总生存期的差异,但最近的一项回顾性研究显示"观察与等待"患者的 5 年总生存期(73%,95% CI:60%~89% vs.94%,95% CI:90%~99%)和无病生存期(75%,95% CI:62%~90% vs.92%,95%CI:87%~98%)较差。此外,在"观察与等待"患者中,当发生局部复发后,其远处转移率高于没有发生局部复发的患者(36% vs.1%,P<0.001)。开展具有更长随访时间和更大样本量的高质量前瞻性研究,将有助于更好地评估"观察与等待"策略的预后。因此,在知情同意的前提下和严格的诊疗和随访计划引导下,可在高选择性的 cCR 患者中实施"观察与等待"策略。

(常文举 许东浩)

第十章

结直肠癌微创手术治疗及进展

第一节　概述

微创手术,即微小创伤的手术,是指利用腹腔镜、胸腔镜等现代医疗器械及相关设备,对体内病灶进行观察、诊断及治疗等操作的过程。相比于传统手术,微创手术的突出优点包括创伤小、疼痛轻、恢复快、住院时间短等。因此,微创手术自出现以来很快成为外科发展的主流趋势之一。在结直肠癌领域,自1991年Jacobs报道首例腹腔镜结肠切除术以来,腹腔镜微创结肠手术很快获得了大量高质量循证医学证据的支持,并在全世界广泛开展。2006年,美国国立综合癌症网络(NCCN)发布的《结肠癌临床实践指南》已推荐腹腔镜技术用于结肠癌根治,确立了腹腔镜技术在结肠癌手术中的地位。国内首例腹腔镜乙状结肠癌根治术则由郑民华于1993年成功开展。随着手术技术和器械设备的进步,除腹腔镜手术以外的多种其他微创手术方式也相继出现并有相当的应用和开展,比如机器人手术、经肛手术、经内镜手术、经自然腔道取标本手术等。

第二节　结直肠癌腹腔镜微创手术

腹腔镜手术是目前结直肠癌手术中开展最多、最成熟的微创方式。能够达到与传统开放手术相仿的效果,同时在促进术后恢复、缩短住院时间等短期结局上表现出明显优势,已经有大量循证医学证据的支持和广泛的开展经验。其未来的发展方向主要集中于两方面:①新型腹腔镜(辅助)设备的研发,如3D腹腔镜、4K腹腔镜、荧光显示器等;②手术规范和质量的进一步提高。

1. 适应证

1) 术前诊断分期为Ⅰ、Ⅱ、Ⅲ期结直肠癌。

2）Ⅳ期结直肠癌局部根治性手术。

2. 禁忌证

1）肿瘤广泛浸润周围组织，结直肠癌急诊手术（如急性梗阻、穿孔等），为相对手术禁忌证。

2）全身情况不良，经术前治疗不能纠正；存在严重心、肺、肝、肾疾病，不能耐受手术。

3）妊娠期。

4）不能耐受二氧化碳（CO_2）气腹。

3. 手术原则

（1）切除范围　与开腹手术相同：结肠癌切缘距离肿瘤≥10 cm；中高位直肠癌远切缘距离肿瘤≥5 cm；低位直肠癌远切缘距离肿瘤≥2 cm；对 $T_{1\sim2}$ 期直肠癌或 $T_{2\sim4}N_{0\sim1}$ 期且行新辅助治疗的中低位直肠癌，远切缘距离肿瘤 1 cm 亦可行；肿瘤原发灶、肠系膜及区域淋巴结一并切除；结肠癌根治术推荐遵循完整系膜切除（CME）原则，直肠癌根治术推荐遵循全直肠系膜切除术（TME）原则。腹腔镜结直肠癌根治术遵循上述原则均可获得与开腹手术相当的疗效。

（2）淋巴结清扫　与开腹手术相同。以术前评估或术中探查的淋巴结转移情况或肿瘤浸润肠壁深度为依据。术前评估或术中探查发现可疑淋巴结转移者，须行 D3 淋巴结清扫。术前评估或术中探查未发现淋巴结转移者，依据肿瘤浸润肠壁深度决定淋巴结清扫范围：①对 cT_1 期结直肠癌浸润至黏膜下层者，因淋巴结转移概率接近 10％，且常伴中间（第 2 站）淋巴结转移，须行 D2 淋巴结清扫。②对 cT_2 期结直肠癌（浸润至固有肌层者），至少须行 D2 淋巴结清扫，亦可选择行 D3 淋巴结清扫。③对 cT_3、cT_{4a}、cT_{4b} 期结直肠癌，须行 D3 淋巴结清扫。

（3）无瘤原则　先于静脉和动脉根部结扎，同时清扫淋巴结，然后分离、切除标本。术中操作轻柔，应用锐性分离，少用钝性分离，尽量做到不直接接触肿瘤以防肿瘤细胞扩散和局部种植。推荐术后冲洗腹腔。

（4）直肠癌根治术肿瘤远端直肠冲洗　确定直肠下缘离断位置后，离断前封闭肠管时，需常规冲洗远端直肠，有助于降低术后肿瘤局部复发率。

（5）功能保护　在根治肿瘤基础上，应尽可能保留功能，包括神经、肛门括约肌功能保留等。

（6）损伤控制　在根治肿瘤的基础上，尽可能避免术中损伤，减少切口，避免切口感染等。

4. 并发症

腹腔镜结直肠癌手术并发症包括术中和术后并发症，绝大部分与开放手术相同。常见并发症包括出血、肠道损伤、泌尿系统损伤、自主神经损伤、吻合口相关并发症、肠梗阻、腹腔感染、肺部感染、心肺功能不全、切口感染、深静脉血栓形成等。

（1）出血　术中及术后均可能发生严重出血，属于严重并发症之一，是导致中转开腹及二次手术的主要因素。术中出血通常是由重要血管损伤引起,术中应仔细分辨血管,选择合适的能量器械处理血管,避免损伤。术后腹腔出血的评估主要参照术后生命体征、腹部体征及腹腔引流管引流液性状。对于高度怀疑腹腔出血者,可首选腹腔镜探查,进行腹腔镜下止血;若腹腔镜下难以控制出血,建议即刻中转开腹止血,大多数术后腹腔出血可通过再次手术达到止血。因此,术中仔细操作、严密止血,术后严密观察、果断决策、及时处理,对术后腹腔出血尤为重要。

(2)肠道损伤 术中及术后肠道损伤是腹腔镜结直肠手术的并发症之一。术中应仔细辨识肠道组织,选择合适的器械,避免器械直接夹持肠道暴力牵拉、钳夹引起肠道损伤;注意能量器械的使用方法,保持能量器械位于视野内,避免其发热的能量器械直接接触肠壁引起肠壁损伤及术后肠漏的发生。建议通过调整体位,利用重力使肠道自然下垂,避免阻挡视野,使用无损伤钳轻柔夹持。若术后出现腹膜炎表现,应怀疑肠道损伤,通常考虑为热力损伤所致,术中未被发现,可首选腹腔镜探查以明确诊断,根据情况选择合适的手术。

(3)泌尿系统损伤 泌尿系统损伤主要包括肾、输尿管、膀胱损伤,主要因解剖层次分辨不清或肿瘤侵犯引起。应清晰辨认结肠系膜后方的 Toldt's 间隙,沿此间隙分离,辨别肾前筋膜,可避免肾、输尿管损伤。对于肿瘤侵犯,可于术前膀胱镜下进行输尿管插管,以避免损伤。膀胱的损伤多由膀胱悬吊、热损伤、穿刺器损伤等引起,建议术中操作轻柔,仔细查看。

(4)自主神经损伤 结直肠术中神经损伤可导致术后排尿、排便、性功能障碍等多种并发症。术中应分辨正确的解剖层次、辨识神经,轻柔操作,以避免损伤神经。

(5)吻合口相关并发症 吻合口并发症包括吻合口漏、吻合口出血及吻合口狭窄等。

1)吻合口漏:需注意肠管血供、张力、全身的营养状况及吻合口周围引流通畅等,系膜裁剪时注意保护血管弓;充分游离肿瘤两端肠管,在符合肿瘤根治及切缘要求的前提下避免肠管损失,减少吻合口张力;选择合适高度的吻合器钉,根据情况进行适当的缝合加固。吻合口旁引流通畅情况是影响吻合口漏的重要因素之一,若吻合口旁渗出明显,建议放置引流管充分引流,减少吻合口周围积液,避免吻合口漏。全身营养状况也是影响吻合口漏的重要因素,因此,改善术前及术后患者的全身营养状况可促进吻合口愈合,避免吻合口漏的发生。应根据患者的局部体征及全身情况决定吻合口漏的处理方式。污染局限、腹腔受累较少、全身感染轻、引流通畅,保持局部充分引流即可;对于非手术治疗无效、全身感染严重、弥漫性腹膜炎、病情有加重趋势的患者,应考虑再次手术,主要是腹腔的冲洗、引流、近端造口等。

2)术后吻合口出血:应根据临床表现判断出血量及速度,选择合适的治疗方法,包括非手术治疗、内镜检查及治疗、手术治疗等。内镜检查具有重要意义,能够做到早期发现、早期处理。

3)吻合口狭窄:是术后常见并发症之一。术中应选择合适的吻合器及吻合方式进行吻合,吻合后对吻合口进行检查。轻度狭窄无须特殊处理,可自行缓解;较严重的狭窄则需借助内镜下球囊扩张器进行扩张,如内镜治疗无效或治疗过程中出现吻合口撕裂,则需再次手术。

(6)肠梗阻 腹部手术后腹腔粘连的产生、内疝、肠管解剖部位改变、电解质紊乱、营养不良等均可引起术后肠梗阻。因此,手术完成后应对创面进行仔细冲洗、止血,恢复肠道的正常解剖位置。必要时关闭系膜裂孔,避免内疝发生。术后注意电解质平衡,改善营养状况等,以预防术后肠梗阻。

(7)腹腔感染 结直肠手术导致的腹腔感染致病菌多来自胃肠道,以大肠埃希菌为主的革兰氏阴性杆菌占主导地位。发生腹腔感染的原因主要包括术前肠道准备不充分、术中无菌操作不规范、术后吻合口漏、腹腔引流不充分等。因此,腹腔感染的预防也必须防范以上几个危险因素。

腹腔感染治疗原则包括:①一般治疗、全身支持治疗、抗感染治疗、腹腔引流和手术治疗。一般治疗可卧床休息,宜取 $30°\sim45°$ 的半卧位,这样有利于腹内渗出液积聚而便于引流,并能使腹肌松弛,膈肌免受压迫,有利于呼吸、循环的改善。②禁食及胃肠减压,可减轻肠胀气,改善肠壁血液循环,减少肠穿孔时肠内容物的渗出,亦可促进肠蠕动的恢复。③有吻合口漏存在时腹腔引流极为关键,开放式引流容易发生逆行性或外源性感染,可用庆大霉素及生理盐水定期冲洗引流管。也可通过负压作用将蓄积的液体吸出,使得包裹区域迅速缩小。④如腹腔感染症状较重或有腹腔脓肿形成,经保守治疗无效或症状持续无好转,需行手术治疗。

(8)肺部感染、心肺功能不全、切口感染、深静脉血栓形成 这些均为术后常见并发症,建议术后避免长期卧床、锻炼呼吸功能、拍背排痰以预防肺部感染;同时,避免因术后液体管理不当致心肺功能不全;术后应定期观察伤口并消毒避免切口感染;建议进行深静脉血栓危险评分,高危患者给予抗凝治疗。

(9)腹壁疝 包括穿刺孔疝、切口疝、造口疝等,多发生于直径>10 mm 的穿刺孔、切口、造口处,好发于年老的腹壁薄弱患者。预防措施包括缝合关闭直径>10 mm 的切口,尽量去除引起患者腹内压增高的因素。

(10)乳糜漏 根治性右半结肠切除术乳糜漏的发生率高于左半结肠和直肠癌根治术。预防措施包括使用合适的电设备清扫肠系膜血管根部。治疗原则包括禁食、肠外营养支持、无脂饮食、延迟拔除腹腔引流管等。

5. 技术特点

传统腹腔镜由 5 个基本系统组成:①腹腔镜摄录像监视系统;②CO_2 气腹系统;③电切割系统;④冲洗-吸引系统;⑤手术器械。随着技术水平和器械设备的进步,腹腔镜系统也在不断升级,其中摄录像监视系统的升级最为明显,出现了 3D 腹腔镜、4K 腹腔镜等。新型腹腔镜系统可为术者提供更加清晰的手术视野、更良好的定位与定向力,提高手术的精细程度;可使解剖观察更清晰,协助术者提高解剖辨识精度,更有利于通过筋膜走行,辨识不同筋膜层次及组织上细微色泽差异,以及筋膜表面微血管分布的差异,更准确地把握组织分离层次,进而顺利而安全地完成精细解剖、完成精准化手术治疗。更精准的分离能更好地保护自主神经。总而言之,新型腹腔镜系统较传统高清腹腔镜系统辨识度更高,发生操作错误概率更低,可协助术者辨认重要微解剖结构及其与周围组织的关系,减少损伤和出血,增加手术安全性。

第三节 其他结直肠癌微创手术

除了腹腔镜结直肠癌手术外,随着新器械设备的出现和新手术理念的提出,多种其他微创手术方式也都相继出现并有一定的应用和开展。依托器械设备进步的范例当属机器人微创手术。手术机器人是目前最为先进的微创设备,一举克服了传统腔镜设备颤动、僵硬、操作死角等多项缺陷。依托手术理念革新的微创手术包括经肛手术、经内镜手术、经自然腔道取标本手术等,总的来说均遵循着追求更小切口、更少创伤的微创理念。

一、机器人手术

机器人手术是一种新兴的微创手术,外科医生通过控制台操纵手术机器人的机械臂在患者体腔内完成手术操作。机器人手术在结直肠外科、泌尿外科等有较好的发展和应用。目前国内的手术机器人以美国的达芬奇外科手术系统为主,自 2000 年问世以来已更新至第 4 代 Xi 系统。

1. 适应证

与腹腔镜手术类似。

2. 禁忌证

1）不能耐受全身麻醉,如严重的心、肺、肝等主要脏器功能不全。

2）严重凝血功能障碍。

3）妊娠期患者。

4）腹盆腔内广泛转移、机器人手术系统下清扫困难。

5）结直肠癌梗阻伴有明显腹胀。

6）肿瘤穿孔合并急性腹膜炎。

7）腹腔广泛严重粘连等导致不能进行穿刺建立气腹。

8）身体衰竭,大量腹水、内出血或休克。

9）体重指数（body mass index,BMI）$>40\,\mathrm{kg/m^2}$ 的重度肥胖者（目前尚无加长的机器人手术系统穿刺器及手术器械）。

3. 手术原则

与腹腔镜手术类似。

4. 并发症

大部分与腹腔镜手术类似,也有机器人手术特有的并发症,主要是与机器系统使用相关的风险,比如机械臂失控和不灵活、组织嵌入手术器械关节、"热剪"保护套破裂、手术器械无法到达目标区域等。

5. 技术特点

手术机器人系统由影像处理平台、患者手术平台和医生操控台 3 部分组成。影像处理平台为术者提供放大 10 倍的高清三维图像,赋予手术视野真实的纵深感,增加医师对手术的把控。患者手术平台置于手术台旁,具有 4 条机械臂,用于安装镜头或手术器械。机器人手术器械具有独特的可转腕结构,可进行 540°旋转,突破了双手的动作限制,使操作更灵活,尤为适合狭小空间内的手术。术者坐于控制台前,实时同步控制床旁机械臂的全部动作。机器人计算机系统自动滤除术者动作中的不自主颤动,使操作更稳定。

6. 开展现状

在结直肠外科领域,机器人技术最早用于直肠和乙状结肠癌手术,已较为成熟。其优势主要在于更为精细的手术操作:高清三维视野配合高自由度可转向器械更易克服传统腹腔镜直杆器械在低位直肠侧方间隙游离中的"相对死角",从而更为精准与流畅地进行直肠分离,保障系膜的完整切除,减少创伤,促进术后恢复,保护盆腔脏器功能。大量回顾性研究的荟萃分析显示,机器人手术显著减少术中出血量,降低中转开放率,加快术后胃肠道功能恢复,缩短住院时间,并能更好地保护排尿功能和性功能;在术后并发症方面,机器人手术的优势尚不明确,有待进一步验证;在肿瘤根治方面,机器人手术能够提高 TME 的质量,并在降低环周切缘(CRM)阳性率方面存在一定的优势,但仍有待进一步验证;在清扫淋巴结数量、远端切缘阳性率、局部复发率和长期生存率方面,机器人手术与腹腔镜手术相仿。

对于我国机器人结直肠癌手术开展的现状,全国 28 家单位联合开展了一项多中心回顾性研究,总计纳入机器人结直肠癌手术 5 389 例,占同期全国机器人结直肠癌手术总量的 72.2%。研究结果显示,机器人技术已广泛用于直肠、左半结肠、右半结肠等各部位肿瘤手术,且手术量迅速增长。其中,传统低位前切除术(59.8%)、传统经腹会阴肠切除术(14.0%)、乙状结肠肿瘤根治术(9.8%)、右半结肠肿瘤根治术(9.2%)、左半结肠肿瘤根治术(4.0%)分列手术量前 5 位。NOSES(占 3.9%)、括约肌间切除术(intersphincteric resection,ISR)(占 1.2%)、肛提肌外腹会阴切除术(ELAPE)(占 0.2%)、多器官联合切除(占 6.0%)等技术也有所开展。对于原发灶手术,总体中转开放率约为 1.0%,中位术后住院时间约 8 天,Clavien-Dindo 分级 Ⅱ 级及以上并发症发生率约为 8.3%,其中直肠癌术后吻合口漏发生率约为 4.4%。

二、经肛手术

1. 经肛全直肠系膜切除术

经肛全直肠系膜切除术(taTME)是指利用经肛内镜显微手术(transanal endoscopic microsurgery,TEMS)或经肛微创手术(transanal minimally invasive surgery，TAMIS)平台，采用"由下而上"的操作路径，并遵循 TME 原则而实施的经肛腔镜直肠切除手术。2010 年，西班牙 Lacy、美国 Sylla、中国陈远光等在世界上率先开展并报道腹腔镜辅助下符合经自然腔道取标本手术(natural orifice transluminal endoscopic surgery，NOTES)理念的经肛内镜直肠癌根治术。2012 年，中国张浩在国际上首先报道了完全 NOTES(pure-NOTES)理念下 taTME。紧接着在 2013 年，Lacy 报道了 20 例经肛 NOTES 理念下"自下而上"的 TME 手术。taTME 手术限于其技术特点，无法广泛开展，可以在高度选择的患者中进行。

(1) 适应证　taTME 主要适用于需要准确解剖和切除中下段直肠及系膜的恶性肿瘤。具体如下：taTME 手术用于治疗直肠恶性肿瘤的适应证应限于中低位直肠癌，尤其是低位直肠癌；对于男性、前列腺肥大、肥胖、肿瘤直径>4 cm、直肠系膜肥厚、低位直肠前壁肿瘤、骨盆狭窄、新辅助放疗引起的组织平面不清晰等"困难骨盆"的直肠癌患者，taTME 可能更具优势。对于超低位以及部分低位直肠癌患者，taTME 可以和 ISR 联合实施。

taTME 手术用于治疗结直肠良性疾病的适应证可能有：①中低位直肠巨大良性肿瘤无法行局部切除者；②需要行直肠切除的炎症性肠病；③家族性腺瘤性息肉病；④放射性直肠炎。

(2) 禁忌证　taTME 手术的禁忌证为有肛门狭窄或损伤史者，余同腹腔镜辅助手术。目前不考虑将 taTME 手术应用于高位直肠癌患者。

(3) 技术特点　taTME 可选择传统腹腔镜手术器械，但选择前端有弯曲的手术器械(TEM 或者单孔腹腔镜手术)可能更有帮助。taTME 可选择经肛开放手术、TEM 或 TAMIS 操作平台，术者可选择组合使用。

经肛开放手术平台：这些平台包括环形的肛门牵拉设备、肛门手术拉钩、痔上黏膜环切术(procedure for prolapse and hemorrhoids，PPH)手术扩肛器、会阴部盘状拉钩(如 Lone-Star 拉钩等)、小型号的切口保护器等。其优点是易于获得，且对肛管和远端直肠的手术操作相对简便；缺点是难以使用其完成盆腔内的操作。

TEM 操作平台：TEM 是以一种特制的直肠镜金属套筒及相应腔镜手术器材为主的腔镜手术操作系统，还包括套筒固定系统、腔镜成像系统、二氧化碳充气装置。TEM 操作平台的最大优点是金属套筒的稳定性好，术野相对稳定；缺点是相对固定的金属套筒限制了其手术视角转换的便利性。

TAMIS 操作平台：TAMIS 是在单切口腹腔镜手术(single incision laparoscopic surgery，SILS)技术基础上，经肛门置入单切口腹腔镜手术入路装置和平台，利用现有的常规腹腔镜设备和器械进行的直肠微创手术。因此，其最大的优点就是无须专门设备，可使用现有的腹腔镜设备和器械。

2. 经肛内镜显微手术

TEMS 是一种经肛门切除肿瘤的微创保肛手术，最先由德国医生 Buess 和 Mentges 提出并实施。TEMS 同样是一种治疗进展期腺瘤和早期结直肠癌的微创方法,无法广泛开展,可以在高度选择的患者中进行。

(1) 适应证 TEMS适用于距肛缘 $4\sim18\,cm$ 大而无蒂的腺瘤、复发性腺瘤、低风险 T_1 期直肠癌(中等分化到良好分化、没有淋巴和神经浸润的 T_1 期病变)、瘘及吻合后直肠狭窄的治疗。对某些有特定指征的 T_2、T_3 期直肠癌也是合适的治疗方法,如对不愿或不能耐受经腹根治性手术的高龄或高手术风险患者的姑息性手术及有广泛转移患者的局部控制。

(2) 禁忌证 ①高风险 T_1 及 T_2 期以上肠癌;②有肛门括约肌功能不良的患者。

(3) 技术特点 TEMS通过一种特殊设计的直肠镜,把高质量的视觉系统和压力调节充吸气装置结合起来;直肠镜直径 $4\,cm$,轴长分 $12\,cm$ 和 $20\,cm$ 两种,以适应不同部位的病灶,通过固定装置固定于手术台;直肠镜面板上有 4 个用特制的橡胶袖套密闭的操作孔,各式特殊的内镜器材包括组织抓钳、剪刀、直的和弯的针状尖头电凝器等通过操作孔进行手术操作,另有一通道供立体视镜使用并可连接图像监视系统,低压 $(15\,mmHg)CO_2$ 持续充气扩张直肠,使直肠及病灶充分暴露。

TEMS和传统的经肛门手术相比,能达到直肠中上段部位,直肠和病灶经放大及充气后视野暴露清晰,组织结构辨认准确,器械操作不受阻碍,针头样电刀能进行精确地无血分离和肿瘤切除,切缘暴露良好,直肠壁的止血缝合精确,能避免由于重叠缝合引起的肠腔狭窄。另一个优点是肿块完整切除不破碎,避免了肿瘤的污染,更有利于病理学准确分析,对决定进一步手术或放疗都有帮助。TEMS避免了大手术引起的并发症和腹部伤口,术后无痛,活动不受限,恢复快,手术时间、出血量、术后镇痛、平均住院时间等显著小于经腹手术。

三、肠镜下手术

肠镜是结直肠癌早诊早治的核心工具之一。肠镜下手术是早期结直肠癌的重要治疗方法,已经获得了广泛的临床应用,是微创外科手术的必要补充。

1. 适应证

内镜治疗前应用超声内镜、CT 及 MRI 等影像学检查进行临床分期,排除浸润达到/超过肌层区域淋巴结转移或远处转移的患者。无淋巴结转移,并且根据肿瘤的大小以及部位预计能够一次性切除的进展期腺瘤和 cT_1 期癌。

进展期腺瘤和 cT_1 期癌的界定:癌细胞穿透结直肠黏膜肌层浸润至黏膜下,但未累及固有肌层,为早期结直肠癌(T_1)。进展期腺瘤是直径 $>10\,mm$ 或含有绒毛成分或有重度异型增生或高级别上皮内瘤变的腺瘤。上皮重度异型增生及未穿透黏膜肌层的癌称为高级别上皮内瘤变,包括局限于黏膜层但有固有膜浸润的黏膜内癌。

2. 切除方法选择

直径 $\leqslant5\,mm$ 的病变,可使用活检钳钳除。推荐对于隆起型病变 I p 型、I sp 型以及 I s 型病变使用圈套器息肉冷切或电切治疗。推荐对于可一次性完全切除的 II a 型、II c 型以及一部分 I s 型病变使用内镜下黏膜切除术(EMR)治疗。EMR 在原则上以能进行一次性切除的最大直径≤20 mm 的病变为适应证。推荐对于最大直径>20 mm 且必须在内镜下一次性切除的病变、>10 mm 的 EMR 残留或复发再次行 EMR 治疗困难者及反复活检不能证实为癌的结直肠病变使用内镜黏膜下剥离术(ESD)治疗。ESD 在切除病灶的大小、整块切除率、完全切除率及病灶的复发率等方面均优于 EMR,但 ESD 的技术难度较大,须由有资质的高年资专科医生实施。

3. 补救手术

出现以下情况需要追加根治性外科手术:①基底切缘阳性。②组织学呈分化差的癌(低分化腺癌、未分化癌、印戒细胞癌、黏液腺癌等)。③黏膜下浸润深度≥1 mm。④脉管侵犯阳性;肿瘤出芽 G2/G3。对于部分高龄、低位直肠癌患者保肛意愿强烈而不愿接受手术者,可考虑提交多学科团队(MDT)讨论后行补救性放化疗。

四、经自然腔道取标本手术

经自然腔道取标本手术(NOSES)是指使用腹腔镜器械、TEM 或软质内镜等设备完成腹腔内手术操作、经自然腔道(直肠或阴道)取标本的腹壁无辅助切口手术。该手术与腔镜手术最大的区别就在于标本经自然腔道取出,避免了腹壁取标本的辅助切口,术后腹壁仅存留几处微小的戳卡瘢痕。目前,可以开展 NOSES 的组织器官主要涉及结直肠、胃、小肠、胆、胰、脾以及妇科肿瘤等。

1. 适应证

与常规腹腔镜手术相比,NOSES 主要的区别在于取标本途径和消化道重建方式。其他手术步骤,包括肠管切除、淋巴结清扫、系膜游离等,均与常规腹腔镜手术一致。因此,NOSES 的适应证首先要符合常规腹腔镜手术的要求。此外,NOSES 的式式本身也有其特殊的适应证要求,主要包括肿瘤浸润深度以 $T_2 \sim T_3$ 期为宜,经直肠 NOSES 的标本环周直径<3 cm 为宜,经阴道 NOSES 取标本的环周直径 3~5 cm 为宜。但在临床工作中,还需结合患者的实际情况,根据患者肠系膜肥厚程度、自然腔道解剖结构等情况,适当扩大手术的适应人群。对于良性肿瘤,T_{is}、T_1 期肿瘤病灶较大,无法经肛门切除,或局部切除失败者,也可行 NOSES。

NOSES 的适应证也在不断完善,包括局部晚期结直肠癌、多原发癌、联合脏器切除、多脏器切除患者等。但不是所有人都适合开展这些技术,因为 NOSES 对无菌无瘤操作十分严格,而且这些患者的远期预后也不得而知。由于没有足够的证据支持,所以对于这部分患者,建议有经验的中心团队可以选择性开展,但目前仍不建议广泛推广。

2. 禁忌证

禁忌证包括肿瘤局部病期较晚、病灶较大、肥胖患者(BMI≥30 kg/m^2)。

此外,由于目前尚无法证实阴道切口是否会影响女性生育功能,不建议对未婚未育或已婚计划再育的女性开展 NOSES。

3. 分类

对于结直肠良性和恶性疾病,根据取标本的不同途径,NOSES 主要分为两大类,即经肛门取标本的 NOSES 和经阴道取标本的 NOSES。大量研究文献和临床实践充分证实,肛门是结直肠标本取出的最实用、最理想的自然腔道,可以避免取标本对阴道的额外损伤,更符合微创手术的基本要求。阴道后穹隆是盆腔的最低处,解剖上没有大的血管和神经通过,是妇科进行手术操作和取出标本常用的通道,也是腹腔穿刺常用的穿刺点,其作为结直肠手术取标本通道的安全性能够得到充分保障,因此阴道也逐渐成为结直肠标本取出的主要途径之一。然而,经阴道取标本也存在多种限制因素:经阴道取标本仅适用于女性患者,此外还需要将阴道后穹隆切开,这也导致额外脏器的损伤,并可能增加手术时间以及术后相关并发症的发生率。目前尚缺少对这一问题的相关研究论证。取标本途径的选择主要依据肿瘤大小以及系膜的肥厚程度。经肛门取标本的NOSES 主要适用于肿瘤较小、标本容易取出的患者;而经阴道取标本的 NOSES 主要适用于肿瘤体积较大、肠系膜肥厚、标本无法经肛门取出的女性患者。

4. 技术特点

NOSES 依赖的设备主要是 2D 腹腔镜等常规器械设备平台。因此,只要有腹腔镜设备的中心均可以开展结直肠 NOSES。对于有腹腔镜手术经验的外科医生来说,NOSES 的技术学习曲线将明显缩短,操作难度也将相对变小。对于没有腹腔镜手术经验的外科医生,不建议直接开展 NOSES。除 2D 腹腔镜设备外,3D 腹腔镜、达芬奇机器人、单切口腹腔镜、腹腔镜和肠镜双镜联合、腹腔镜和 TEM 双镜联合等也均可完成NOSES,但不同方式各有特点。如 3D 腹腔镜使操作视野更加清晰逼真,有助于外科医生完成各种高难度手术操作;达芬奇机器人机械手更稳定,避免人手的细微抖动,使操作更加灵活。

此外,相比常规腹腔镜手术,NOSES 需要一个经自然腔道取标本的辅助工具,其主要用途表现在避免标本与自然腔道接触,最大限度确保无菌操作与无瘤操作的实施。根据检索文献及临床实践可知,用于辅助取标本的工具包括切口保护套、超声刀保护套、无菌标本袋、自制塑料套管以及经肛内镜等。而这些工具孰优孰劣,仍缺少相关研究对比。但不管使用哪种工具,一定要遵循"实用有效、简便经济"的原则。

(郑　鹏　何国栋)

第十一章

结肠造口实施与管理

第一节　　造口种类及适应证

一、回肠袢式造口

回肠袢式造口是将回肠在不离断的情况下直接牵出体外进行造口，多为临时造口。回肠袢式造口主要用于下列情况。

1）造口远侧病灶无法切除、患者病情危重、无法耐受切除手术，术者或手术室条件无法进行切除手术，而且病灶影响肠道通畅者。

2）施行结肠结肠吻合、结肠直肠吻合或回肠直肠（肛管）吻合手术，如有发生吻合口瘘之虞或者已经发生吻合口瘘者。

3）远侧肠袢病变需要暂时旷置者。

4）复杂性肛瘘手术后、肛门及会阴部外伤或严重感染者，为了控制局部感染，也可以行暂时性回肠造口。

5）远侧回肠血供不良，但坏死界线不明确，而且广泛切除肠管恐形成短肠综合征者，可于近侧血供良好处行暂时性肠造口。

6）部分麻痹性肠梗阻经其他肠减压方法效果不佳，而腹压增高严重影响呼吸和循环者，也可考虑行回肠袢式造口。

二、盲肠造口

盲肠造口主要用于下列情况。

1）急性肠梗阻，尤其是肿瘤位于升结肠和横结肠，患者一般情况差，不能一期切除，可做暂时性盲肠造口术。另外，在结肠梗阻引起的盲袢综合征，盲肠张力最大，术中发现可能易导致缺血坏死及穿孔，也可行暂时性盲肠造口。

2）在结肠吻合术中，若吻合口不太满意，同时做盲肠造口，有利于短期内减压，保证吻合口愈合。

3）盲肠穿孔。

4）盲肠扭转。

5）慢性难治性便秘患者，可以经皮盲肠置管，便于进行顺行限制性灌肠术。

三、横结肠袢式造口

横结肠袢式造口主要用于下列情况。

1）梗阻病变：①先天性畸形，如先天性肛门狭窄闭锁、先天性结肠狭窄、先天性巨结肠等。②结直肠新生物，如左半结肠或直肠肿瘤引起的梗阻。③炎症性肠病，如直肠周围或者肛周疾病引起的严重感染，需行改道手术减轻污染。④局部缺血性疾病，如左半结肠或者直肠由各种原因引起的急性缺血而导致的肠坏死。⑤慢性缺血引起的肠道动力障碍性疾病。⑥放射性疾病，如由盆腔放射性肠炎引起的穿孔、瘘或者梗阻。

2）炎症反应的并发症（溃疡性结肠炎、克罗恩病、憩室性疾病所引起的并发症）：①结肠穿孔；②结肠漏；③结肠梗阻。

3）损伤性病变：①医源性损伤，如手术或内镜检查过程中造成的左半结肠或直肠损伤，并缺乏肠道准备者；②创伤或各种外力作用所导致的左半结肠、直肠或者肛周损伤。

4）其他病变：①肠扭转；②大便失禁；③肛周疾病，如复杂性肛瘘、严重的肛周脓肿等；④压力性溃疡；⑤烧伤；⑥会阴部感染，如阴囊坏死性筋膜炎等。

横结肠袢式造口见图 11 - 1。

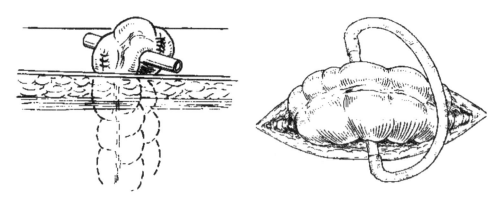

图 11 - 1 横结肠袢式造口

四、乙状结肠袢式造口

乙状结肠袢式造口主要用于下列情况。

1）直肠、肛门的严重损伤。

2）急性肠梗阻或狭窄。

3）直肠、肛门晚期恶性肿瘤。

4）直肠、肛门部的反复发作炎症和复杂性瘘管。

五、乙状结肠单腔造口

乙状结肠单腔造口主要用于下列情况。

1）经腹会阴联合直肠癌根治术后做永久性的人工肛门。

2）晚期直肠癌姑息切除患者。

3）患者一般状况较差,无法耐受长时间麻醉、手术。

4）合并肠梗阻、术前无法进行肠道准备的急诊手术患者。

乙状结肠单腔造口见图 11-2。

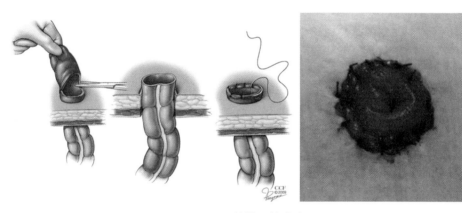

图 11-2　乙状结肠单腔造口
A. 步骤示意;B. 临床病例

六、隐匿性肠造口

隐匿性肠造口适用于晚期结直肠癌、盆腔或其他肿瘤,经剖腹探查证实病期较晚,如已经存在腹膜转移或肿瘤固定或侵及重要血管不能手术切除者。

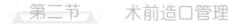

第二节　术前造口管理

一、造口定位

肠造口定位是指手术前由造口治疗师、护士或医师评估患者腹部情况,选择最理想的造口位置并在皮肤上进行标记的过程。理想的肠造口不仅需要医师的技术,还需要根据患者情况进行个体化定位。《国际造口指南》(2014 版)指出,造口定位标记在腹部凸起的部位,在腹直肌范围以内,避开瘢痕、褶皱或腰带部位。无论是择期手术还是非择期手术,定位尽可能在术前由造口治疗师或接受过造口护理培训的临床医师来完成。

1. 造口定位原则

(1) 患者能看清楚造口 患者取不同体位时能看清楚造口,尤其是卧位、坐位、站立位(图11-3)。

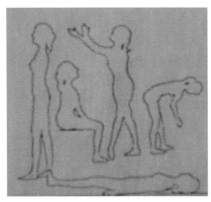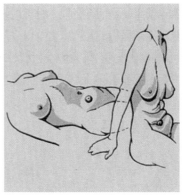

图11-3 患者取不同体位以确定造口位置

(2) 造口周围皮肤平整、健康 造口位于平整的皮肤中,皮肤健康,无瘢痕、皱褶。造口处排泄物通过粘贴造口袋收集,皮肤不健康、有脱屑、感染、不平整等,底盘不能紧密贴合皮肤,粪水易渗漏。避开不健康和不平整的皮肤可以延长造口袋的使用时间。

(3) 造口位于腹直肌处 造口旁疝是造口常见并发症之一。随着患者生存期的延长,造口旁疝的发生率有上升趋势,造口开口位于腹直肌处可预防造口旁疝的发生。腹直肌位于腹前壁正中线的两旁,居腹直肌鞘中,为上宽下窄的带形肌,起自耻骨联合和耻骨嵴,肌束向上止于胸骨剑突和第5～7肋软骨的前面。腹直肌与深层的腹外斜肌、腹内斜肌、腹横肌共同组成腹外侧肌群,其作用是保护腹腔脏器及维持腹内压,保护腹腔脏器位置的固定。造口位于腹直肌处使造口平时处于微微关闭状态,可预防造口脱垂。

(4) 不影响患者的生活习惯 造口不影响系腰带,以腰带下方最为适宜。定位时应尊重患者的要求,尽可能不改变患者的生活习惯。如有可能,在下腹部选择一个低于腰带的位置,以使造口袋更隐蔽;如果在髋部佩戴套袋,对患者来说是不可取的,应在腰带上方标记造口。

2. 定位方法

(1) 定位前评估

1) 手术方式评估:造口的位置依据疾病、手术方式、患者个体差异而决定。造口专科护士应充分了解患者的一般情况,明确手术方式,选择合适的造口位置。

2) 患者一般情况评估:评估患者是否有影响造口部位的疾病、残疾、损伤(如腹部膨胀、灵活性差、关节炎、视力差、使用轮椅),以及文化程度、职业、宗教信仰、营养状况、体形、腹部情况(有无皮肤病、手术瘢痕、腹部毛发情况等)、手灵活度、视力等,评估患者的心理接受程度及相关知识的了解程度。沟通至关重要,使用交互式技巧(如激励性访谈)鼓励患者或者照顾者。评估诊断结果、年龄、职业、生活方式(如癌症患者体重可能会减轻,炎性肠病患者术后体重可能会增加,警察和木匠工可能会佩戴装有工具的腰带)。

(2)理想的造口位置 应位于腹直肌上,避开陈旧的瘢痕、皮肤褶皱、脐、腰部、髂骨、耻骨、手术切口、肋骨、腹直肌外、慢性皮肤病处、现有疝等部位。患者能在不同体位看到造口并完成自我护理。理想的造口位置为脐、左右髂前上棘及耻骨联合形成的菱形区域内。乙状结肠造口选择在左下腹;回肠造口和尿路造口选择在右下腹;横结肠造口选择在剑突至脐连线中点的左侧或右侧,旁开中线2横指(图 11-4)。

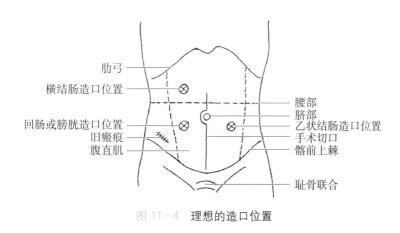

图 11-4 理想的造口位置

(3)选择造口位置

1)传统定位法:①确定腹直肌边缘。回肠造口、横结肠造口和尿路造口时操作者站在患者右侧,乙状结肠造口时操作者站在患者左侧。确定腹直肌方法有两种:一是让患者平卧,头部抬高30°左右,双手十指交叉放在枕部,让患者做咳嗽动作,此时在患者脐部两侧的腹壁可触摸到较坚硬的组织随咳嗽动作起伏,在这范围内至脐部两侧标记为腹直肌的位置。二是让患者双手放于枕下,嘱患者逐渐抬头眼睛注视脚尖,同时操作者的手向患者腹部外侧滑动,此时能摸到一条纵行收缩的肌肉,即为腹直肌。将造口位置选择在腹直肌上可减少造口脱垂的风险。②预计造口位置。以脐与髂前上棘连线中上 1/3 交界处为预计造口位置。以乙状结肠为例,操作者用右手示指和拇指,示指放于脐与髂前上棘连线上,左手示指放于左髂前上棘,拇指也放于脐与左髂前上棘连线上,将脐与左髂前上棘 3 等分,取脐与髂前上棘连线的中上 1/3 交界处为预计造口位置(图 11-5)。确定预计造口位置后,用一个直径为 2.0 cm 的圆形红色粘贴纸,贴于预计造口位置。③实际造口位置。要求患者站立、坐直、后仰、放松静坐、向前弯曲、向右弯曲、向左弯曲并躺下,同时暴露腹部;如果因文化或宗教问题需要鞠躬,则请患者跪拜,让患者取半卧位、坐位、站立位、下蹲位等不同的体位观察自己的造口,以能看清楚造口为原则。为了明确造口与周围皮肤、解剖标志之间的关系,用10 cm×10 cm造口底盘模型观察底盘与脐、切口、皮肤褶皱、髂前上棘、腰带的关系。在观察过程中上下左右调整粘贴纸的位置,注意必须在腹直肌虚线范围内调整。

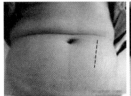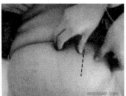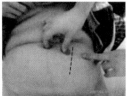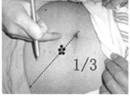

图 11-5　传统定位法

2) 三角法:①在左或右下腹,以脐、髂前上棘、耻骨联合3点形成一个三角形,该三角形的3条中线相交点为预计造口位置,贴上贴纸。②实际造口位置,以传统法调整至合适位置。

(4) 造口标记　要求患者取坐、站立、弯曲、扭转体位来观察褶皱,并相应调整造口位置,调整后造口位置为实际造口位置,用手术记号笔画一个实心圆,以备手术时医师使用(图 11-6)。

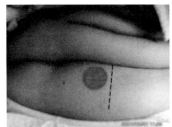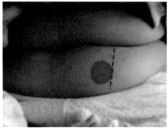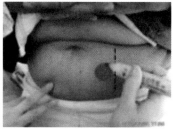

图 11-6　造口定位标记

(5) 造口定位后健康教育　嘱患者淋浴时不要用力擦洗,否则会影响标记的清晰度。若术前标记颜色变淡或模糊,应及时告知护士以加固标记。

3. 特殊的造口定位

1) 横结肠造口定位:在左或右上腹以脐部和肋缘分别做一水平线,选择造口位置在两线之间的区域内,并在腹直肌范围内。其他的要求同常规造口定位。术后底盘粘贴要避开肋骨,选择的造口位置必须距肋缘下2横指。

2) 身体肥胖、腹部隆凸明显患者,造口位置要提高到左(右)上腹,离肋骨下缘至少5 cm以上位置,以免隆凸的腹部挡住患者检查造口的视线及影响日后的自我护理。

3) 坐轮椅患者,需坐在自己的轮椅上来评估造口位置是否合适,而不是随便使用一辆轮椅来评估。

4) 穿戴义肢或上肢功能不全患者,需让患者穿戴好辅助器材后再评估造口的位置,使患者能看得见并且触摸得到造口。

5）乳房下垂妇女的造口位置应定在腹部左（右）的略下方，以免下垂的乳房遮住患者的视线，影响日后的自我护理。

6）脊柱侧弯患者的造口位置应在患者凸侧并选择腹部较平坦、褶皱较少的位置。

7）婴儿及患儿：婴儿可选在腹部中央或脐部或肋缘连线的中线。较大的小孩选在脐部下方。若患儿因成长而发生体形改变，造成造口护理困扰时，应考虑重新选择造口部位，新的造口位置与原先造口位置之间间隔≥5 cm，以防原先造口愈合后产生的瘢痕收缩导致新造口周围皮肤的不平整，影响日后的护理。

8）须同时做两个永久性肠造口，即泌尿造口和回肠/结肠造口，所选位置最好在左、右两侧各一个肠造口，并且不要把两个造口做在同一水平线上，泌尿造口和回肠造口位置最好设置于上方，而结肠造口位于下方，以免患者日后佩戴腰带时对另一造口产生压迫。

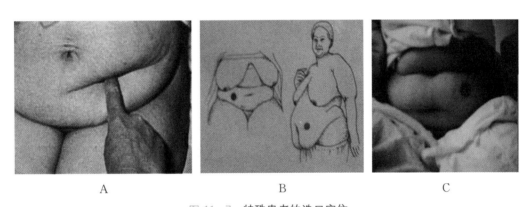

　　　　A　　　　　　　　　　　B　　　　　　　　　　　C

图 11-7　特殊患者的造口定位

A. 腹部膨隆伴局部凹陷；B. 下垂乳房遮挡视线；C. 两个永久造口应不在同一平面。

4. 造口定位时的注意事项

1）造口定位应在肠道准备之前，因为排空粪便后会使患者腹部的外形发生变化。

2）造口定位一般由造口治疗师或者有经验的护士执行，应主动向医师了解患者病情，了解患者及其家属对疾病的了解程度。确定造口位置需患者、造口治疗师和医师之间紧密合作，有任何违背常规原则的位置标记都要记录在患者病历中，这样做可以使参与者知道偏差的原因。如果外科手术不能满足患者造口位置的需求时，应该向患者解释清楚。

3）造口应避开陈旧的瘢痕、皮肤褶皱、脐、腰部、髂骨、耻骨、手术切口、肋骨、腹直肌外、慢性皮肤病处、现有疝等部位。

4）造口位置确定后，患者可试戴造口袋。造口专科护士将患者选择的造口袋按常规更换造口袋的方法示范给患者及其家人看，造口袋贴于实际造口位置。造口袋内装有 100 ml 的清水，以增加患者对造口的真实感。24 小时后造口专科护士了解患者对造口的感受，并适当调整造口位置。

二、术前护理

1. 肠道准备

良好的肠道准备可保证手术顺利进行,降低手术后腹部感染的发生率,避免肠吻合口因细菌感染引起吻合口瘘。

(1)目的　去除肠腔的粪便及尽量减少肠腔内的细菌,防止术后腹胀和切口感染。

(2)饮食　术前3天少渣半流质饮食,术前1天无渣流质饮食,术前晚22:00后禁食、禁水。

(3)药物　①遵医嘱口服肠道抗生素,抑制肠道细菌。术前3天开始遵医嘱服用。②口服泻药:遵医嘱口服泻药,直至排出无渣的清水样便。③清洁灌肠:对于不能耐受口服泻药或口服泻药后效果不佳、出现不良反应者可选择在术前晚及术晨清洁灌肠。

2. 皮肤准备

术前1天手术部位备皮,手术当天更换清洁衣裤。

3. 其他

(1)评估患者营养状况　包括有无贫血、低蛋白血症、营养不良等,采取针对性措施纠正贫血、低蛋白血症,给予营养支持治疗。

(2)评估患者饮食情况　给予高能量、高蛋白质、丰富维生素的低脂肪易消化少渣半流质饮食,术前晚禁食、禁水。

(3)评估患者术前肠道系统情况　如有无腹泻或便秘,做好肠道准备。

(4)评估患者术前呼吸系统状况　包括有无吸烟史、支气管哮喘病史、肺功能损害等,针对原有疾病进行控制,对症治疗,待其肺功能状态能耐受手术时方可手术。术前嘱患者戒烟,教会其深呼吸及咳痰方法。

第三节　术后造口管理

一、术后护理

(1)生命体征监测　严密监测生命体征的变化。

(2)引流管的护理　妥善固定各种引流管道,引流袋低于盆腔平面以下,以利于引流及防止逆行感染;标明各管道的名称、留置时间,保持引流管通畅;密切观察引流液的颜色、性质及量的变化,如有异常,及时通知医生,对症处理。如患者留置胃管,需保持其口腔卫生。

(3)记录出入水量　准确记录24小时出入水量。

(4)卧位与活动　指导患者床上定时翻身。术后1天协助患者下床活动;根据患者情况,逐渐增加活动量。

（5）饮食指导 待患者胃肠功能恢复,遵医嘱从进食糖水、流质,逐步过渡到半流质、软食。做好饮食指导,观察患者进食后有无腹胀。

（6）基础护理 定时协助患者翻身、雾化,做好患者清洁等工作。

（7）疼痛护理 评估患者疼痛情况,操作轻柔,提供安静舒适的环境,必要时遵医嘱给予镇痛剂。

（8）造口评估与护理 患者造口术后,应注意评估造口的类型、大小、形状、高度、血运情况,评估造口黏膜与皮肤缝合处情况、造口支架、造口周围皮肤及造口的排泄物,如有异常及时通知医生或造口治疗师,对症处理。

1）造口类型:

A. 按时间分:①临时性造口。当部分肠道中出现一些问题,如梗阻、瘘等,其肠管可能需要暂时减少或停止内容物通过,在其近端造口为临时性造口。根据愈合过程,可能需要数周、数月甚至数年。最终临时性造口会被还纳（移除）,并恢复正常的肠道运动。②永久性造口。当结肠或直肠末端发生病变时,需要创建永久性造口。必须全部移除或者永久性绕过病变部位。该造口可以为粪便提供一个出口,并且将来也不会闭合。

B. 按造口部位分:可分为升结肠造口、降结肠造口、回肠造口、横结肠造口、乙状结肠造口、输尿管皮肤造口。

C. 按造口方式分:①单腔造口。在腹壁仅有一个开口,通常先切除病变的肠段,游离近端肠道,通过切口拉出腹壁,黏膜外翻并与腹壁缝合。通常远端肠管多移除或封闭于腹腔内。单腔造口大多是永久性造口,结肠端式造口常用于治疗直肠癌或肛门恶性肿瘤及无法修复的直肠肛门损伤。②袢式造口。手术时,将一段肠道经切口拉到腹壁表面,用支撑棒或支撑架支持防止缩回腹腔。支架通常放置 7 天左右,然后纵向切开肠壁,黏膜外翻形成两个开口,分层缝合固定于腹壁。近端为功能袢,远端为非功能袢。

2）造口大小:测量造口的长度、宽度以及突出的高度。

3）造口形状:可以是圆形、椭圆形、不规则形、蘑菇形。

4）造口的高度:可能与皮肤齐平,也可能是突出的。一般造口的高度为高出皮肤表面 1～2.5 cm。

5）造口的血运情况:造口正常的颜色是粉红色、淡红色或者牛肉红色,类似于正常人嘴唇内侧黏膜的颜色,表面光滑、湿润。当造口外观苍白时,提示患者血红蛋白过低;颜色青紫、暗红甚至发黑,说明造口可能缺血。手术后初期有轻微水肿,水肿会于术后约 6 周内逐渐减退。发现造口颜色异常时应及时通知医生。

6）观察造口黏膜与皮肤缝合处的缝线:观察缝线情况,以免松脱导致缝合处出血或分离。

7）造口的支架管:通常用于袢式的回肠及结肠造口,一般于术后第 7 天拔除。注意观察支架管是否有松脱或太紧压迫黏膜及皮肤。泌尿造口通常有 2 条输尿管支架管,用以将尿液引出体外,其拔除时间遵医嘱。

8）造口周围皮肤：正常情况下，造口周围皮肤应完整、无破损、健康，其颜色与毗邻的皮肤没有分别，如有潮红、红疹或破损，应及时对症处理。

9）造口的排泄物：注意观察造口排泄物的颜色、性质、量。造口排气说明肠蠕动恢复，所以术后使用的造口用具不应装有过滤装置。术后数日造口排出黏液；当进食后，排泄物最初可能会较为稀薄，排泄次数较多，以后将逐渐趋于正常，排泄物转为固体状，排泄次数也会减少。

二、更换造口袋技术

（1）目的　①保持造口周围皮肤的清洁；②帮助患者及照护者掌握护理造口的方法；③观察肠造口及造口周围皮肤情况，及时发现异常及相关并发症；④评估：正常肠黏膜完整、红润，造口高度 1～3 cm；周围皮肤无破损、红肿、红疹；两侧腹壁形态对称。

（2）适应证　①定时更换造口袋者；②造口袋有渗漏者；③造口周围皮肤有问题需处理者。

（3）根据造口的类型选择合适的造口产品　由于造口类型不同，造口位置、排泄物性质等也会不同，因此需要根据造口类型选择相应的造口护理产品（表 11-1），尽可能减少造口底盘渗漏，减少造口及其周围皮肤并发症的发生。

表 11-1　根据造口的类型选择合适的造口产品

造口名称	造口位置	排泄物性质	造口袋的选用
乙状结肠或降结肠造口	左下腹	手术后几天糊状固体	术后一件式开口透明造口袋，易于观察和排泄。出院后，根据喜好，可选开口或闭口，不透明，一件式或两件式造口袋
横结肠造口	左上腹、右上腹	手术后水样半固体	术后一件式较大底板、透明开口造口袋，出院后一件式或两件式开口造口袋
升结肠或盲肠造口	右上腹、右下腹	液体状	选用一件式开口透明造口袋，出院后选一件式或两件式开口造口袋
回肠造口	右下腹	液体状	同盲肠造口使用的造口袋

（4）更换造口袋操作流程　见图 11-8。

物品准备： 治疗车上层备造口袋、造口护肤粉、防漏膏、剪刀、造口测量尺、温水、棉球或湿巾纸等； 治疗车下层备生活垃圾桶、医用垃圾桶	
操作者自身素质要求	服装鞋帽整洁，仪表大方，举止端庄，语言柔和恰当，态度和蔼可亲
评估	向患者及其家属解释重换造口袋的目的；评估造口的大小、类型及并发症情况；评估患者的体力恢复情况及学习能力；评估患者视力、手的灵活性等情况

操作前准备	自身准备:洗手,戴口罩,备齐用物。环境准备:拉床帘或屏风,必要时关好门窗
患者准备	推车至床旁,核对患者信息并做好解释,取得患者的合作、根据造口位置取合适的体位(左侧卧位或右侧卧位),注意保暖、保护患者隐私
除造口袋,观察溶胶	撕离时注意保护皮肤,一手用湿棉球或湿巾按压皮肤,另一手轻揭底盘。根据底盘溶胶的情况决定造口袋重换的频率
清洗、观察黏膜及皮肤	用软纸初步清洁后,再用温水棉球或湿巾清洁造口及周围皮肤,顺序应由外到内。观察造口黏膜色泽,有无水肿等。观察有无皮肤黏膜分离、造口周皮肤有无破损、过敏等情况
测量,裁剪底盘	测量造口大小,将尺寸用笔画在造口底盘上,用弯剪沿着记号裁剪,比测出的造口周围大 1～2 mm
再次清洗,使用造口护理用品	排泄物污染皮肤时再次清洗。擦干皮肤后,在造口黏膜、皮肤处撒上造口粉,擦净多余的造口粉。喷或涂保护膜,待干。根据情况使用防漏膏,可将防漏膏挤出后直接涂在造口黏膜与皮肤交界处以及皮肤凹陷或不平处,取湿棉球或湿巾轻轻压平(根据情况也可涂在底盘上)
粘贴底盘、扣袋、上夹加固	粘贴底盘时把底盘保护纸撕下,按需绷紧造口上方皮肤,按照造口位置由下而上粘贴,轻压内侧周围,再由内向外侧加压,使造口底盘能紧贴在皮肤上。两件式造口袋要及时扣上,确保扣紧,防止从衔接处渗漏。使用开口袋有尾夹时将造口袋开口处反折后拉平,再夹上夹子
操作后	安置患者,按规定处理污物,洗手后记录造口黏膜等情况

熟练程度:
动作轻巧、准确、稳重、安全,注意造口护理顺序,操作时间<20 分钟

图 11-8　更换造口袋操作流程

（5）注意事项

1）护理过程中注意向患者详细讲解操作步骤。

2）更换造口袋时应当防止袋内容物排出污染伤口。

3）揭离造口袋时动作轻柔,注意保护皮肤,防止皮肤损伤。

4）造口袋裁剪时先剪小一点,再逐渐修整,撸平毛刺。

5）造口袋底盘与造口黏膜之间保持适当空隙(1～2 mm),缝隙过大粪便刺激皮肤易引起皮炎,缝隙过小底盘边缘与黏膜摩擦会导致不适甚至出血。

6）贴造口袋前一定要保证造口周围皮肤干燥,粘贴时绷紧皮肤。忌用乙醇、碘酒等消毒液进行常规护理。

7）造口袋内排泄物占 1/3～1/2 袋时考虑排放或更换造口袋,禁止用水冲洗造口,防止污水渗漏到底盘下刺激皮肤。

8）选择造口用品考虑因素：造口类型，手术后时间，造口本身情况，造口周围皮肤情况，造口患者的身体、活动情况，造口患者对生活质量的要求、对经济的要求。

9）密切观察造口血运及周围皮肤等情况，定期扩肛；长期佩戴造口腹带，防止造口相关并发症。

三、术后健康教育

（1）饮食指导

1）少进食易产生气体的食物，如豆类、卷心菜、韭菜、萝卜、洋葱、碳酸饮料、啤酒等。进食时细嚼慢咽、少说话以减少吞咽空气。

2）少进食易产生异味的食物，如洋葱、大蒜、香辛类调味品，多喝去脂奶或酸奶，食用含叶绿素高的绿叶蔬菜有助于控制粪臭。

3）避免进食容易引起腹泻的食物，如咖喱、卷心菜、菠菜、绿豆、含高浓度香辛料（花椒、八角、蒜头等）食物、赤豆、白酒、啤酒等。一般药物，如抗生素、抗胃酸药也会引起腹泻。少食过于油腻的食物，在尝试某种新食物时不要一次进食过多。

4）进食粗纤维食物要适量，同时保证充足的饮水量（2 000 mL/d）。含粗纤维较多的食物有玉米、南瓜、红薯、卷心菜、莴笋、绿豆芽、叶类蔬菜、贝壳类海鲜等。

5）避免进食容易引起便秘的食物，如番石榴、巧克力、隔夜茶。氢氧化铝、碳酸钙、吗啡类药物也易引起便秘。发生便秘时，最佳方法是多喝水、多进食蔬菜和水果，如香蕉、红薯等，必要时在医生指导下服用缓泻剂。

6）回肠造口者，少食难以消化的食物，如种子类食物（如干果、坚果等）、椰子、菠萝、蘑菇、玉米、冬笋、水果皮等。多食富含维生素 C 类水果，如橙、柚、柠檬、山楂等。某些缓释胶囊或片剂包衣不被吸收而由回肠造口排除。

7）泌尿造口者，无须忌口，只需均衡饮食。每日饮水量 2 000～3 000 mL，多吃新鲜蔬菜、水果，饮用富含维生素 C 果汁，多食酸性食物，如蛋类、鱼类、瘦肉、燕麦、面包等。

8）化疗期间注意加强营养，提高机体免疫力。宜少量多餐，烹调上尽量满足个人口味，保证营养摄入。

（2）日常生活指导

1）做好造口周围皮肤的清洁与护理，掌握造口袋更换方法及频率。

2）衣着：避免紧身衣裤（裙），以免摩擦或压迫造口。

3）沐浴：手术切口愈合后，无论粘贴或是揭除造口袋均可沐浴，排泄物不成形者建议佩戴造口袋沐浴。

4）旅行：路程选择遵循由近到远、由易到难的原则，准备充足造口袋。

5）运动：选择一些力所能及的运动，如打太极拳、散步、做体操、游泳、跑步、气功等。

6）工作：当身体体力完全恢复，可恢复以前工作，但应避免重体力劳动。

7）性生活：极大部分造口者可以恢复性生活，消除顾虑及恐惧心理，取得配偶理解；适度、和谐、有规律的性生活可增强患者的自信，调整内分泌，有利于康复。

8）社交:鼓励造口者多参加造口联谊会或与病友保持联系,互相鼓励、交流造口护理的经验和体会,对身心康复具有积极的作用。

（3）定期随诊

1）术后 1 个月内进行第一次复查。

2）复诊时携带造口相关护理用品,如造口袋、护肤用品等。

3）遇到问题随时就诊。

第四节　造口及造口周围并发症

一、肠造口并发症

1. 肠造口水肿

（1）定义　肠造口水肿(stoma oedema)　表现为造口隆起、肿胀、发亮、黏膜皱褶部分或完全消失(图 11 - 9)。为肠造口术后最常见并发症,术后 6～8 周可自然消退。

（2）评估

1）肠造口水肿发生时间。

2）肠造口的大小及其随时间的变化情况。

3）肠造口黏膜的色泽、皱褶、颜色。

4）既往造口底盘裁剪口径是否合适。

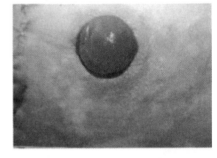

图 11 - 9　造口水肿

5）相应的实验室检查结果,如白蛋白、肝与肾功能等。

（3）处理

1）轻度水肿:①注意观察肠造口水肿消退情况;②造口袋裁剪口径一般要比肠造口直径大 1～2 mm。

2）重度水肿:①避免肠造口黏膜损伤和缺血;②用高渗盐水或 50％硫酸镁湿敷,每日 2～3 次,每次 20～30 分钟;③造口袋选用底盘直径较大的;④注意观察患者的排泄情况,保持排气、排便通畅;⑤观察相关治疗效果,积极治疗原发疾病。

2. 肠造口出血

（1）定义　肠造口出血(stoma bleeding)是指从肠造口黏膜或肠腔流出血性液体(图 11 - 10)。

（2）评估

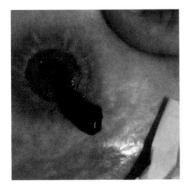

图 11 - 10　造口出血

1）出血原因、出血部位,判断血液来源于肠造口腔内还是腔外。

2）出血量、持续时间，以毫升为单位；具体时间段内的出血量。

3）相关影响因素，如患者目前疾病及治疗情况、使用药物等。

4）造口产品选用及使用方法是否合适、正确。

（3）处理

1）术后密切观察，一旦发生出血，揭除造口袋进行评估，及时通知医生。

2）黏膜摩擦致浅表出血，涂皮肤保护粉后用柔软纸巾或纱布按压止血。

3）少量出血者可用纱布稍加压迫；出血量较多可用 1‰肾上腺素溶液浸湿的纱布压迫止血。

4）大量或反复出血者要及时通知医生，针对原因予以不同处理。

（4）预防

1）造口底盘裁剪合适，孔径大小比肠造口直径大 2～3 mm。

2）避免创伤。

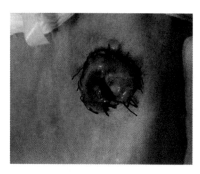

图 11 - 11　肠造口坏死

3. 肠造口坏死

（1）定义　肠造口坏死（stoma necrosis）是指手术后立即发生的肠造口缺血坏死（图 11 - 11），一般于术后 24～48 小时内逐渐进展。

（2）评估

1）外观：肠造口黏膜色泽呈紫色、黑色（正常外观呈牛肉红色或粉红色），黏膜局部或完全变干、发暗，甚至出现腐肉。

2）造口底盘裁剪孔径过小，影响局部血供。

3）肠造口受压，腹带包扎过紧。

（3）处理

1）术后严密观察肠造口的血运，外观异常者及时通知医生。

2）选用透明造口袋，便于观察。

3）去除影响造口黏膜血供的因素。

4）心理支持。

（4）预防

1）裁剪造口底盘开口不宜过小。

2）避免穿过于紧身的衣物，正确使用造口腹带。

4. 皮肤黏膜分离

（1）定义　皮肤黏膜分离（mucocutaneous separation）是指肠造口处肠黏膜与腹壁皮肤的缝合处分离（图 11 - 12）。为肠造口术后早期常

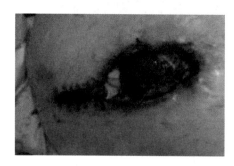

图 11 - 12　肠造口皮肤黏膜分离

见并发症,多发生于术后 1~3 周。

（2）评估

1）分离的范围:局部(部分分离)或全部区域(完全分离)。

2）分离创面状况:基底部、分离深度(浅层、深层)。

（3）处理

1）清洗伤口,逐步去除黄色腐肉或坏死组织。

2）部分、浅层分离者擦干创面后用造口粉。

3）完全、深层分离者用藻酸盐敷料填充伤口。

4）避免腹内压增高。

5）控制并监测血糖。

5. 肠造口回缩

（1）定义　肠造口回缩(stoma retraction)是指造口内陷低于皮肤表层(图 11-13),术后早期、晚期均可发生。

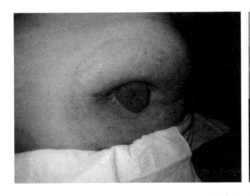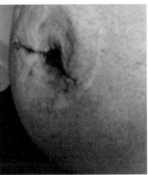

图 11-13　肠造口回缩

（2）评估

1）外观:肠造口内陷于皮肤表面。

2）程度:肠段回缩至腹壁的水平。

（3）处理

1）严密观察:术后早期密切观察肠造口情况。

2）伴有肠造口周围皮炎者,可使用造口粉、保护膜、水胶体敷料等。

3）可选用垫高式造口用具,如凸面底盘配合腰带。

4）严重病例应再次施行手术。

5）心理支持。

（4）预防

1）袢式肠造口支撑棒不宜过早拔除,一般放置 7~10 天。

2）术后避免肠造口受压,防治造口缺血坏死。

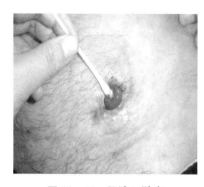

图 11 - 14　肠造口狭窄

3）避免体重过度增加。

6. 肠造口狭窄

（1）定义　肠造口狭窄（stoma stenosis）是指肠造口肠腔的缩窄，表现为肠造口皮肤开口缩小而难以看见黏膜，或造口皮肤开口正常，但指诊时手指难以进入（图 11 - 14）。

（2）评估

1）肠造口周径小于小指前段（患者本人）且出现排便困难。

2）严重程度：①轻度，造口缩窄，排便费力但尚能排便。②中度，造口缩窄，排便费力，需借助手压腹部或使用药物。③重度，造口缩窄，排便费力，借助手压或药物无效，甚至出现不完全性肠梗阻。

（3）处理

1）保守治疗：①轻度，手指扩张法，深度 2～3 cm，停留 3～5 分钟，每日 1 次，从小指至示指，忌用钝器扩张；②中、重度，软化大便，避免进食难以消化的食物，如蘑菇、玉米等。

2）注意观察造口狭窄进展：出现腹痛、腹胀、排便费力，甚至停止排便等肠梗阻症状时，及时联系医生。

3）手术治疗：扩肛无效、严重狭窄者建议尽快手术治疗。

（4）预防

1）预防性造口扩张，于每次更换造口袋时进行。

2）避免肠造口损伤引致瘢痕形成。

7. 肠造口脱垂

（1）定义　肠造口脱垂（stoma prolapse）是指肠袢由肠造口内向外翻出（图 11 - 15）。

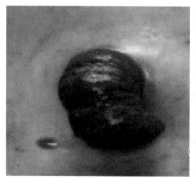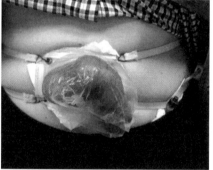

图 11 - 15　肠造口脱垂

（2）评估

1）肠管外翻长度 1～2 cm 至 20 cm 以上。

2）肠造口黏膜颜色。

3）并发症:造口水肿、黏膜溃疡坏死、肠梗阻、造口旁疝等。

（3）处理

1）轻微脱垂:避免腹内压增高,佩戴造口弹力腹带。

2）重度脱垂:手法复位。

3）反复回纳无效:手术治疗。

（4）预防

1）避免导致腹内压增高的因素。

2）坚持使用造口腹带(无法回纳者禁止使用)。

8. 肉芽肿

（1）定义　肉芽肿（granulomas）是指出现在肠造口与皮肤之间,即皮肤、黏膜交界处的过多组织,外观呈菜花样或息肉状红色组织,质脆易出血（图 11－16）。

（2）评估

1）外观形状。

2）发生位置,是否有缝线存在(与皮肤增生相鉴别)。

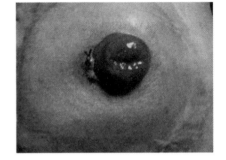

图 11－16　肉芽肿

3）伴随症状:经常因摩擦引起出血。

（3）处理

1）剪除缝线。

2）局部处理(专人指导):血管钳夹闭后剪除并加压止血。

（4）预防

1）正确测量造口大小,避免造口底盘经常摩擦造口边缘。

2）非可吸收缝线术后 7～10 天拆除。

二、肠造口周围并发症

1. 刺激性皮炎

（1）定义　刺激性皮炎（irritant dermatitis）是指由于肠造口周围皮肤受到浸润性损伤及化学刺激而引起的皮肤炎症（图 11－17）,是肠造口术后最常见并发症之一。

（2）评估

1）损伤范围:①受损区域为排泄物接触区域,形状不规则;②伴随皮肤潮湿。

2）损伤深度,红斑,部分皮层。

3）疼痛,烧灼感。

（3）处理

1）用温水或生理盐水清洗肠造口及其周围皮肤,动作轻柔。

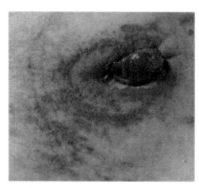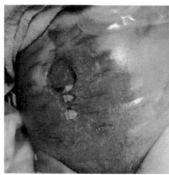

图 11-17　刺激性皮炎

2）根据损伤深度处理：①表皮仅有红斑,用造口粉及保护膜。②部分皮层有少量渗液,用造口粉及保护膜待干片刻后再重复用保护膜 2～3 次,也可直接粘贴超薄型水胶体。③大量渗液,创面使用藻酸盐或亲水性纤维敷料,外层粘贴薄型水胶体。

3）药物治疗:水样便患者转介医生。

（4）预防

1）造口袋内容物达 1/3～1/2 袋时要及时排空。

2）掌握造口袋更换指征及频率。

3）选择合适造口护理用品,做好皮肤护理。

4）饮食摄入循序渐进,控制体重。

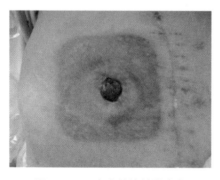

图 11-18　变应性接触性皮炎

2. 变应性接触性皮炎

（1）定义　变应性接触性皮炎（allergic contact dermatitis）是指由于肠造口周围皮肤对接触到的化学成分产生超敏反应而导致的皮肤炎症（图 11-18）,为典型的Ⅳ型超敏反应。

（2）评估

1）急性症状、体征:皮肤红斑,皮损范围和形状与接触过敏原范围一致,瘙痒或灼痛,一般 1～2 周愈合。

2）慢性症状、体征:皮损轻度增生及苔藓样变,皮损范围和形状与接触过敏原范围一致。

（3）处理

1）去除过敏原。

2）根据医嘱用药,内服、外涂（内用抗组胺药、外涂类固醇激素类药）。涂药 10 分钟后用清水洗净造口周围皮肤。

3）更换造口护理用品。

（4）预防

1）询问过敏史。

2）斑贴试验：有过敏史的患者可在腹部粘贴一小块用品，24 和 48 小时后分别评估 1 次皮肤是否有红、肿、痒、烧灼感及过敏反应表现。

3. 机械性损伤

（1）定义　机械性损伤（mechanical trauma）是指由于压力、剪切力或不恰当的护理而导致造口周围皮肤机械性破坏（图 11 - 19）。

（2）评估

1）皮肤损伤较表浅、形状不规则、出血、渗液。

2）受损皮肤处疼痛明显。

（3）处理

1）适当减少造口底盘更换频率。

2）清洗皮肤时动作轻柔。

3）损伤处皮肤处理，用造口粉、保护膜、水胶体敷料。

（4）预防

1）正确移除造口底盘。

2）加强造口周围皮肤的保护。

3）尽量避免在造口周围皮肤粘贴胶带。

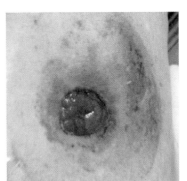

图 11 - 19　机械性损伤

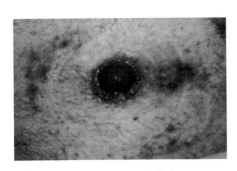

图 11 - 20　毛囊炎

4. 毛囊炎

（1）定义　毛囊炎（folliculitis）是指肠造口周围皮肤的毛囊及其周围组织受细菌感染而发生的炎症反应（图 11 - 20）。

（2）评估

1）疼痛：揭除造口底盘时会有毛发被拉扯的疼痛感。

2）皮损初期为以毛囊为中心的红色丘疹样改变。

3）处理不当数天内恶化，皮损中央出现脓疱，周围有红晕。

4）脓疱干涸或破溃后形成黄痂。

（3）处理

1）皮损初期：用碘制剂消毒液消毒，然后用生理盐水将残留的碘剂清洗干净。渗液少者使用造口粉；渗液多者使用藻酸盐或亲水性纤维敷料，外层粘贴薄型水胶体。

2）皮损进展期：毛囊出现脓疱时用碘制剂消毒液消毒，用棉签将脓疱内的液体挤压出来;再根据菌种使用银离子敷料或按医嘱使用抗生素治疗。

（4）预防

1）正确移除造口底盘。

2）正确剔除肠造口周围皮肤毛发,选用电动剃须刀或使用剪刀、指甲钳。

5. 放射性皮炎

（1）定义　放射性皮炎(radiodermatitis)是指由电离辐射装置照射肠造口周围皮肤引起的炎症性损害。

（2）评估

1）肠造口周围皮肤损伤程度:轻度红斑、色素沉着;中度/明显红斑、中度水肿、斑点样湿性脱皮;融合性湿性脱皮。

2）损伤部位。

3）疼痛:烧灼样疼痛感。

（3）处理

1）轻度皮炎:使用造口粉、保护膜或粘贴薄型水胶体。

2）中、重度皮炎:使用藻酸盐或亲水性纤维敷料,外层粘贴薄型水胶体。

（4）预防

1）移除造口底盘及清洗时动作轻柔。

2）修剪指甲,避免抓伤造口周围皮肤。

3）放疗时使用挡块遮挡,保护肠造口周围皮肤。

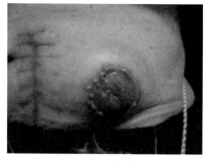

图 11-21　皮肤增生

6. 皮肤增生

（1）定义　皮肤增生(epidermal hyperplasia)是指紧邻肠造口周围皮肤区域出现的疣状突起（图 11-21）。

（2）评估

1）外观:突出皮肤几毫米以上、色素沉着,呈深棕色、灰黑色或灰白色。

2）范围:可从造口底盘开始蔓延,损伤后易出血。

3）疼痛:有时疼痛明显。

（3）处理

1）使用凸面造口底盘,将增生部分压平。

2）皮肤损伤处用造口粉保护。

（4）预防

1）正确裁剪造口底盘:避免开孔过大、过小;避免粗糙面损伤、刺激造口黏膜。

2）掌握造口袋更换频率,一旦发现渗漏立即更换。

7. 造口旁疝

（1）定义　造口旁疝（peristomal hernia）是指与肠造口有关的腹壁切口疝（图 11-22）。多发生于术后 2 年内，为最常见肠造口周围并发症之一。

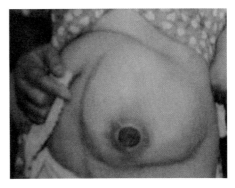

图 11-22　造口旁疝

（2）评估

1）大小类型：小型疝 0～3 cm，中型疝 3～6 cm，大型疝 6～10 cm，巨大型疝＞10 cm。

2）可否回纳：平卧时完全回纳或不能充分回纳。

3）肠造口排气、排便情况，有无肠梗阻、肠绞窄发生。

（3）处理

1）避免使用凸面造口底盘。

2）造口弹力腹带的选择与应用：下床前绑上腹带，松紧以不影响呼吸为宜。造口旁疝不能回纳者不能使用造口腹带。

3）转介手术治疗。

（4）预防

1）定时检查两侧腹壁是否对称。

2）避免做增加腹压动作，如咳嗽时按压造口部位。

3）慢性便秘者予药物治疗，保持大便通畅。

4）控制体重。

第五节　　造口患者出院及随访

造口不仅影响患者的生理，还造成心理、社会角色等诸多无形的伤害，所以对于这个特殊的群体，应当给予更大的关注。随着网络技术及智能手机的发展，除常规门诊随访外，衍生出多种随访方式，更有利于与患者保持密切联系，及时帮助患者解决问题，提高患者造口自我护理能力，减少造口及造口周围并发症的发生，提高患者的生活质量。

一、出院前准备

1）出院后即加入病区造口随访群（群内有医生、造口师及病区造口专科骨干老师）。

2）出院前 1 天由责任护士评估患者造口类型、有无并发症，以及患者及其家属对造口袋更换技术掌握程度，明确患者目前存在的护理问题、护理目标和护理措施，根据评估结果制定随访的重点内容。

二、电话随访

1）最初 2 次电话的时间距离患者出院的天数分别为 3～7 天、20～30 天，以后每个月电话随访 1 次。

2）电话干预模式主要分为 4 个部分：①评估患者的一般状况，包括造口并发症和其他不适情况；②评估患者造口自护能力；③评估患者自我效能和情绪状态、鼓励完成造口自护任务；④根据患者需要提供实用的造口护理知识，提高其自护能力。

3）借鉴他人的成功经验：病区内的造口随访群中有大量的造口相关资源及医护患的技术支持群体，可以及时得到帮助。

4）心理支持：以同情、理解和关心的态度倾听，劝说患者减少对造口的负性情绪。不断表扬和鼓励患者，使其通过自身努力护理造口，并掌控生活、回归社会。

三、基于网络平台的健康教育

1）实施健康宣教、心理护理、生活指导、造口一般情况的护理等。造口师及专科骨干老师对肠造口的特殊、复杂情况给予建议和指导。

2）鼓励患者间相互分享经验和心路历程，使其获得归属感，减轻焦虑和抑郁情绪，也使患者获得造口护理的有效信息，得到帮助。以同伴教育模式，提升患者对疾病的自我护理能力，促进康复。

3）微信或 QQ 群内在线答疑，随时给予患者专业的指导。不定时上传更换造口袋、处理轻度并发症等视频，对患者错误或不当的处理措施予以纠正，并对操作不熟练的患者加强宣教。

4）如出现医疗相关问题，及时转介给团队医生，使患者得到及时专业的医护联合诊治。

四、造口专科门诊

造口门诊主要承担为患者治疗和处理造口相关并发症，指导并强化患者及其家属更换造口袋流程，并给予患者及照护者心理上的支持。

（1）造口护理指导　演示更换流程并向患者讲解造口袋更换技巧、注意事项，叮嘱其严格按照规范操作。此外，定时对造口情况进行评价，及时处理异常情况。

（2）心理护理　患者受到疾病影响，容易出现悲观、消极等负面情绪，应及时给予心理疏导，向患者介绍造口护理的前沿内容和病友情况，消除患者孤独感，帮助其树立信心。主要照护者心理也承受极大压力，对其进行心理疏导和支持不容忽视。

五、造口讲座及患者教育讲坛

定期举办造口患者教育讲坛（线上、线下），并可邀请国内外专家进行授课。同时由造口护理经验丰富的患者介绍护理体会和技巧，促进患者间相互沟通和分享经验。内容包括造口袋更换流程、日常生活护理、造口并发症的预防及处理方法、造口产品及附件产品介绍。

预防性结肠造口或者回肠造口是外科治疗结直肠肿瘤、肠道外伤、肠系膜血管缺血性疾病、炎性肠病、先天性结肠直肠肛门疾病等的一种重要手术方式。肠造口作为排泄物的暂时性出口可缓解肠道压力,避免肠内容物污染吻合口或瘘口,从而使患者获益。但腹壁肠造口,会给患者带来较大的心理及生理压力,与一期吻合相比,患者生存质量明显下降,且与肠造口相关的并发症发生率较高。因此,预防性肠造口作为一种暂时性的治疗措施,当其达到保护作用后,需要行肠造口还纳术,使患者消化道恢复连续性,消除腹壁肠造口(图 11 - 23),提高生存质量。

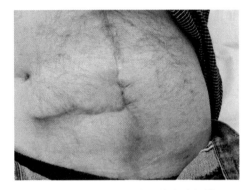

图 11 - 23　造口还纳术后患者腹部情况

肠造口还纳术,又称肠造口关闭术,不是一个单纯的肠吻合手术,因为病因的异质性、造口的类型、造口的时间等因素使其充满挑战性,把握好造口还纳的手术时机和指征,是手术成功的必要环节。

一、肠造口还纳的手术时机

在临床实践中,肠造口还纳术时机取决于造口周围组织及肠道炎症状况、原患疾病是否得到控制、远端肠道通畅情况、体力恢复等多方面的因素,应综合评估患者具体情况,个体化寻找适宜的还纳时机。凡一般情况差、局部感染重、腹盆腔炎症未得到控制、远端梗阻、瘘未解除、原患疾病未控制者不宜关闭造口。

1. 直肠癌预防性肠造口的还纳时机

预防性肠造口以达到保护作用(原患疾病得到控制、远端吻合口已愈合或吻合口漏已愈合),排除肠造口远端肠道肿瘤、瘘、狭窄后即可行还纳术。通常建议在8～12周后完成肠造口关闭,此时患者在第一次手术后有充足的恢复时间,腹壁肠造口周围皮肤和腹腔炎症、水肿消退及粘连缓解。对于迟发漏则要相应地延迟肠造口关闭时间至6～8个月。也有人认为,如果影像学没有感染和漏的证据,也可以提早在2周内还纳,但要注意肠造口周围的粘连情况。目前普遍认为,低位直肠癌保肛术预防性肠造口术如无明确并发症发生,可在术后8～12周行还纳术,如需行辅助治疗可相应延迟至4～8个月还纳。

对于接受预防性肠造口的直肠癌患者,要根据其临床分期决定造口还纳时机,不能一概而论。对于Ⅲ期直肠癌患者,由于有较高的术后局部复发率,对于术中预防性肠造口术者术后造口还纳时机的把握至关重要。直肠癌患者在接受根治性手术1年后其局部复发风险显著下降,因此建议在术后1年后再考虑行肠造口还纳。国内对于因中下段直肠癌行预防性肠造口术者,如果术后行辅助性放化疗,一般选择在术后6个月左右行肠造口还纳术,此时已完成全疗程的辅助性放化疗,从而避免了疗程的中断,以及降低辅助性放化疗对肠造口还纳术带来的风险。国外有文献报道,患者应在术后12周即行肠造口还纳术,不应以完成整个化疗疗程为由推迟造口还纳的时间,建议在第2和第3个化疗疗程之间行造口还纳术。也有研究认为,进行辅助性放化疗对于预防性末端回肠造口还纳术的风险会相应提高,故建议在辅助性放化疗之前完成造口还纳术。

2. 结肠破裂预防性肠造口的还纳时机

急性完全性肠梗阻或外伤造成的结肠破裂,其共同特点是未进行肠道准备,病变肠管近端仍有大量粪便残留,近端肠管血运差、质地脆,有明显扩张、充血、水肿,此时应把握手术适应证,必要时行肠造口术预防吻合口漏的发生是必要的。因良性疾病行肠造口的患者,对于还纳的需求更为迫切,然而此类疾病的病因及病变情况异质性大,在行肠造口还纳术前需充分评估,全身情况可耐受手术、肠道吻合口完全愈合、肠道连续性完整且通畅、腹腔及肠道炎症消散,方可行造口还纳术。

3. 肠系膜血管缺血性疾病预防性肠造口的还纳时机

对于急性肠系膜血管闭塞而行肠部分切除者,为避免吻合口血运不良而导致吻合口漏,可选择暂时性小肠造口。对于此类情况,选择还纳术的时机要充分考虑肠管缺血程度。有人认为对于肠管一过性缺血,如血供能在短时间内完全恢复,可在初次手术72小时至术后2周行肠造口还纳术,此时肠管粘连不紧密,同时早期行肠造口还纳术也可避免因消化液大量丢失对内环境造成的不利影响。若肠缺血、淤血时间较长,肠管缺血、缺氧及再灌注损伤造成的损害往往比较严重,即使肠管血供恢复,恢复过程也十分缓慢。同时,长时间的缺血状态可能波及微血管,即使血管主干再通,微血管内仍可能有血栓,术后肠缺血状态不一定能完全缓解,如在此期间行肠造口还纳术,不但手术操作十分困难,肠管质地脆、渗血明显,而且如果肠黏膜的病理改变和血供没有完全恢复,其耐受消化液侵蚀而出现黏膜脱落,发生致命性大出血,或慢性渗血及血浆蛋白质的丧失。对于这类患者,小肠造口还纳术最好推迟到肠切除手术12周以后,这样可以保证肠管侧支循环完全建立,同时肠管粘连也容易分开,手术不至于十分困难。

4. 炎性肠病预防性肠造口的还纳时机

溃疡性结肠炎面临的临床问题十分复杂,内科治疗效果往往不尽如人意,约30%的重症患者需要手术治疗。重度炎性肠病患者最常用的手术方式是全结肠及次全结肠切除、预防性回肠造口,将回肠造口术作为外科治疗溃疡性结肠炎的一种方法,不仅避免了吻合口漏发生后导致的盆腔感染,还有利于患者逐步适应回肠结肠化过程,降低术后并发症的发生率。对于预防性回肠造口还纳的可行性及还纳时机尚无定论,一般认为应在临床症状改善、黏膜愈合、疾病处于静止期评估还纳的可行性。

目前普遍认为肠造口术后8～12周可进行还纳术,但在临床实践中手术时机应个性化,诸多因素使造口还纳时间不得不延长,如恶性肿瘤患者常伴营养不良,还应观察肿瘤有无复发或转移情况;外伤性造口腹腔污染较重,肠道损伤愈合较慢;炎性肠病外科治疗后往往需要病情稳定后才考虑手术。所以应根据患者个体情况充分评估、具体对待。

二、肠造口还纳的手术指征

1. 吻合口愈合完全,无狭窄、梗阻

在吻合口与吻合口漏完全愈合后行还纳术,此时预防性肠造口已具有保护作用。低位直肠癌保肛术后吻合口漏发生的平均时间是12.7天,临床瘘发生的平均时间是7天,影像学漏发生的平均时间是16天,还有12%的迟发漏在术后30天才出现,从该角度出发,建议肠造口术后8～12周进行还纳术是合理的。

2. 造口周围皮肤及腹腔无感染

切口感染是回肠造口还纳术后最常见的并发症。因此术前需要评估肠造口周围皮肤,即发现有无粪水性皮炎等情况,及时纠正皮炎问题,注意保持肠造口周围皮肤清洁、完整,以降低肠造口还纳术后发生切口感染的风险。对于造口周围出现顽固性溃疡的患者,仍可考虑行造口还纳术,还纳完成后缝合腹膜、腹直肌后鞘及腹直肌前鞘,皮下及皮肤进行二期缝合。对于急性完全性肠梗阻或者外伤造成的肠破裂、肠吻合口漏发生的肠造口等情况,在还纳术前充分评估腹腔有无感染、肠道炎症和水肿情况格外重要。

3. 原发疾病得到控制

外科治疗结直肠肿瘤、直肠肛管损伤、肠梗阻、肠坏死、炎性肠病等的过程中,行肠造口术的目的是暂时性作为排泄物的出口,缓解肠道压力,避免肠内容物继续污染吻合口或漏口。在行肠造口还纳术前应保证原患疾病得以控制,一方面保证对原患疾病的治疗作用,另一方面可有效减少还纳术后并发症的发生。

4. 全身情况可耐受

手术前的检查包括心与肺功能检查、营养状况判断、贫血状况评估、水与电解质平衡状况、精神状况评估等,保证患者能耐受麻醉,对于耐受性差但有手术指征的患者,需要对主要脏器的功能进行认真评估,有针对性地做好细致的特殊准备后才考虑手术。

(齐碧蓉)

第十二章

结直肠癌手术并发症及处理

结直肠手术治疗的广泛开展,也伴随着各种术中、术后并发症的发生。同时,随着腹腔镜、达芬奇机器人等微创技术的推广,带来了新的问题。本章主要围绕目前广泛开展的腹腔镜结直肠癌手术,讨论结直肠癌手术的并发症及其处理原则。

第一节　术中并发症

一、穿刺损伤

1. 腹膜后大血管损伤

（1）原因　该类损伤发生率较小,一旦发生危险性极大,主要是术者经验不足以及术前解剖定位不准确,在建立气腹时使用穿刺锥方向及用力不当所致。随着腹腔镜及机器人手术的普及,更多采用闭合法建立气腹,该类并发症发生频次也在逐年上升,需要高度重视。其主要发生于腹主动脉、下腔静脉以及髂血管等大血管。

（2）临床表现　气腹难以建立;穿刺针或穿刺套管出现血性溢液;出现不明原因血压进行性下降、心率增快等症状;镜下见迅速增大的腹膜后血肿。

（3）预防　①经验不足的外科医生建议采用开放法建立气腹,穿刺针穿刺时采用滴水试验证实气腹针在腹腔内;②用一次性钝头穿刺锥,穿刺时提紧双侧腹壁,尽量远离下方大血管;③穿刺时旋转并均匀用力,避免垂直穿刺的惯性损伤腹腔内大血管。

（4）治疗原则　①使用腔镜仔细查看腹腔内出血源,以期找到损伤的血管并作出下一步治疗措施。②由于腹膜后大血管损伤血肿巨大,难以迅速找到出血点时应立即中转开腹,压住血肿出血点;③迅速联系血管外科医生协助实行血管修补或人造血管移植术。

2. 肠管损伤

（1）原因　腹腔镜手术中肠管损伤较少见,部分患者术中难以发现,术后容易延误诊治,酿成严重后果。多见于以下情况:①既往有腹部手术史,特别是原切口位于脐部者;②穿刺损伤;③解剖分离肠道过程中动作过于粗暴;④术中电凝、电切误伤。

(2) 临床表现　腹部不对称性隆起,腹压急剧增高;肠道损伤严重者术后短期内出现不明原因腹膜炎。

(3) 预防　①术前禁食产气食物(如豆浆、牛奶等),术前肠道准备彻底,减少肠胀气并有助于手术视野暴露;②避免暴力穿刺,旋转均匀穿刺,出现第 2 次突破感时先将穿刺针往后退一退再往前探;③分离肠道时如遇到粘连严重,解剖关系不清的患者(特别是有腹部手术史者),经验缺乏者可放弃腔镜手术中转开腹;④关腹前术者应用腔镜 360°仔细检查腹腔内情况,特别注意手术区域有无可疑的消化液、粪便等,及时作出相应处理。

(4) 治疗原则　①术中一旦发现肠管损伤,应及时进行腔镜下肠道缝合修补;②术后一旦出现不明原因的腹膜炎,应及时开腹探查,视全身症状及腹腔内感染情况进行结肠的一期修复或造口。

3. 高碳酸血症

(1) 原因　腹腔镜手术需要用二氧化碳建立气腹,术后腹压降低会使二氧化碳吸收过快,部分肺功能储备不足的患者出现二氧化碳潴留引起高碳酸血症。常见原因:①老年患者的肺功能储备下降,肝、肾功能减弱导致呼吸抑制性麻醉药代谢障碍,导致患者通气血流比例失调影响二氧化碳排出;②腹腔镜手术时间长,腹膜吸收二氧化碳量多;③术中 100%吸氧,在拔除气管导管时未进行肺部复张造成肺不张。

(2) 临床表现　血氧饱和度≤90,二氧化碳分压>50 mmHg。

(3) 预防　①对于 2 小时以上的腹腔镜手术,术中严密监测动脉血气、血压等;②术中保持良好肌松,采用空氧混合机械通气并联合 PEEP;③麻醉复苏期等肌力完全恢复后再拔除气管导管;④对呼吸系统受限患者术后常规查血生化,及时发现问题。

(4) 治疗原则　术中一旦发现高碳酸血症,应尽快结束手术或改为开放性手术;麻醉师对患者做降低血压和心率处理;高碳酸血症持续时间较长者可以使用碳酸氢钠调整酸碱平衡,适当利尿处理。

二、肠系膜血管损伤

1. 概述

医源性肠系膜血管损伤分 3 类,即肠系膜上血管、下血管与盆壁血管损伤。在临床工作中并不常见,但随着外科微创手术的发展,在腔镜手术中动作粗暴容易导致肠系膜血管内皮损伤,造成严重后果,应予高度重视。

(1) 原因　肠道血管解剖变异;术者经验不足、对血管解剖不熟悉导致技术操作失误。

(2) 临床表现　术野出现血性溢液;出现血压进行性下降、心率增快等缺血性休克症状。

（3）预防　熟悉正常与变异的肠道解剖；熟悉显露手术平面与肠道裸化技术；熟练使用超声刀等能量设备。

（4）治疗原则　在术野旁常规置一小纱布，一旦出血先用纱布将出血点压住，同时避免腹腔镜头过于接近喷射性出血点，以防污染；使用双侧各有一排侧孔的吸引器迅速吸尽积血；在充分显露出血点后准确夹住出血点并上钛夹；若出血量大、术野不清、经验不足，应果断中转开腹。

2. 输尿管损伤

（1）右侧输尿管损伤

1）原因：右侧输尿管走行于腹膜后，若手术采用从侧腹壁及回盲部向内上解剖时，可能因解剖层次不清和大块结扎而损伤右侧输尿管。特别是当肿瘤较大或周围有脂肪浸润时，极易损伤右侧输尿管。

2）预防：解剖层次要清楚，分离要仔细；术中最好充分暴露右侧输尿管，先用镊子稍加刺激后若有蠕动则说明是输尿管，必要时用橡皮条牵引保护；分离时采用从结肠上区开始解剖，沿十二指肠前面及下缘向下游离，可避免损伤输尿管。

3）治疗原则：遵循及时发现、及时修复的原则。如果输尿管被切开周径不足一半时，可用"5-0"铬制肠线做横行间断缝合，不需管内支撑；若切开超过周径一半或被横断，可行端端吻合。输尿管内则给予输尿管导管加以支撑。

（2）左侧输尿管及精索（卵巢）血管损伤

1）原因：左侧输尿管离肠系膜下动脉很近，处理该动脉时若不注意，易将左侧输尿管一起钳夹切断；再次手术者输尿管通常在瘢痕组织中，难以辨认；首次手术时曾广泛游离输尿管并向内侧移位至骶前，分离骶前时，易误将其作为血管切断结扎；盲目钳夹切断子宫动脉时，易误伤其后方的输尿管。完全切断输尿管与后腹壁的组织联系时，或将输尿管周围组织完全剥离，则会造成输尿管缺血而发生尿瘘或狭窄；缝合后腹膜或盆底腹膜时，若缝合组织过厚，易将输尿管缝扎在内。

2）治疗原则：下段输尿管损伤可行输尿管膀胱吻合术。若输尿管缺损较大可行Boari术，或膀胱瓣成形术；对于中段输尿管损伤，宜采用"5-0"可吸收线行输尿管对端吻合，吻合前需将两断端剪成斜面。对于小创面的修补，无论何种术式均需放置输尿管支架管，其另一端经膀胱引出，以免漏尿；术后发现漏尿，除置管持续吸引外尚可试行经膀胱逆行置输尿管支架管支撑引流，若失败则可行肾盂穿刺置管引流，以期自愈；输尿管被横断结扎、肾盂积水时，则应行肾盂穿刺引流，恢复肾功能，待以后有条件时酌情修补。

3. 术中直肠吻合系列并发症

（1）直肠破裂　腔镜手术操作在牵拉肠道或粘连严重时，动作粗暴会导致直肠出现或轻或重的损伤。直肠壁裂口小且无全层裂开者，可在腹腔镜下缝合修补，随后在修补部位下方横断直肠；若裂口较大或全层裂开，且位置较高时，先行腹腔镜下修补，再向直肠远端继续裸化肠道，在其远端横断直肠；此外，在直肠裸化时如无法判定直肠壁结构，可让助手将示指插入肛门引导。

（2）直肠残端闭合不全或破裂

1）直肠切割闭合破裂

原因：切割闭合的肠道组织过厚。

处理：对于直肠壁较厚，特别是行过术前治疗有明显肠壁水肿者，应优先选用高钉腿的绿钉。当闭合直肠后，未闻及切割吻合器发出清脆响声者，说明夹闭的肠道组织过厚，切割缝合不完全。此时切不可击发，应松开释放部分肠壁，再次闭合发出清脆响声时方击发切割；如第 1 把切割吻合器释放后发现肠壁裂开，可通过第 2 把切割吻合器尽可能将破口闭合。

2）直肠残端破裂或结合部破裂

原因：直肠残端破裂，通常是吻合器口径相对过大，插入时用力不当所致，结合部破裂通常是第 2 把切割吻合器未从第 1 把切割吻合器切割闭合后形成的尖端闭合切割所致。

处理：尽可能使用切割吻合器一次性横断直肠，如发现破口较小，通过调整吻合器穿刺锥从破口穿出完成吻合，或通过会阴部直视下修补后吻合。

（3）结直肠吻合口漏气

1）原因：行直肠第 2 次或第 3 次切割闭合与前次切割闭合吻合口重叠过多，如吻合器吻合点再与切割闭合重叠点重叠，造成吻合钉多层叠加，吻合线间隙过大，肠道吻合口完整性差，导致漏气。

2）处理：尽可能使用切割吻合器一次完成切割闭合；如两次闭合切割，应将其重叠点置于直肠残端中央，避免钉子重叠；对于高位吻合口漏气，可经腹部小切口直视下修补＋直肠内置管减压；对于低位吻合口漏气，如术前曾行放化疗或有糖尿病史，能修补情况下尽量修补，同时宜行预防性肠造口＋直肠内置管减压。

（4）结直肠吻合口出血

1）原因：直肠末端裸化不彻底，遗留较大肛管动脉分支未处理，伴有Ⅲ、Ⅳ期痔患者；吻合口近齿状线者。

2）临床表现：多在术后 1～3 天突排鲜红色、大量血便与血块。

3）预防：低位或超低位直肠前切除术是吻合口出血的危险因素，预防性肠造口有一部分保护因素；吻合口位置越低，术后出现吻合口出血可能性越大；吻合毕常规用管状直肠镜检查吻合口。

4）治疗：术中出血要及时处理。术后吻合口出血在量少的情况下可以观察，或者局部压迫并且加用止血药物；如果出血量多或者持续鲜血便，血红蛋白明显下降，建议行内镜直视下止血。术后早期内镜止血建议使用血管夹，避免或者减少电凝操作。也可在手术室行肛门内探查，行直视下缝扎止血。局部冰盐水＋去甲肾上腺素的保留灌肠也有一定疗效。严重出血出现休克时，可危及生命，应及早手术止血。

3. 肠管切开和肠外瘘

（1）原因　不慎导致手术中肠管切开。

（2）临床表现　术后 24～48 小时出现严重腹膜炎。其诊断完全基于患者的临床表现和检查。肠道穿孔的常用指标（白细胞计数升高、发热和气腹）并不可靠，这些指标在术后出现异常是正常现象。

（3）治疗　在术后数天内再次手术的难度通常不大，因为明显的粘连尚未形成。这种情况下，大多数肠管切开可进行初步修复，并保持肠管末端活性。在首次剖腹手术 1 周后，再行剖腹手术的难度往往非常大，可能会遇到致密的血管粘连，甚至更严重的肠管或肠系膜血管损伤。如果没有脓毒症的征象，该类患者应考虑接受非手术治疗：完全肠道静息、置鼻胃管、应用广谱抗生素，并行 CT 扫描以评估相关脓肿或液体积聚情况。若液体积聚＞4 cm，则进行影像学引导下的经皮穿刺引流。

（4）预后　大多数可自发闭合的肠外瘘通常在 1 个月之内自行闭合。若 1 个月后肠瘘未能闭合，可尝试注射外源性纤维蛋白胶以促进闭合。若非手术途径无法治愈必须采取手术干预，应延迟手术直到脓毒症得到治疗、营养不良改善，并对腹腔内粘连进行松解后方可进行。权衡患者的医疗和社会状况以及患者耐心程度，最理想的延迟手术时间是首次术后 3～6 个月。

第二节　术后并发症

一、吻合口并发症

1. 吻合口瘘

（1）原因　多发生于行全直肠系膜切除术（TME）的低位及超低位直肠前切除术后，与男性、肥胖（BMI≥25 kg/m²）、糖尿病史、吻合口位置低（距肛缘＜5 cm）、术前有新辅助放化疗史、手术时间长（≥4 小时）、吻合口张力大、血运不佳、切割吻合器和吻合器使用不当、吻合口缺血等有关。

（2）临床表现　因腹腔镜手术未关闭盆底腹膜，一旦早期出现吻合口漏，易出现急性弥漫性腹膜炎，骶前脓肿反复不愈，经肛旁引流形成瘘管反复不愈。

（3）预防

1）对吻合口距肛缘＜5 cm，术前曾行新辅助放化疗，伴糖尿病、肠吻合不满意（漏气）、术后拟盆腔放疗者行预防性肠造口；对于拒绝行肠造口者，可常规放置肛管。

2）术毕行吻合口旁喷洒胶水，并将盆底腹膜覆盖其上，封闭盆底，其旁置双套管，由右下腹主操作孔引出。

（4）治疗　一旦发现吻合口瘘，患者应接受静脉输液复苏和广谱抗生素治疗。进一步的处理取决于临床情况，如果患者的稳定性允许，进行放射学检查以确定泄漏并确定其严重程度。出现急性弥漫性腹膜炎，应立即手术探查，行腹腔灌洗引流＋肠造口；如腹膜炎较局限，可在腹腔镜下行腹腔灌洗引流＋肠造口；对骶前脓肿及经肛旁放置引流形成肛瘘反复不愈>2周者,应及时行肠造口;肠造口后仍不愈,在首次手术1个月后开腹行骶前清创术,必要时行Hartmann术。对保守治疗超过1个月,特别是中晚期直肠癌患者,可能错过最佳化疗时机,造成局部和(或)全身转移,引起医疗纠纷,应高度重视。

2. 瘘管形成和处理

吻合口瘘会形成皮肤、阴道、女性泌尿生殖系统或慢性骶骨前脓肿(骶骨前窦)的瘘管。

(1)结肠阴道瘘 结肠阴道瘘的形成通常有两种情况:①曾行子宫切除术患者的吻合口瘘通向阴道断端;②在订合吻合口的过程中不经意将阴道包裹在其中。约40%的患者能够自发性闭合,约50%的患者能在接受各种重建术后痊愈。如果阴道引流物多,且患者不可耐受,将不可避免在瘘口邻近部位进行粪便改道。在肠瘘形成前,每天在预定时间内进行大容量液体灌肠以清除结肠内容物,是避免结肠造口的一项替代措施。在首次手术3~6个月后,方可进行修复重建手术。

(2)慢性骶前脓肿 慢性骶前脓肿可能因结肠肛管或回肠储袋—肛管吻合术的吻合口后位瘘引起。患者多数起病隐匿,表现为发热、盆腔疼痛、大便频繁、尿急、尿痛等非特异性症状。盆腔CT检查通常可以提示骶前炎症性改变,造影灌肠可确认起源于吻合口后位正中线并延伸至骶前间隙窦道的存在。可以在内镜下使用探针或钳夹修补吻合口缺损,同时将慢性骶前脓肿切开并清除。也可以用腹腔镜线性切开钉线、分离网膜腔,以此打开窦道。此外,内镜下置入负压—海绵设备对吻合口窦道或慢性脓肿的治疗也有一定的疗效。如果上述方法均告失败,可以尝试Turnbull-Cutait腹腔会阴上提术。据报道在75%患者中取得了成功,并且可与直肠癌患者首次进行直肠肛管吻合结果相媲美。

3. 吻合口狭窄和处理

(1)原因 吻合口狭窄可能是吻合口瘘或缺血的最终结果,通常发生在术后2~12个月。

(2)临床表现 术后数月后患者出现恶心呕吐、吞咽困难、胸痛、进行性便秘和排气困难。

(3)诊断 如果因恶性肿瘤进行首次切除术,必须排除肿瘤复发的因素。结肠镜检查恶性狭窄的组织坚硬呈颗粒状,甚至出现菜花状突起,应进行组织活检确诊。此外,可行联合CT扫描和脱氧葡萄糖—正电子发射断层成像(FDG-PET)以排除诊断。

(4)治疗 恶性狭窄属于术后吻合口复发,需要根据结直肠癌诊治指南进行规范放化疗及手术治疗。对于低位结直肠、结肠肛管或回肠储袋-肛管吻合口良性狭窄,在反复用指检手指或橡胶扩张器进行扩张的条件下可成功治愈。如果在手术后头几周就进行首次扩张,扩张治疗将有更好的疗效。实际上,几乎所有结肠肛管或回肠肛管吻合口的狭窄在一定程度上都发生在术后早期,尤其是存在分流的情况下。所有这些吻合口应在术后4~6周及造口闭合前(通常是术后2~3个月)进行指检,此时狭窄通常比较柔软,并且在检查过程中容易扩大。而高位结直肠、结肠结肠或回结肠吻合口良性狭窄需要使用内镜下球囊扩张术治疗。如果这些措施无效,或者狭窄过紧、过长,则需要进行修复手术。然而,这样的修复手术难度较大,因为吻合口瘘会导致盆腔纤维化,且容易出现并发症。当非手术治疗无效且难以进行修复手术时,唯一的选择是进行永久性粪便改道。

二、术后肠梗阻

(1)原因　腹腔镜或机器人手术后多表现为术后早期炎症性肠梗阻,也可因术后系膜裂孔疝、腹膜内口嵌顿、肠道粘连导致肠梗阻,也可能是肿瘤在腹腔内复发引起的肠梗阻。

(2)临床表现　术后的炎症性肠梗阻,因切口小,术后腹胀与腹痛较轻,也没有明显的肛门停止排气、排便,病程较开腹所致肠梗阻短。术后系膜内疝,表现为剧烈腹痛。如果是肿瘤在腹腔内播散、种植形成的肠梗阻,通常患者随着时间的延长病情逐渐加重,由不全性肠梗阻逐渐进展成完全性肠梗阻,并且腹胀非常明显,伴有腹腔积液、腹水,以及严重低蛋白血症、恶病质等。

(3)预防　结肠手术后不必关闭系膜,因关闭不全反会导致小肠疝入其内。有报道因盆底关闭不全诱发的盆底腹膜裂孔疝。对女性患者可将子宫翻转覆盖盆底,常规将回肠末端铺盖至盆底最低处,后将所有小肠重叠排列。行腹膜外隧道式造口可预防造口旁疝,但腹腔内隧道内口不能关闭过紧,以免压迫肠管致肠梗阻。行超低位前切除术(LAR)吻合前检查小肠是否从系膜根部疝入左结肠旁沟,如有则需返纳。

(4)治疗　发生机械性肠梗阻应急诊手术,如系腹膜外隧道式造口腹膜内口处嵌顿可在腹腔镜下松解;如复发引起的肠梗阻,根据结直肠癌诊治指南进行规范放化疗及手术治疗。

三、感染

结直肠癌患者术后腔隙及器官感染的发生率约为 15%,院内获得性感染 40% 为尿路感染。其中,手术部位感染是术后最常见的感染部位,而腹腔感染是结直肠癌患者术后最严重的并发症之一。

(1)原因

1)患者自身因素及并存疾病的影响:高龄、严重肥胖、吸烟、晚期肠癌、合并梗阻的患者感染率更高。

2)手术及麻醉相关的因素:过多的创伤、侵入性操作、腹腔直接暴露在空气中、过长的手术时间、麻醉时间延长都会导致术中细菌移位、种植或污染创面,增加感染的风险。

3)腹部手术切口的疼痛会限制患者的呼吸,损伤肺的通气、换气功能,咳嗽时腹部疼痛使患者不能充分排痰,并且术后留置胃管和使用呼吸机进行机械通气等均属于侵入性操作,将口咽部细菌带到呼吸道,导致外源性细菌入侵体内,引发呼吸系统感染。

（2）防治措施：①控制肺部疾病；②调整患者术前不良状态；③术前肠道准备；④术前深呼吸和有效咳痰；⑤手术中气管插管不应该插得过深，以免插入单侧气管引起对侧肺不张，而且需要减少对肺组织的挤压；⑥麻醉方式选择硬膜外阻滞复合全身麻醉及充足氧供；⑦术后吸尽痰液，适度镇痛；⑧避免低体温；⑨预防尿路感染；⑩合理应用抗生素；⑪家属辅助患者坐起拍背、协助咳嗽排痰。

四、套管针孔疝

套管针（Trocar）孔疝称为套管针部位疝、孔口疝，是腹壁切口疝的一种类型。指腹腔内脏器通过 Trocar 孔部位疝到皮下间隙，甚至全层裂开疝到腹壁外可无症状，严重者可引起肠梗阻等临床表现。术后并发率为 0.14%～4%。重在预防，一旦发生无法自愈，外科治疗是唯一有效的手段。

（1）原因　脐周存在先天性缺损，或因手术造成筋膜缺损；套管孔≥10 mm；术中过度延伸戳孔；术后腹肌松弛，致腹内容物嵌入戳孔；全身营养状况不佳、低蛋白血症、长期使用糖皮质激素，伴糖尿病、切口感染、引流管固定线过早拆除等。

（2）临床表现：因疝内容物不同有很大差异，发病可在术后数小时至几个月不等。

1）无症状者：表现为戳孔周围皮下包块，其内多为突出大网膜。

2）有症状者：多为不完全性肠梗阻和完全性肠梗阻。

（3）诊断　术后出现不明原因机械性肠梗阻，要仔细检查腹壁戳孔，肥胖者常难以发现，应行全腹 CT 检查，多可早期明确诊断。

（4）预防　尽可能选择钝头圆锥形且直径小的套管；拔除套管前，确保腹肌松弛状态良好，排空腹腔内气体，避免创造一个真空致肠管嵌入戳孔内的机会；拔除套管后，应摆动腹壁，避免肠管或大网膜嵌入切口内；应用小口径穿刺套管所致腹壁缺损小，以减低其发生率；用鱼钩针缝合各戳口筋膜；拔除引流管后 7～9 天再拆线。

（5）治疗　明确诊断者，手术为唯一有效的手段。可沿着戳孔扩大切口，行疝返纳，修补缺损。对于出现绞窄性肠梗阻的患者，应立即手术切除坏死肠管。

五、性功能障碍

最近的研究表明，腹会阴切除术或直肠癌术后患者中有 15%～50%发生男性性功能障碍。性功能障碍的类型取决于神经损伤的种类。在高位结扎肠系膜下动脉时损伤上腹下神经（交感神经）丛，或在分离上部直肠系膜时损伤骶岬水平的腹下神经，可导致射精功能障碍，如逆行射精。这是腹会阴切除术后男性患者性功能障碍最常见的类型，也是最可能通过一段时间（6～12 个月）后自愈的类型。在侧向分离时损伤盆腔神经丛，或在分离之前的腔隙（腹腔或会阴部）时损伤勃起神经或海绵体神经，可能导致勃起功能障碍。

尽管女性的性功能障碍难以量化，但在腹会阴切除术或直肠癌术后也可以出现。它的特点是性交疼痛、阴道黏液分泌障碍和无法达到性高潮。女性术后性功能障碍的发生率比男性低,为 10%～20%。

六、乳糜瘘

(1)原因　损伤肠系膜上、下血管区损伤左、右腰干、肠干与乳糜池的概率较低,主要是在清扫淋巴结和裸化肠道时损伤了其分支较粗的淋巴管。根治性右半结肠切除术乳糜漏发病率显著高于根治性左半结肠切除术与直肠癌根治术,这可能与肠系膜上静脉周围有较多淋巴管分布有关。

(2)临床表现　无痛性、进行性加重的腹胀,腹腔引流液增加,呈乳白色或清水样;少数患者表现为急腹症;影像学检查提示腹腔内大量积液;应常规行引流液乳糜试验,阳性者可明确诊断。

(3)预防　在清扫肠系膜上血管周围软组织时,遇较大管道应用超声刀慢档切割。术毕在裸化的肠系膜上静脉周围喷洒医用胶,快速将肠系膜覆盖其上;行肠系膜下动脉根部清扫时,常规使用超声刀慢档切割,其周围通常有较大淋巴管,一旦发生乳糜漏,即很严重。

(4)治疗　保守治疗可采取全肠外营养(total parenteral nutrition,TPN)支持、应用生长抑素、延迟拔除腹腔引流管、腹胀严重者可行胃肠减压。当保守治疗 2 周后引流液量仍＞100 ml/d 考虑手术治疗。治疗终点判断:当腹水量＜100 ml/d(通常治疗 5 天左右),即使乳糜试验仍为阳性,仍能顺利拔除腹腔引流管而不复发。

七、直肠前切除综合征

低位直肠癌保肛手术后高达 60%～90% 的患者可能出现不同程度的肠道功能和肛门功能障碍。轻者表现为排便次数增多,严重者表现为大便失禁和粪便排空障碍。这种直肠前切除术后出现各种肠道功能改变引起的症状称为直肠前切除综合征(anterior resection syndrome,ARS)。

(1)原因　行术前放疗的患者;直肠切除术导致的肛门括约肌及盆腔内脏神经丛损伤、直肠结构受损和容量减少、直肠顺应性下降和吻合口狭窄;直肠协调功能障碍等。直肠切除后因结构改变、括约肌及支配神经损伤、肛管感觉减退、直肠容积降低以及直肠排粪反射下降等多种因素引起,以便急、便频和大便失禁等为主要表现,少部分患者可出现便秘或排粪困难等症状。

(2)防治　术前评估高危因素,术中注意保护神经及选择合适的吻合方式,可一定程度降低该并发症的发生;术后 1 周左右尽早开始示指扩肛;肛门逆行结肠灌洗;鼓励患者术后早期有意识地主动收缩锻炼括约肌,每天 2 次,每次 15 分钟。此外,部分研究显示 5-羟色胺受体阻断剂、骶神经刺激和生物反馈治疗对直肠前切除综合征也有一定的疗效。

(韦　烨　周仕钊)

第十三章

结直肠癌的辅助治疗及进展

第一节 结直肠癌辅助治疗的定义和原则

一、结直肠癌辅助治疗的定义

结直肠癌的辅助治疗是指结直肠癌根治性手术治疗之后,采用化疗、放疗或者放化疗的方式消灭体内残余的肿瘤细胞、微转移灶,从而降低结直肠癌肿瘤局部复发和远处脏器转移的风险,并且提高手术后的治愈率。

二、结直肠癌辅助化疗的原则

在实施辅助化疗之前,首先采用国际抗癌联盟(UICC)和美国癌症联合委员会(AJCC)联合发布的 2017 年第 8 版结直肠癌 TNM 分期,对于根治性手术治疗后拟接受辅助化疗的结直肠癌患者进行病理分期。

其中,对于病理分期为Ⅱ期的结直肠癌患者,还需要评估危险因素。临床上高危险因素是指包括如下任何一项:①T_4 期;②组织学分化差(分化 3~4 级);③肿瘤脉管浸润;④肿瘤神经浸润;⑤手术前出现肿瘤肠梗阻或者穿孔;⑥手术切缘安全距离不足;⑦手术后切缘阳性或者不明确;⑧送检标本检出淋巴结<12 枚。低危险因素是指肿瘤伴随错配修复缺陷(deficiency of mismatch repair,dMMR)或者微卫星高度不稳定(high microsatellite instability,MSI - H)。中危险因素是指既没有高危险因素,又没有低危险因素。

此外,结直肠癌错配修复(MMR)系统状态通常采用免疫组化的方法检测肿瘤组织中 4 个错配修复蛋白质的表达情况进行评价。dMMR 是指 4 个错配修复蛋白质,即 MLH1、MSH2、MSH6 和 PMS2,其中任何一个表达缺失,而错配修复正常(proficient mismatch repair,pMMR)是指 4 个蛋白质表达均阳性。结直肠癌微卫星不稳定(MSI)

通常采用聚合酶链反应（polymerase chain reaction，PCR）检测肿瘤组织中 5 个微卫星位点进行评价。MSI-H 是指 5 个检测位点，即 BAT25、BAT26、D5S346、D2S123 和 D17S250 中，2 个以上（含 2 个）不稳定；而微卫星低度不稳定（low microsatellite instability，MSI-L）是指 1 个检测位点不稳定；微卫星稳定（MSS）是指未检测到位点不稳定。由于 MSI 可以因为 MMR 的基因突变所导致的功能缺失产生，所以检测 MMR 可以反映 MSI 状态，临床上 dMMR 相当于 MSI-H，pMMR 相当于 MSI-L 或 MSS。

结直肠癌的辅助治疗遵循如下原则，其中"单药氟尿嘧啶化疗"是指口服卡培他滨或者持续静脉滴注氟尿嘧啶联合亚叶酸（5-FU/LV），联合化疗方案是指 CapeOX 或者 FOLFOX。

1）Ⅰ期（$T_{1\sim2}N_0M_0$）结直肠癌患者不推荐接受辅助治疗，仅观察随访。

2）Ⅱ期伴随低危险因素（$T_3N_0M_0$，并且 dMMR 或者 MSI-H）的结直肠癌患者不推荐接受辅助治疗，仅观察随访。

3）Ⅱ期伴随中危险因素（$T_3N_0M_0$，并且 pMMR 或者 MSI-L 或者 MSS，无高危险临床因素）的结直肠癌患者接受单药氟尿嘧啶化疗，或者观察随访。

4）Ⅱ期伴随高危险因素（$T_3N_0M_0$，并且 pMMR 或者 MSI-L 或者 MSS，有高危险临床因素；或者 $T_4N_0M_0$）的结直肠癌患者接受联合方案化疗，或者单药氟尿嘧啶化疗。

5）Ⅲ期（$T_{1\sim4}N_+M_0$）结直肠癌患者接受联合方案化疗。

此外，直肠癌的辅助放疗、辅助放化疗、新辅助放疗请参见"第十五章　直肠癌的新辅助治疗和辅助放疗及进展"等。

第二节　结直肠癌辅助治疗的要点

一、结直肠癌辅助化疗的开始时间

Biagi 等对近来 10 项研究共 15 410 例结直肠癌患者手术治疗后辅助化疗的起始时间和生存率关系进行系统回顾和荟萃分析，发现结直肠癌患者手术治疗后每 4 周延迟辅助化疗与 14% 的无病生存期（DFS）和总生存期（OS）相关。Sun 等对 7 794 例登记在美国国家癌症数据库的Ⅱ期和Ⅲ期结肠癌患者进行了一项回顾性分析，通过建立 Cox 比例风险模型计算发现，手术治疗之后延迟 44 天，即超过 6 周开始辅助治疗，每增加 1 周，生存率降低 7%。Bos 对荷兰 6 620 例Ⅲ期结直肠癌患者辅助化疗的起始时间和总体生存期进行多因素回归分析，结果同样提示手术治疗后超过 8 周开始辅助化疗与总体生存期降低相关。尽管这些报道大多是回顾性的，并且存在较大选择性偏倚，如肿瘤分期、治疗方案、手术治疗并发症推迟辅助治疗时间，但是也有观点认为结直肠癌辅助化疗开始时间的延迟，与患者高龄、因肠梗阻或肠穿孔接受急诊手术治疗、围手术期住院时间延长等有关。

通常情况下,临床上结直肠癌的辅助化疗在手术治疗后身体状态恢复时尽快进行,一般可以在手术治疗后 3 周左右开始。手术恢复期较长、体力状态较差的患者可以适当推迟开始时间,但不应迟于手术后 2 个月实施辅助化疗。

二、结直肠癌辅助化疗的治疗方案

一项来自 18 项随机研究的对 20 898 例结肠癌患者的荟萃分析,包含了 20 世纪 70—90 年代的临床研究,结果显示 5 - FU/LV 的辅助化疗对比单纯手术治疗可降低 Ⅱ 期和 Ⅲ 期结肠癌患者手术治疗后的复发率、提高 2 年内的 DFS,并且观察到在 8 年的随访时间内,接受辅助化疗的复发风险始终低于单纯手术治疗,因此,5 - FU/LV 是 Ⅱ 期和 Ⅲ 期结直肠癌患者辅助化疗基本的治疗方案。20 世纪末的 X - ACT 研究在 Ⅲ 期结肠癌患者辅助治疗中采用单药口服卡培他滨对比 5 - FU/LV,结果显示中位随访 6.9 年,两组在 DFS 和 OS 上相当,因此,卡培他滨在结直肠癌辅助治疗上具有和 5 - FU/LV 相同的地位。

在此基础上,奥沙利铂联合 5 - FU/LV 或卡培他滨是否可以进一步提高疗效呢? 欧洲 MOSAIC 研究(NCT00275210)比较了 FOLFOX 方案和 5 - FU/LV 在 2 246 例完全切除的 Ⅱ 期和 Ⅲ 期结肠癌患者辅助治疗中的疗效。中位随访 9.5 年后,在 Ⅲ 期结肠癌患者中,FOLFOX 对比 5 - FU/LV 的 5 年无病生存率为 66.4% $vs.$ 58.9%,10 年总体生存率为 67.1% $vs.$ 59.0%,10 年死亡风险降低 20%($HR = 0.8$,$P = 0.016$)。在真实世界中,收集 5 个观察性数据库来源的结直肠癌病例,结果提示奥沙利铂加入 5 - FU 的辅助治疗能够进一步提高 Ⅲ 期结肠癌患者的生存率。NO16968 研究(NCT00069121)比较了 Ⅲ 期结肠癌患者辅助治疗采用 CapeOX 方案对比 5 - FU/LV,结果显示两组的 7 年总体生存率为 73% $vs.$ 67%,CapeOX 能够降低 7 年死亡风险 17%($HR = 0.83$,$P = 0.04$)。此外,无论是对 4 个随机对照试验(NSABP C - 08、XELOXA、X - ACT 和 AVANT)的荟萃分析,还是对 ACCEMT 数据库中 12 233 例结肠癌(包括 C - 07、C - 08、N047、MOSAIC、XELOXA 研究)患者辅助化疗的回顾性分析,都显示出奥沙利铂与卡培他滨或 5 - FU/LV 联合应用可进一步提高 Ⅲ 期结肠癌患者手术治疗后的预后。另一方面,在一项 408 例的小样本的研究中(ANZCTR 12610000509066),在 Ⅲ 期和伴随高危险因素的 Ⅱ 期结直肠癌患者中,12 周期的 mFOLFOX6 和 8 周期的 CapeOX 方案辅助化疗,在中位随访 74.7 个月之后分析 3 年无病生存率(79.8% $vs.$ 79.5%,$P = 0.78$)和总体生存率(87.2% $vs.$ 86.9%,$P = 0.94$)没有统计学差异。

因此,临床上结直肠癌辅助化疗的单药氟尿嘧啶方案是指卡培他滨、5 - FU/LV,而联合化疗方案是指 CapeOX 和 FOLFOX。

三、结直肠癌辅助化疗的时长

IDEA 研究(NCT01308086)是一项综合全球范围的 6 项同时进行的 Ⅲ 期随机临床

试验并且纳入了 12 834 例Ⅲ期结肠癌患者,目的评价 CapeOX 或者 FOLFOX 方案的辅助化疗 3 个月对比 6 个月的非劣效性。在中位随访 72 个月之后,分析发现辅助化疗 3 个月对比 6 个月,5 年总体生存率为 82.4% $vs.$ 82.8%($HR = 1.02$,95% CI:0.95~1.11,$P = 0.058$),5 年无病生存率为 69.1% $vs.$ 70.8%($HR = 1.08$,95% CI:1.01~1.15,$P = 0.221$);长期 DFS 的风险比(hazard ratio,HR),CapeOX 对比 FOLFOX 分别为 0.98 和 1.16;5 年 OS 的 HR,CapeOX 对比 FOLFOX 分别为 0.96 和 1.07。尽管主要研究终点,即 3 个月对比 6 个月的 3 年无病生存率分别为 74.6%、75.5%($HR = 1.07$,95% CI:1.00~1.15,$P > 0.05$),没有到达预先规定的总体非劣效性临界值,但是在一些亚组中观察到非劣效性。例如,在Ⅲ期低风险亚组($T_{1\sim3}N_1M_0$)中,CapeOX 和 FOLFOX 治疗 3 个月($HR = 0.85$,95% CI:0.71~1.01,$P > 0.05$)的 DFS 不劣于治疗 6 个月($HR = 1.10$,95% CI:0.96~1.26,$P > 0.05$)。随之在报道的其中两个研究结果,即 TOSCA 试验和 HORG 试验中,前者提示对于Ⅱ期伴随高危险因素(除外 T_4)的结肠癌,CapeOX 治疗 3 个月和 6 个月的 5 年生存率相似,后者提示 3 年生存率FOLFOX 治疗 3 个月对比 6 个月为 76.7%、79.3%($HR = 1.21$,95% CI:0.54~2.70,$P > 0.05$),CapeOX 治疗为 85.4%、83.8%($HR = 0.99$,95% CI:0.59~1.67,$P > 0.05$)。重要的是,观察奥沙利铂所致的周围神经病变的毒性反应,采用 CapeOX 方案 3 个月对比 6 个月,3~5 级毒性反应明显减少(26% $vs.$ 40%,$P < 0.001$)。

目前,临床上结直肠癌辅助化疗总的治疗周期时长为 6 个月,然而基于 IDEA 研究结果的报道,Ⅱ期伴随高危险因素(除外 T_4)和Ⅲ期(仅 $T_{1\sim3}N_1M_0$)可以考虑 3 个月CapeOX 方案的辅助化疗。

四、Ⅱ期结直肠癌的辅助化疗

一项针对 25 个研究的系统回顾/荟萃分析提示辅助化疗能够提高Ⅱ期结肠癌 5 年无病生存率达到 81.4%,对比未接受辅助化疗者为 79.3%。QUASAR 研究(ISRCTN82375386)评价了 3 239 例Ⅱ期结直肠癌是否接受 5 - FU/LV 的辅助化疗能够带来生存获益,在中位随访 5.5 年后,观察发现辅助化疗组相对复发风险为 0.78(95% CI:0.67~0.91,$P = 0.001$),即未辅助化疗 5 年死亡率为 20% 时,5 - FU/LV 的辅助化疗能够提高生存率约 3.6%,虽然获益非常小,但是有统计学差异。由于QUASAR 研究中大约 64% 的患者送检淋巴结<12 枚,因此认为仅具有高危险因素的人群能够从辅助化疗中获益。然而,通过对真实世界中的数据进行分析,即对 15 311 例来自美国国家癌症数据的Ⅱ期结肠癌患者的观察,发现辅助化疗与生存率的提高呈正相关,尽管荷兰的一项针对 4 940 例高危Ⅱ期结肠癌的回顾分析提示辅助化疗仅能够提高 pT_4 期的生存率,3 年总生存率 91% $vs.$ 73%($HR = 0.43$,95% CI:0.28~0.66,$P > 0.05$)。

Ⅱ期结直肠癌手术后接受辅助化疗是否能够获益,需要通过评价临床危险因素对患者进行分层后实施。低危险因素、中危险因素的患者可能没有或者很少从辅助化疗中获益,高危险因素的患者可以从辅助化疗中获益。另一些其他的因素同样影响是否给予Ⅱ期结直肠癌患者辅助化疗,比如错配修复系统或者微卫星状态。PETACC-3研究(NCT00026273)中肿瘤 MSI-H 状态在Ⅱ期和Ⅲ期结肠癌中的比例分别为 22% 和 12%;一项来自 820 例晚期结直肠癌的研究发现,肿瘤 MSI-H 状态在Ⅳ期患者中的比例为 3.5%,提示结肠癌伴随 MSI-H(dMMR)可能与肿瘤转移的发生率降低相关。此外,大量研究提示,肿瘤 MSI-H 状态或者 MMR 蛋白质表达缺失是Ⅱ期结肠癌较好预后的分子标志物。不仅如此,这些研究中还发现了肿瘤 MSI-L 状态或者 MMR 蛋白质的表达,是Ⅱ期结肠癌接受单药氟尿嘧啶类药物疗效较好的预测标志物。例如,Ribic 报道了 MSI-H 的Ⅱ期结肠癌没有从单药氟尿嘧啶类药物的辅助化疗中显示出生存获益,甚至 5 年生存率低于单独接受手术治疗的患者;Sargent 等的回顾性分析提示,氟尿嘧啶类的辅助化疗对 dMMR 状态的Ⅱ期结肠癌的生存甚至有损害;另一些从 QUASAR、CALGB 9581(NCT00897429)、89803(NCT00003835)等研究中,分析了 *KRAS*、*BRAF*、染色体 18q 杂合性缺失等标志物对于Ⅱ期或者Ⅲ期结肠癌的预测价值,发现 dMRR 状态可能更具有提示患者肿瘤预后的临床意义。

在化疗方案方面,针对 MOSAIC 试验中Ⅱ期结肠癌患者辅助治疗进行的一项事后探索性分析结果显示,在 6 年的随访中 FOLFOX 方案对比 5-FU/LV 没有显著的 DFS 获益($HR = 0.84$,95% CI:0.62~1.14,$P = 0.258$),并且 10 年生存率分别为 79.5% 和 78.4%($HR = 1.00$,$P = 0.98$),无统计学差异。

因此,Ⅱ期结直肠癌的辅助化疗,需要评价危险因素、错配修复状态、微卫星状态后对患者进行肿瘤复发风险的评价并且分层后制定执行。从奥沙利铂所致的外周神经毒性反应的角度考虑,FOLFOX 方案可能不适合无高危因素的Ⅱ期结肠癌辅助化疗。

五、老年患者的辅助化疗

尽管临床试验很少纳入老年人群进行研究,结直肠癌高年龄患者接受辅助化疗的有效性和安全性并没有充足的循证医学数据支持,但基于人群的观察性分析支持老年患者从辅助化疗中获益。Hanna 等对 7 263 例Ⅲ期年龄＞65 岁的结肠癌患者进行了回顾性分析,发现 5-FU/LV 的辅助化疗可以提高总生存率($HR = 0.7$,$P < 0.001$)。Sanoff 等对 5 489 例登记的年龄＞75 岁的Ⅲ期结肠癌患者采用统计模型进行综合分析,发现辅助化疗的实施随着年龄升高而下降,并且对该人群具有生存获益($HR = 0.60$,95% CI:0.53~0.68,$P < 0.05$)。

在老年结肠癌患者单药氟尿嘧啶的基础上增加奥沙利铂能否进一步提高辅助化疗的疗效呢? 一项针对 ACCENT 数据库中 7 个辅助化疗的试验中 11 953 例结肠癌患者的综合分析,提示在 70 岁以上的结肠癌患者中奥沙利铂联合氟尿嘧啶生存获益有下降趋势,但没有达到统计学差异。同样地,Yothers 报道了 NSABP C-07 研究(NCT00004931)中的亚组分析结果,在 396 例年龄≥70 岁的Ⅱ期和Ⅲ期结肠癌患者中,在 5-FU/LV 的基础上增加奥沙利铂总体生存期没有获益,甚至表现出下降

($HR = 1.18$,95% CI:0.86~1.62,$P > 0.05$)。Tournigand 分析了 MOSAIC 中 315 例年龄为 70~75 岁的老年结肠癌患者,FOLFOX 方案对比 5-FU/LV 在 DFS($HR = 0.93$,95% CI:0.64~1.35,$P > 0.05$)和 OS($HR = 1.10$,95% CI:0.73~1.65,$P > 0.05$)上没有达到统计学上的获益。最近报道,Rosati 针对 IDEA 协作项目中的Ⅲ期 TOSCA 研究中 693 例老龄患者进行亚组分析,在经过体力状态、肿瘤部位、临床不良事件、剂量下调、治疗中断、复发率等多因素分析后,年龄 > 70 岁对比 < 70 岁的患者,在 DFS 上没有显著差别($HR = 1.19$,95% CI:0.98~1.44,$P = 0.082$)。通过对 ACCENT 数据库中 25 项临床试验 37 568 例患者针对结肠癌手术治疗和辅助化疗治疗后出现早期死亡情况的荟萃分析,尽管辅助化疗后早期死亡风险和年龄升高呈正相关($P < 0.001$),但是 80 岁的患者 30 天死亡率仅约 1.8%,提示即使是老年结肠癌患者,接受辅助化疗的早期绝对死亡风险较小。

因此,老年结直肠患者在手术治疗之后,接受单药氟尿嘧啶为基础的辅助化疗的生存获益和风险与年轻患者相当。但是,在 70 岁以上的老年结肠癌患者中,5-FU/LV 的基础上联合奥沙利铂的辅助化疗,目前没有临床证据支持能够进一步获益。

六、不推荐采用的结直肠癌辅助化疗方案和药物

CALGB 89803(NCT00003835)研究在 5-FU/LV 作为Ⅲ期结肠癌的标准辅助化疗的基础上,观察每周静脉推注伊立替康联合 5-FU/LV 的 IFL 方案,是否能够进一步提高Ⅲ期结肠癌患者手术治疗后的 DFS 和 OS。结果提示:IFL 方案和 5-FU/LV 两组之间的 DFS 和 OS 没有统计学差异;在不良反应方面,添加了伊立替康后的 IFL 方案增加了胃肠道反应、中性粒细胞减少、中性粒细胞减少性发热、血栓栓塞事件和死亡。类似的,一项注册试验(ACTRN1261000048077)的结果同样显示出静脉推注伊立替康并不能进一步提高 5-FU/LV 作为辅助化疗在Ⅲ期结肠癌患者手术治疗后的 DFS 和 OS,并且徒增白细胞减少和中性粒细胞减少的发生率。PETACC - 3 研究(NCT00026273)将伊立替康改为静脉输注的方式联合 5-FU/LV(即 FOLFIRI 方案)对比 5-FU/LV 进行辅助化疗,结果提示中位随访 66.3 个月后,Ⅲ期结直肠癌患者的 5 年无病生存率(56.7% $vs.$ 54.3%,$P = 0.106$)和 5 年总生存率(73.6% $vs.$ 71.3%,$P = 0.094$)没有统计学差异,但 FOLFIRI 方案带来更多的胃肠道毒性反应和中性粒细胞减少。FNCLCC Accord02 研究(NCT00005979)在Ⅲ期结肠癌尤其是伴随 T_4、N_2 这类具有较高复发转移风险的患者中,比较了 FOLFIRI 方案和 5-FU/LV 作为辅助化疗治疗是否降低患者的复发转移并且提高生存率,结果显示联合伊立替康并没有改善 3 年无病生存率(51% $vs.$ 60%,$P > 0.05$)和 5 年总生存率(61% $vs.$ 67%,$P > 0.05$)。因此,临床研究数据不支持使用含伊立替康的方案作为结肠癌的辅助治疗。

Ⅲ期的 NCCTG 组间试验 N0147(NCT00079274)比较了西妥昔单抗联合 FOLFOX 方案是否能够使得Ⅲ期 $KRAS$ 野生型结肠癌患者辅助治疗获益,在中位随访 28 个月后,加入西妥昔单抗的 FOLFOX 方案对比单独使用 FOLFOX 方案 3 年无病生

存率分别为 71.5% 和 74.6%（$HR=1.21$，95% CI:0.98～1.49，$P=0.08$），提示西妥昔单抗并不能进一步提高无病生存率，并且在所有使用西妥昔单抗的亚组中观察到相对更多的 3/4 级不良事件。PETACC-8 研究（NCT00265811）对来自欧洲的 1602 例Ⅲ期结肠癌患者进行西妥昔单抗联合 FOLFOX 方案或者 FOLFOX 方案的辅助化疗，在中位随访 3.3 年后，在 KRAS 第 2 外显子野生型的亚组人群中（$n=984$），两组患者的 DFS 没有统计学差异（$HR=0.99$，95% CI:0.76～1.28，$P>0.05$），而西妥昔单抗增加了 3/4 级的痤疮样皮疹、腹泻、口腔黏膜炎。因此，临床研究数据不支持采用联合西妥昔单抗方案的辅助化疗能够进一步提高疗效并且使患者获益。

NSABP C-07 研究（NCT00096278）评价了在Ⅱ期、Ⅲ期结肠癌患者中贝伐珠单抗联合 FOLFOX 方案作为辅助化疗的有效性和安全性，在中位随访 35.6 个月后，FOLFOX 方案上加贝伐珠单抗并没有进一步提高 3 年 DFS（$HR=0.89$，95% CI:0.76～1.04，$P>0.05$），经过 5 年随访也没有 OS 的差异（$HR=0.95$，95%CI:0.79～1.13，$P>0.05$）。AVANT 研究（NCT00112918）评价了Ⅲ期结肠癌患者辅助化疗中贝伐珠单抗加入奥沙利铂为基础的治疗方案的疗效，中位随访 6.73 年，FOLFOX 方案、FOLFOX 方案联合贝伐珠单抗和 CapeOX 方案联合贝伐珠单抗的 5 年无病生存率为 73.2%、68.5% 和 71.0%（$P>0.05$），10 年总生存率为 74.6%、67.2% 和 69.9%（$P<0.05$），因此贝伐珠单抗加入辅助化疗中不能使得Ⅲ患者生存获益。QUASAR 研究（NCT00005586）评价了 1941 例高危Ⅱ期和Ⅲ期结直肠癌患者手术后接受贝伐珠单抗联合卡培他滨或单独卡培他滨方案的辅助化疗，在中位随访 4.92 年后，两组的 3 年无病生存率没有统计学的差异（75.4% $vs.$ 78.4%，$HR=1.06$，95% CI:0.89～1.25，$P>0.05$），提示含贝伐珠单抗的结直肠癌辅助化疗同样没有进一步带来生存获益。

因此，除非Ⅱ期和Ⅲ期结直肠癌患者在手术治疗后参加临床研究，目前在辅助化疗的方案中，不应该包括伊立替康、西妥昔单抗、贝伐珠单抗等药物。

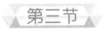 第三节　结直肠癌辅助治疗的进展和热点问题

一、结直肠癌新辅助化疗的进展

肿瘤患者接受新辅助化疗联合手术治疗的围手术期治疗模式具有许多优点，不仅能够降低手术后病理分期、消灭潜在的微转移病灶、提高手术切除率和治愈率，而且能够观察到肿瘤经过药物治疗后生物学变化以及药物敏感性等。那么进展期结直肠的标准治疗方式是首选根治性手术切除，新辅助化疗能否在手术治疗基础上进一步提高疗效，从而改变治疗模式呢？

PRODIGE 22 研究（NCT01442649）是一项多中心随机对照的Ⅱ期研究，评价了 T_3 期伴随高危因素、T_4 期、N_2 期结肠癌患者接受手术前 4 周期 FOLFOX 方案化疗、手术

后 8 周期 FOLFOX 方案的围手术期化疗对比仅手术后 12 周期 FOLFOX 方案辅助化疗,在病理学肿瘤消退分级(TRG)、药物治疗毒性反应、围手术期并发症等方面的差别,同时在 *RAS* 基因野生型的患者中,增加了围手术期西妥昔单抗联合 FOLFOX 方案的研究治疗组。共纳入 120 例患者,在中期分析中由于发现西妥昔单抗联合 FOLFOX 方案因为缺乏疗效遂停止该研究组。对最终的 104 例患者进行意向性分析,结果提示围手术期 FOLFOX 方案辅助化疗在病理反应率上没有统计学差异,但是与显著的病理学肿瘤缩退相关,并且围手术期化疗联合手术治疗后能够降低肿瘤分期,在中位随访 54.3 个月时,两组的 3 年总生存率均为 90.4%($HR = 0.85$),3 年无疾病生存率、无复发生存率和复发率分别为 76.8% 和 69.2%($HR = 0.94$)、73% 和 69.2%($HR = 0.86$)、82% 和 72%($HR = 0.67$)。在另一项随机Ⅲ期的 FOxTROT 研究(ISRCTN87153246)中,评价 T_3 期(侵犯固有肌层 $\geqslant 5$ mm)或者 T_4 期结肠癌患者在手术前给予 3 周期 FOLFOX 方案新辅助化疗联合手术后 9 周期 FOLFOX 方案辅助化疗对比手术后 12 周期 FOLFOX 方案辅助化疗的安全性和有效性。结果发现新辅助化疗组中 99 例患者在化疗后均获得了手术治疗,新辅助化疗没有增加手术的并发症率,并且毒性反应可以接受、新辅助化疗能够缩短总化疗的疗程。2019 年报道了 FOxTROT 研究(NCT00647530)的结果,即手术前实施 FOLFOX 方案新辅助化疗,使得 59% 的患者出现组织学肿瘤退化,其中 4% 出现病理完全缓解,新辅助化疗对比辅助化疗能够使组织学分期下降,并且提高手术的完全切除率($P < 0.05$);此外,手术治疗前的新辅助化疗能够降低 2 年复发率,但是对比标准的手术治疗联合辅助化疗,该差异无统计学意义(14% *vs.* 18%;$HR = 0.77$,$P < 0.05$)。

Chegong 等对结肠癌中 5 项随机对照试验和 2 项观察性研究进行了荟萃分析,研究组为新辅助化疗,对照组为辅助化疗,选择包括总体生存期、无病生存期、R_0 切除率、围手术期并发症、化疗不良反应等指标进行评价,结果提示新辅助化疗在总体生存率($HR = 0.76$,95% CI:0.65~0.89,$P < 0.001$)和无病生存期($HR = 0.74$,95% CI:0.58~0.95,$P < 0.05$)有统计学意义的改善,但是两者手术 R_0 切除率相当($ORR = 1.86$,95% CI:0.95~3.62,$P > 0.05$),手术所导致的腹部感染($RR = 1.14$,95% CI:0.59~2.18,$P > 0.05$)和吻合口漏($RR = 0.83$,95% CI:0.53~1.31,$P > 0.05$)发生率没有差别,两组患者围手术期其他并发症的风险、化疗并发症的风险也没有差异。

尽管结肠癌的新辅助化疗具有一定的可行性,但是包括新辅助化疗的药物方案、影像学评价方式和分期、新辅助化疗期间发生肿瘤进展和转移导致原发灶失去根治性手术机会等方面的临床问题,需要开展更多的随机对照研究,并为该治疗模式和治疗策略实施提供支持的证据。

二、结直肠癌辅助化疗标志物的研究进展

对于一些可能影响Ⅱ期、Ⅲ期结直肠癌辅助化疗决策和方案制定的因素,特别是评价并且开发可能的预后或者预测标志物的工作同样正在进行中。

　　通过定量基因检测法,对 QUASAR 研究(NCT00005586)中的 Ⅱ 期结肠癌石蜡标本提取 RNA 后检测 5 个和肿瘤相关的基因表达量,计算出复发风险评分(risk score, RS)和治疗评分(treatment score, TS),通过 RS 将人群分为低风险、中风险、高风险后,相关性分析得到复发风险分别为 12%、18% 和 22%,而 TS 不能提示辅助化疗的获益。RS 同样在 NSABP C-07 研究中 892 例石蜡固定的样本中进行了检测和评估,结果提示奥沙利铂辅助化疗的获益随着评分增加而提高,尤其是在 Ⅱ 期和 Ⅲ A/B 期患者中。另外,对 CALGB 9581 研究(NCT00897429)中的 1713 例 Ⅱ 期结肠癌的 690 个石蜡包埋的样本进行 PCR 定量检测获得基于 12 个基因的 RS,分析结果提示 RS 与复发风险显著相关($P = 0.013$)。Salazar 等对 188 例结直肠癌的新鲜冷冻组织样本表达谱微阵列筛选,确定一组最佳的 18 个基因构建的预后分析模型,将患者分类为高风险和低风险患者,两者的 5 年无复发生存率为 67.2%、87.6%;在 Ⅱ 期疾病患者中,高风险组和低风险组之间复发的 HR 为 3.34($P = 0.017$)。另一方面,由 634 个探针组成的 DNA 微阵列在 215 例 Ⅱ 期手术治疗后的结肠癌患者中进行检测并建立预测模型,由 144 个样本组成的独立验证集中,模型识别出高危患者,复发的 HR 为 2.53($P<0.001$),癌症相关死亡的 HR 为 2.21($P<0.01$),并且该预测模型独立于已知的其他影响预后的因素($P<0.01$)。在 CALGB9851(NCT00897429)研究中,同样通过微阵列检测建立风险评分模型,以鉴别 Ⅱ 期结肠癌患者中具有高复发风险的患者,结果提示高风险患者的无复发间隔时间较短($HR = 2.13$, $95\%CI$:$81.5\sim93.7$, $P<0.01$),并且该模型联合传统的临床标志物使用,可以进一步提示患者的预后。

　　循环肿瘤 DNA(circulating tumor DNA, ctDNA)是一种无细胞状态的胞外 DNA 分子,存在于血液、滑膜液和脑脊液等体液中,其主要是由单链或双链 DNA 以及单链与双链 DNA 的混合物组成,是一种高敏感性、高特异性的肿瘤标志物。由于 ctDNA 来自肿瘤细胞基因组突变,且分子半衰期短,临床上能够一定程度反映当前人体内肿瘤的情况。一项针对 135 例 Ⅰ 至 Ⅲ 期结直肠癌患者的前瞻性多中心研究,在手术治疗前、手术治疗后、辅助化疗前、辅助化疗后对外周血采用二代测序(next-generation sequencing, NGS)方法检测 ctDNA 并且评价其检出率和肿瘤复发的关系。术后 30 天,ctDNA 阳性患者复发的可能性是 ctDNA 阴性患者的 7 倍($HR = 7.2$, $95\%CI$:$2.7\sim19.0$, $P<0.001$),辅助化疗后 ctDNA 阳性患者不久后复发的可能性增加 17 倍($HR = 17.5$, $95\% CI$:$5.4\sim56.5$, $P<0.001$)。ctDNA 阳性患者发生疾病复发的可能性是 ctDNA 阴性患者的 40 倍以上($HR = 43.5$, $95\% CI$:$9.8\sim193.5$, $P<0.001$),多因素分析提示 ctDNA 的状态均与肿瘤复发转移独立相关。在标准放射影像学检查确诊疾病复发之前,ctDNA 可以提前 16.5 个月被检测到(中位 8.7 个月,范围 0.8~16.5 个月)。另一项研究纳入 150 例诊断为进展期结肠癌病例,通过 NGS 检测 ctDNA,评价患者是否接受辅助化疗不足或者过度,结果提示在手术后和随访期间检测到 ctDNA 和较差的 DFS 相关($HR = 17.56$, $P<0.001$),多因素分析提示 ctDNA 是较差 DFS 的独立预测因子。此外,在接受辅助化疗过程中,检测到 ctDNA 与早期复发相关($HR = 10.02$,

$P<0.001$），并且能够早于影像学确诊前大约 11.5 个月被检测到。在一项 96 例Ⅲ期结直肠癌患者手术后和辅助化疗结束后，检测 ctDNA 评价复发转移风险的研究中，发现手术治疗后检测到 ctDNA 与无复发生存率降低相关（$HR=3.8$，95% CI：2.4~21.0，$P<0.001$）；在辅助化疗后可检测到 ctDNA 的人群，3 年无复发率为 30%，未检测到 ctDNA 的人群为 77%（$HR=6.8$，95% CI：11.0~157.0，$P<0.001$），提示辅助化疗后检测 ctDNA 可以甄别出仍具有较高复发转移风险的肿瘤患者。

肿瘤微环境，尤其是以肿瘤免疫浸润为特征的变化，与Ⅲ期结肠癌患者的总体预后和辅助化疗后复发转移风险相关。在一项评价 763 例接受根治性手术切除后的Ⅲ期结肠癌，采用数字病理学的方法对结肠癌浸润边缘中的 CD3$^+$、CD8$^+$ T 细胞的浸润程度进行评价后得到免疫评分（immunoscore，IS），并且对 IS 的高低和辅助化疗后的复发时间（time to recurrence，TTR）、OS、DFS 等进行相关性分析。结果提示，低、中、高 IS 的患者，3 年无复发率为 56.9%、65.9%、76.4%；高 IS 的患者具有较长的 TTR，并且和 OS、DFS 呈正相关。在高复发风险（$HR=0.42$，95% CI：0.25~0.67，$P<0.001$）和低复发风险（$HR=0.5$，95% CI：0.33~0.77，$P<0.01$）的Ⅲ期结肠癌患者组中，高 IS 和辅助化疗的获益相关，而低 IS 组中没有观察到这个现象。因此，肿瘤免疫浸润可以提示Ⅲ期结肠癌的预后，并且高免疫浸润程度患者可以从辅助化疗中得到更大的生存获益。Yomoda 等在 132 例手术治疗后的结直肠癌样本中采用免疫组化的方法评价 PD‑L1、CD3、CD8、CD68、CD163 等表达强度计算得出的 IS，分析提示评分为 3~4 分的高 IS 组，在总体生存率（$P<0.05$）和无复发生存率（$P<0.05$）上优于评分为 0~2 分的低 IS 组，并且 IS 评分高低和 PD‑L1 的表达呈正相关（$P<0.01$）。

对于结直肠癌本身分子生物学检测，包括采用液态活检方式检测循环标志物，或者对于结直肠癌微环境、免疫浸润状态的评价，可以提示结直肠癌患者手术治疗后肿瘤复发转移的风险，但是是否能够成为临床上结直肠癌实施手术后辅助化疗的依据，还需要更多相关研究进行论证和确定。

（梁　立　刘天舒）

第十四章

结直肠癌肝转移的诊疗与进展

恶性肿瘤流行病学调查显示,结直肠癌(CRC)占全球恶性肿瘤发病率第3位、死亡率第2位。结直肠癌肝转移(colorectal liver metastasis,CRLM)是结直肠癌患者最主要的死亡原因。不容乐观的是,有15%~25%的结直肠癌患者在确诊时即合并有肝转移,而另15%~25%的患者将在结直肠癌原发灶根治术后发生肝转移,其中绝大多数(80%~90%)肝转移灶初始无法获得根治性切除。未经治疗的结直肠癌肝转移患者的中位生存期仅6.9个月,无法切除患者的5年生存率<5%,而肝转移灶能完全切除[或可以达到无疾病证据(no evidence of disease,NED)状态]患者的中位生存期为35个月,5年生存率可达30%~57%。所以,防治结直肠癌肝转移一直是结直肠癌诊疗的焦点所在。近年来,随着"精准化治疗"和"规范化治疗"理念的深入人心,诊治理论得以推陈出新,治疗技术得以迅速发展,广大结直肠癌患者得以进一步获益。现结合国际最新诊疗理念和进展,对结直肠癌肝转移的诊疗与新进展予以总结和讨论。

第一节 多学科团队诊疗模式

多学科团队(MDT)诊疗模式是结直肠癌肝转移诊疗的有效管理手段,中国临床肿瘤学会(Chinese Society of Clinical Oncology,CSCO)《结直肠癌诊疗指南》将 MDT 诊疗模式定为结直肠癌诊疗总则,推荐将转移性结直肠癌患者的诊疗纳入 MDT 管理。MDT 应该由结直肠外科、肝胆外科、肿瘤内科、影像科和放射治疗科等多个学科的专家组成。在 MDT 诊疗过程中,专家们以患者个体为中心,整体评估单个患者的全身状况和肿瘤状态,结合现有治疗手段,共同商讨并制定适合患者的全程管理策略。MDT 治疗模式可以减少个体医生做出的不完善决策,其重要作用还包括:①更精确的疾病分期;②减少治疗混乱和延误;③更个性化的评估体系和治疗;④更好的治疗衔接;⑤更高的生活质量;⑥最佳的临床和生存获益;⑦最优的卫生经济学。MDT 诊疗模式不仅尊重患者的个体特征,体现精准化治疗,更是遵循了规范化治疗的原则。MDT 诊疗模式使得"精准治疗"得以规范化,使得"规范治疗"得以精准化,保证了诊疗策略最优化,患者生存获益最大化。

第二节 结直肠癌肝转移的诊断

一、结直肠癌确诊时肝转移的诊断常规

对已确诊结直肠癌的患者,除进行血清癌胚抗原(CEA)、糖类抗原 19 - 9(CA19 - 9)等肿瘤标志物检查、病理分期评估外,应常规进行肝脏超声和腹部增强 CT 等影像学筛查以诊断肝脏转移瘤。对于超声或 CT 影像学高度怀疑但不能确诊的患者可加血清甲胎蛋白(AFP)、肝脏超声造影和肝脏 MRI 平扫及增强检查,临床有需要时可行肝脏细胞特异性造影剂增强 MRI 检查。PET/CT 检查不作为常规推荐,可在病情需要时酌情应用。肝转移灶的经皮针刺活检仅限于病情需要时应用。结直肠癌手术中必须常规探查肝脏以进一步排除肝转移的可能,对可疑的肝脏结节可行术中超声检查,必要时考虑同步切除或术中活检。

二、结直肠癌及其肝转移的相关基因检测

1. *RAS* 检测

推荐所有结直肠癌肝转移的患者均进行 *KRAS* 第 2、3、4 外显子以及 *NRAS* 第 2、3、4 外显子的检测。*RAS* 基因是否突变不仅具有预后意义,更是预测抗 EGFR 治疗有效性的重要生物学标志物。

2. *BRAF* 检测

推荐结直肠癌肝转移患者进行 *BRAF V600E* 突变检测,作为预后的评估指标以及疗效预测因子,以指导治疗方案选择。

3. 错配修复(MMR)基因/微卫星不稳定(MSI)检测

推荐结直肠癌患者均进行 MMR、MSI 检测,以便更精准地制定治疗策略。采用聚合酶链反应(PCR)方法比较肿瘤组织与正常组织中微卫星序列长度的差异检测微卫星状态,是 MSI 检测的金标准。免疫组化检测 MMR 的蛋白质表达(包括 MLH1、MSH2、MSH6 和 PMS2),因简便快捷已成为目前最常用的检测方式,可达到与 PCR 检测 90% 以上的一致率。

4. *UGT1A1* 检测

UGT1A1 是伊立替康的药物代谢酶,其基因的多样性会显著影响该酶的活性。非野生型的 *UGT1A1* 患者接受伊立替康化疗,可能会增加Ⅲ度以上骨髓抑制以及腹泻的风险。

5. *HER2 检测*

在标准治疗失败的转移性结直肠癌患者中,抗人表皮生长因子 2(human epidermal growth factor receptor 2,HER2)治疗逐渐受到重视,建议转移性结直肠癌患者进行 *HER2 检测*,为晚期患者后线治疗的临床决策提供依据。*HER2 检测*可采用免疫组化和荧光原位杂交(fluorescence in situ hybridization,FISH)或者二代测序(NGS)的方法,但其在结直肠癌组织中阳性的判断标准目前还没有经过权威机构认证,可参考乳腺癌相关评估流程及标准进行。

6. 其他

NGS 检测肿瘤突变负荷(tumor mutational burden,TMB)、程序性死亡蛋白配体-1(PD-L1)、神经营养受体酪氨酸激酶(neurotrophic receptor tyrosine kinase,NTRK)融合基因等,均可作为潜在的预测免疫治疗或靶向药物治疗疗效的生物标志物。

结直肠癌原发灶和肝转移灶的基因状态大多无差别,对于无法获取肿瘤组织进行检测时可考虑液态活检技术。

第三节　患者分类和治疗目标的精准化

针对结肠癌肝转移,MDT 可根据患者的体力状况、年龄、器官功能、并发症等进行评估和分类,以确认不同的治疗目标,最后给予患者最合理的检查和最恰当的综合治疗方案。

一、全身状况

欧洲肿瘤内科学会(ESMO)《ESMO 转移性结直肠癌诊疗共识指南》和《中国结直肠癌肝转移诊断和综合治疗指南》(2020 版)体现"以人为本"的理念。两项指南均指出 MDT 应根据患者年龄、体力状态、器官功能及并发症等情况评估患者是否适合(fit or unfit)强烈治疗:①全身状况较差,不适合强烈治疗者,应以"提高生活质量并尽量延长生存"为治疗目标,建议低毒性的化疗方案(如 5-FU 单药±贝伐珠单抗方案)或最佳支持治疗。如全身状况改善,可考虑再行强烈治疗。②全身状况较好,适合强烈治疗者,应争取达到治愈性无疾病状态。MDT 则需根据患者疾病状态分类,确定相应的治疗目标,制定"量身定制"的治疗策略。

二、疾病状态

对于全身状况较好,适合强烈治疗的患者,根据患者疾病状态,可有以下分类和治疗目标:①MDT 评估初始可达到 NED 或可 R_0 切除者,治疗目标应该是达到治愈。手术难度不大者,应采取手术治疗为核心的治疗策略;手术难度较大者,可考虑系统化疗联合局部毁损性治疗(local ablative treatment,LAT)等综合治疗措施。②MDT 评估初始不是 NED 或不可 R_0 切除,但经转化治疗有望获得 NED 或 R_0 切除者,其治疗目标主要是将不可手术者转化为可手术切除。因此,需考虑积极的治疗措施去缩小转移灶体积或争取保留更多的术后残肝体积。③MDT 评估始终不能达到 NED 或不可 R_0 切除者,治疗目标则为控制疾病进展。治疗策略应采用安全性可控和疗效可观的治疗措施。

根据患者"病"的特征和"人"的状态进行分类,确定相应的治疗目标,可有效制定适合患者的治疗策略,达到"分而治之"和"因病施治"的治疗效果。患者分类不当,治疗目标胡乱确定或随意改变,都会导致患者获益受限。

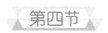 第四节　结直肠癌肝转移外科手术治疗及其他毁损治疗

一、外科手术治疗

手术完全切除肝转移灶仍是目前能治愈结直肠癌肝转移的最佳方法,故符合条件的患者均应在适当的时候接受手术治疗。部分最初肝转移灶无法切除的患者经治疗后转化为可切除病灶时也应适时接受手术治疗。

1. 外科手术治疗的适应证和禁忌证

(1) 适应证　是否适合手术切除的标准一直在演变,但适应证主要从以下 3 个方面来判断:①结直肠癌原发灶能够或已经根治性切除;②根据肝脏解剖学基础和病灶范围,肝转移灶可完全(R_0)切除,且要求保留足够的功能性肝组织(肝脏残留容积≥30%,采用三维数字成像技术等有助于评估残肝体积);③患者全身状况允许,没有不可切除或毁损的肝外转移病变,或仅为肺部结节性病灶,但不影响肝转移灶切除决策的患者。

(2) 禁忌证　①结直肠癌原发灶不能取得根治性切除;②出现不能切除的肝外转移;③预计术后残余肝脏容积不够;④患者全身状况不能耐受手术。

随着技术的进步,肝转移灶的大小、数目、部位等已不再是影响判断结直肠癌肝转移患者是否适宜手术的单一决定因素。另外,当前的文献资料已经将切缘不足 1 cm、可切除的肝门淋巴结转移、可切除的肝外转移病灶(包括肺、腹腔转移灶)等也纳入了适宜手术切除的范畴。

2. 结直肠癌确诊时合并肝转移的手术治疗

(1) 结直肠癌原发灶和肝转移灶一期同步切除　在肝转移灶小、且多位于周边或局限于半肝,肝切除量<50%,肝门部淋巴结、腹腔或其他远处转移均可手术切除的患者,建议一期同步切除。有研究认为,一期同步切除肝转移灶和原发性结直肠癌病灶手术的并发症发生率和死亡率可能高于二期分阶段手术,故在患者的选择上应较为慎重,尤其是需要在两切口下完成的同步手术。急诊手术由于缺少完备的术前检查资料和较高的感染率,不推荐原发性结直肠癌和肝脏转移病灶一期同步切除。

（2）结直肠癌原发灶和肝转移灶二期分阶段切除 术前评估不能满足一期同步切除条件的患者，可以先手术切除结直肠癌原发病灶，二期分阶段切除肝转移灶，时机选择在结直肠癌根治术后 4～6 周；若在肝转移灶手术前进行系统性治疗，肝转移灶的切除可延至原发灶切除后 3 个月内进行。可根治的复发性结直肠癌伴有可切除肝转移灶的治疗按结直肠癌确诊时合并肝转移处理，但倾向于进行二期分阶段切除肝转移灶。先切除肝转移灶、再切除结直肠原发灶的"肝优先模式"（liver first approach）也已开展应用，其手术的并发症发生率、死亡率和 5 年生存率均与传统模式的二期分阶段切除相同。

3. 结直肠癌根治术后发生肝转移的手术治疗

既往结直肠原发灶为根治性切除且不伴有原发灶复发，肝转移灶能完全切除且肝切除量＜70％（无肝硬化者），应予以手术切除肝转移灶，也可考虑先行新辅助治疗。诊断结直肠癌根治术后发生肝转移应当有两项以上的影像学检查依据，包括肝脏超声、增强 CT 及 MRI 等，必要时可结合 PET/CT 扫描以确定病变的范围和有无肝外转移，从而避免不必要的手术治疗。

4. 肝转移灶手术方式的选择

1）肝转移灶切除后至少保留 3 条肝静脉中的 1 条且残肝容积≥40％（同时性肝切除）或≥30％（异时性肝切除）。转移灶的手术切除应符合 R_0 原则，切缘至少＞1 mm。

2）如是局限于左半或右半肝的较大肝转移灶且无肝硬化者，可行规则的半肝切除。

3）建议在肝转移手术时采用术中超声或超声造影检查，有助于发现术前影像学检查未能诊断的肝转移病灶。

4）应用选择性门静脉栓塞（portal vein embolization，PVE）或结扎（portal vein ligation，PVL），可以使肝转移灶切除术后预期剩余肝脏代偿性增大，增加手术切除的可能。此方法被用于预计手术切除后剩余肝脏体积＜30％的肝转移患者。对于那些剩余肝脏体积为 30％～40％，并且接受强烈化疗而有肝实质损伤的患者，同样也可从中获益。

5）联合肝脏离断和门静脉结扎分期肝切除术（associating liver partition and portal vein ligation for staged hepatectomy，ALPPS）可使残留肝脏的体积在较短时间内明显增大而获得更多二期肝切除的机会，但此手术复杂，并发症发生率及死亡率均高于传统肝切除，建议在严格选择的患者中由经验丰富的肝脏外科医师实施手术。

5. 肝转移灶切除术后复发和肝外转移灶的切除

在全身状况和肝脏条件允许的情况下，对于可切除的肝转移灶术后的复发病灶，可进行二次、三次甚至多次的肝转移灶切除。文献报道，其手术并发症发生率和死亡率并不高于第 1 次肝转移灶的切除，而且可获得相同的术后生存率。同样，在患者全身状况允许时，如果肺和腹腔等处的肝外转移病灶可完全切除，也应进行同步或分阶段切除。

二、肿瘤局部毁损治疗

除了手术切除肝转移灶外，有些治疗手段（如射频消融、微波消融和放疗）也能使病灶发生彻底毁损,所以对于手术切除难度较大的个别肝转移灶应积极联合此类手段,以使更多的患者有机会达到无病状态,提高 5 年生存率。

第五节 结直肠癌肝转移的药物治疗

对于结直肠癌肝转移的药物治疗,分一、二、三线治疗。目前国内一、二线治疗所使用的药物有 3 个化疗药物(奥沙利铂、氟尿嘧啶、伊立替康)和 2 个靶向药物(西妥昔单抗、贝伐珠单抗)。化疗药物组合的常见化疗方案有:FOLFOX(奥沙利铂 + 氟尿嘧啶)、FOLFIRI(伊立替康 + 氟尿嘧啶)、FOLFOXIRI(奥沙利铂 + 伊立替康 + 氟尿嘧啶)、CapeOX(口服氟尿嘧啶 + 奥沙利铂),而靶向药物则在上述的化疗方案基础上视情况联合使用。针对一、二线治疗失败的患者,根据患者具体的肿瘤生物学特性,三线治疗可供选择的药物有瑞戈非尼、呋喹替尼、雷替曲塞、曲氟尿苷替匹嘧啶(TAS - 102)等。

一、靶向治疗:抗 EGFR 和抗血管生成药物

靶向药物是在细胞分子水平上,根据已明确的致癌靶点所设计的治疗药物。因此,靶向药物的精准选择更能体现以生物分子为导向的"精准治疗"理念。抗表皮生长因子受体(EGFR)药物,例如西妥昔单抗,可与 EGFR 特异性结合,阻断细胞内信号转导途径,抑制肿瘤细胞增殖,诱导肿瘤细胞凋亡。再者,抗血管生成药物,例如贝伐珠单抗,可拮抗血管内皮生长因子(vascular endothelial growth factor,VEGF),抑制肿瘤新生血管的生成,从而抑制肿瘤的增殖。

高质量临床研究表明,化疗联合抗 EGFR 药物既能显著提高治疗客观缓解率(objective response rate,ORR),又能显著提高 RAS 基因野生型患者无进展生存(progression-free survival,PFS)和总生存期(OS)。然而,RAS 基因突变型患者未能从抗 EGFR 药物中获益,其生物学原因是 RAS 的激活突变导致 RAS - RAF - MEK - ERK 通路的持续激活,使得抗 EGFR 药物拮抗上游 EGFR 的抑制作用无效。此外,临床研究的亚组分析表明,对比单纯化疗药物,抗 EGFR 药物的联合使用在右侧结肠肿瘤的患者中也未能从中获益。生物学原因可能是胚胎中肠发育来源的右半结肠,相较于胚胎后肠来源的左半结肠,BRAF 突变和 TGFbR2 突变、CpG 岛甲基化和 ERCC1 表达的发生率均比较高。相比之下,化疗联合抗 EGFR 药物在 RAS 野生型和左侧结直肠肿瘤的患者中,较单纯化疗组 ORR 显著提高,PFS 和 OS 显著改善。为此,中国 CSCO 指南和美国国立综合癌症网络(NCCN)指南更新指出抗 EGFR 药物(西妥昔单抗)仅适用于 RAS 野生型和左侧结直肠肿瘤患者;而针对 RAS 突变或右侧结肠肿瘤患者,则推荐化疗联合贝伐珠单抗。FIRE - 3125 和 CALGB - 80405 这两项Ⅲ期随机对照试验(RCT)表明,在 RAS 野生型的左侧结直肠肿瘤患者中,化疗联合抗 EGFR 药物在 ORR、PFS 和 OS 上优于化疗联合贝伐珠单抗;而在 RAS 野生型的右侧结肠肿瘤患

者,抗 EGFR 药物并不优于贝伐珠单抗;CALGB - 80405 研究甚至认为贝伐珠单抗可在 PFS 上优于抗 EGFR 药物。值得注意的是,抗血管生成药物(如贝伐珠单抗)在转化治疗和二线治疗中作用显著。我国的 BECOME 研究数据显示,化疗联合贝伐珠单抗有良好的疾病控制率和转化切除率。ECOG - 3200、VELOUR、ML18147 和 RAISE 研究均表明,对于一线治疗失败的患者,二线治疗化疗联合抗血管生成药物较单纯化疗能明显改善预后。

二、新靶点:*BRAF* 突变和 *ERBB2*(*HER2*)扩增

尽管抗 EGFR 药物适用于 *RAS* 野生型和左侧结直肠肿瘤患者,但部分患者仍对抗 EGFR 靶向治疗无效。近年来,相关的抗 EGFR 耐药机制逐渐被认识,例如 *BRAF* 基因和 *PIK3CA* 基因的突变,*PTEN* 基因的失活突变和 *ERBB2* 基因扩增(或称 *HER2* 扩增、*HER2* 过表达)等耐药机制。值得注意的是,针对 *BRAF* 突变和 *ERBB2* 扩增的患者,相关的靶向治疗已新近问世。

1. *BRAF V600E* 突变

BRAF 是 RAS - RAF - MEK - ERK 通路中的核心信号分子,该基因 *V600E* 位点的突变会诱导下游通路自激活,进而引起肿瘤细胞增殖加速。*BRAF V600E* 突变在转移性结直肠癌患者约占 10%,往往与高度侵袭恶性和较差的生存预后相关,并且可作为阴性预测指标预测抗 EGFR 药物的疗效。根据 TRIBE 研究的亚组分析,*BRAF V600E* 突变患者能从 FOLFOXIRI 方案联合贝伐珠单抗中获益。但 FOLFOXIRI 方案毒性反应大,仍有部分患者不能承受该化疗方案,同时也有部分患者对该方案无明显治疗反应。对此,BRAF 抑制剂治疗方案也相继问世。SWOG S1406 研究证明维莫非尼(一种 BRAF 抑制剂)+ 伊立替康 + 西妥昔单抗(简称 VIC 三联方案)在 *BRAF V600E* 突变转移性结直肠癌患者中的临床获益。因此,VIC 三联方案在 2019 美国国立综合癌症网络《结肠癌和直肠癌临床实践指南》(2019 NCCN 指南)和 2019 CSCO 指南得到相应的推荐。此外,最新 2019 NCCN 指南还新推荐了两项 BRAF 抑制剂治疗方案:①基于 NCT01750918 研究的"抗 EGFR 药物 + 达拉非尼(一种 BRAF 抑制剂)+ 曲美替尼(一种 MEK 抑制剂)"方案;②基于 BEACON 研究的"抗 EGFR 药物 + 康奈非尼(一种 BRAF 抑制剂)+ 比美替尼(一种 MEK 抑制剂)"方案。这两项治疗方案均靶向抑制了 RAS - RAF - MEK - ERK 通路的 3 个重要位点:EGFR、BRAF 和 MEK,都使 *BRAF V600E* 突变型转移性结直肠癌患者达到可观的整体有效率和疾病控制率。

2. *ERBB2*(*HER2*)扩增

ERBB2 扩增又称 *HER2* 扩增或过表达,在转移性结直肠癌患者中发生率为 2%~6%,也被认定为抗 EGFR 药物疗效的阴性预测指标。虽然此前的临床研究提示单用抗 HER2 药物(如曲妥珠单抗、帕妥珠单抗、拉帕替尼)治疗 *ERBB2* 扩增阳性的转移性结直肠癌可能不起作用,但联合使用抗 HER2 药物(如曲妥珠单抗 + 帕妥珠单抗,曲妥珠单抗 + 拉帕替尼)抗肿瘤活性可明显增强。MyPathway 研究首次证明双抗 HER2 靶向

治疗在 *ERBB2* 扩增阳性的转移性结直肠癌患者中的临床价值：曲妥珠单抗＋帕妥珠单抗可使这部分患者 ORR 达到 32％，中位 OS 可达 11.5 个月。

三、免疫治疗：MSI‐H/dMMR 与 MSS

以 PD‐1 阻断剂为主的免疫治疗是近年来的一大热点。PD‐1 阻断剂先被证实在微卫星高度不稳定（MSI‐H）或错配修复缺陷（dMMR）的转移性结直肠癌患者中有显著疗效。后来，CheckMate‐142 研究则针对 MSI‐H/dMMR 的 119 例转移性结直肠癌患者采用纳武单抗（一种 PD‐1 阻断剂）＋小剂量伊匹单抗（一种 CTLA‐4 阻断剂）方案，研究结果表明 ORR 可达 54.6％，1 年的无进展生存率和 1 年的总生存率可分别达到 71％和 85％。2019 NCCN 指南已将免疫治疗从末线治疗提至二线治疗的地位。但是，MSI‐H/dMMR 在转移性结直肠癌患者中发生率仅为 5％，绝大部分转移性结直肠癌患者为微卫星稳定（MSS），从免疫治疗中受益微乎其微。针对 MSS 的转移性结直肠癌患者，IMblaze370 研究对比"阿替利珠单抗（一种 PD‐1 阻断剂）＋考比替尼（一种 MEK 抑制剂）"*vs.*"阿替利珠单抗"*vs.*"瑞戈非尼"，虽然"阿替利珠单抗＋考比替尼"方案可轻微改善总生存率，但该研究仍未能达到研究终点，说明免疫治疗在 MSS 的转移性结直肠癌患者中仍困难重重。

四、*UGT1A1* 基因指导伊立替康毒性反应可控化

药物治疗不单单关注疗效性，其安全性也不容忽视，所以药物毒性反应可控化十分重要。中国 CSCO 指南和美国 NCCN 指南推荐接受伊立替康治疗的患者检测 *UGT1A1* 基因的多态性。二磷酸尿苷葡萄糖醛酸转移酶（uridine diphosphate glucuronosyltransferase，UGT1A1）参与了伊立替康的代谢。*UGT1A1* ＊28 和 *UGT1A1* ＊6 为纯合变异型或双杂合变异型的患者，对伊立替康的灭活代谢能力较低，易导致伊立替康在体内的蓄积，引起毒性反应。

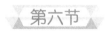

第六节　可达到无疾病证据状态结直肠癌肝转移的新辅助及辅助治疗

一、新辅助治疗

对可达到 NED 状态的结直肠癌肝转移患者可考虑进行新辅助治疗，主要基于以下几方面原因：①新辅助化疗提供了"窗口期"，观察有无新的无法切除的转移灶出现，减少没有必要的手术；②新辅助治疗可增加 R_0 手术的机会，增加术后残余肝脏的体积；③新辅助化疗可作为评价化疗方案敏感性的依据，指导术后化疗方案的选择；④新辅助化疗的疗效，可作为患者预后评估的一个指标；⑤新辅助化疗结合辅助化疗，可改善接

受治愈性手术患者的预后。

新辅助治疗在应用时也应关注以下情况的发生：①化疗可能造成肝脏损伤,如与奥沙利铂治疗相关的肝脏血管性病变,与伊立替康治疗相关的非酒精性脂肪肝等,这些损害均可增加肝切除术后的并发症。②影像学检查消失的转移灶仍应切除,但术者无法在术中给予肝脏转移灶精确定位。③转移灶进展致使无法达到 NED 状态。

CSCO 指南推荐复发临床风险评分(clinical risk score,CRS)用以复发风险分层。CRS 共 5 个参数:转移灶数目>1 个,转移灶最大直径>5 cm,原发灶淋巴结转移,肝转移确诊距离原发灶手术时间<12 个月,术前癌胚抗原(CEA)>200 μg/L,每个参数得分1 分。CRS 得分 0~2 者为低风险,可直接手术;得分 3~5 者为高风险,推荐行新辅助治疗。一般认为,复发风险越高者越能从新辅助治疗中获益。值得注意的是,CRS 评分是20 世纪 90 年代末提出的,而近 20 年肠癌肝转移诊疗技术已日新月异,CRS 评分能否正确引导新辅助治疗的选择仍有争议。

新辅助系统性化疗的方案包括 FOLFOX、FOLFIRI、CapeOX 或 FOLFOXIRI,可否联合分子靶向治疗目前仍有争议,同时也可以考虑联合肝动脉灌注化疗。为减少化疗对肝脏手术的不利影响,新辅助化疗原则上不超过 6 周期,一般建议 2~3 个月内完成并进行手术。

针对结直肠癌根治术后发生肝转移的患者,若肝转移发现前 12 个月内接受过化疗的患者,一般认为新辅助化疗作用可能较为有限,宜考虑直接切除肝转移灶,继而术后辅助治疗。也可考虑更换化疗方案进行新辅助化疗,或术前联合肝动脉灌注化疗。

二、肝转移灶切除术后的辅助治疗

建议肝转移灶完全切除的患者接受术后辅助化疗,特别是没有进行过术前化疗及辅助化疗的患者,推荐手术前后的化疗时间总长不超过 6 个月,也可考虑同时联合肝动脉灌注化疗。经过术前化疗(包括联合分子靶向药物)证实有效的方案,术后如无禁忌证可作为首选的辅助治疗方案。

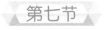 **第七节** 无法达到无疾病证据状态结直肠癌肝转移的综合治疗

对于无法达到 NED 状态的结直肠癌肝转移的综合治疗包括系统性化疗和介入化疗、分子靶向治疗以及针对肝脏病灶的局部治疗(如消融治疗、无水乙醇注射、放疗)等,治疗方案的选择基于治疗前的精确评估。上述多种方法的联合或序贯治疗仍无法达到NED 状态但仍局限于肝转移的患者,可酌情谨慎选择肝脏移植。

部分初诊无法达到 NED 的肝转移患者,经过系统的综合治疗后,即转化治疗,可转为适宜手术切除或达到 NED 状态,其术后 5 年生存率与初始肝转移灶手术切除的患者相似。此类患者应采取较为积极的诱导方案,应用有效的强烈化疗,并考虑联合肝动脉

灌注化疗(hepatic artery infusion chemotherapy，HAIC)及分子靶向药物治疗。对于肝转移灶始终无法达到 NED 状态的患者,综合治疗也可明显延长中位生存期,控制疾病快速进展,明显改善生存质量。因此,积极的综合治疗对于适合强烈治疗的晚期结直肠癌肝转移患者同样意义重大。

一、治疗策略

当结直肠癌确诊时合并无法达到 NED 的肝转移,若结直肠癌原发灶存在出血、梗阻症状或穿孔时,应先行切除结直肠癌原发病灶,继而进行系统性化疗(或加用肝动脉灌注化疗),可联合应用分子靶向药物治疗。若结直肠癌原发灶无出血、梗阻症状及无穿孔时可以行系统性化疗(或加用肝动脉灌注化疗),并可联用分子靶向药物治疗。

当结直肠癌根治术后发生无法达到 NED 状态的肝转移,可采用 5 - FU/LV(或卡培他滨)联合奥沙利铂和/或伊立替康的两药或三药方案作为一线化疗,并可加用分子靶向药物治疗,或联用肝动脉灌注化疗。在肝转移发生前 12 个月内使用过奥沙利铂为基础的化疗作为辅助治疗的患者,应采用 FOLFIRI 方案;化疗结束后 12 个月以上发生肝转移,仍可采用 FOLFOX 或 CapeOX 方案,并可加用分子靶向药物治疗,或联用肝动脉灌注化疗。

治疗后每6~8周进行肝脏超声检查和 CT 增强扫描并依据 RECIST 标准予以评估。临床重大决策前建议做 MRI 平扫及增强扫描。如果肝转移灶转变成可切除或有望达到 NED 时,即予以手术治疗或手术联合其他肿瘤局部毁损手段;如果肝转移灶不能达到 NED 状态,则继续进行综合治疗。

二、系统性化疗和肝动脉灌注化疗

化疗开始前应充分评估患者的身体状况和肿瘤分期,事先规划好患者的后续治疗和预计有严重化疗毒性反应时剂量和方案的调整。开始治疗时必须考虑患者的分类、化疗的安全性以及将来手术和/或局部病灶毁损治疗的可能性。

1. 初始化疗

1) 对于肝转移灶有潜在达到 NED 可能的患者进行转化治疗至关重要。转移灶出现早期退缩(early tumor shrinkage，ETS)更是预后的重要指标之一。5 - FU/LV(或卡培他滨)联合奥沙利铂和/或伊立替康的化疗方案具有较高的转化切除率,应该作为首选的化疗方案。化疗联合分子靶向药物可以进一步提高转化率。现有的研究数据显示,化疗联合贝伐珠单抗有良好的疾病控制率和转化切除率,而 RAS 野生型患者还可以采用化疗联合西妥昔单抗治疗。BRAF 的状态是重要的预后指标,BRAF V600E 突变的结直肠癌肝转移患者大多预后较差,有数据提示对该类患者化疗联合抗 EGFR 治疗的获益比较有限。因此对 BRAF V600E 突变的结直肠癌肝转移患者,初始治疗采用化疗联合抗 VEGF 单抗也是值得考虑的选择。有数据提示,对于 RAS 野生型的结直肠癌肝转移患者,抗 EGFR 治疗的疗效与肿瘤部位存在相关性。原发灶位于左半结肠(脾曲至直肠)的肝转移患者,使用抗 EGFR 单抗在客观缓解率和总生存率上优于抗 VEGF 单抗,而原发灶位于右半结肠(回盲部至脾曲)的肝转移患者,抗 EGFR 单抗在客观缓解率上优于抗 VEGF 单抗,但总体生存率不如抗 VEGF 单抗。以 FOLFOXIRI 方案为代表的三药化疗方案也有较高的转化切除率,在分子靶向药物无法使用且综合患者年龄、体能状况及肝功能状态等因素均适宜的情况下应该作为首选,但该方案的不良反应较多,应予以关注。目前三药化疗方案联合贝伐珠单抗的研究有了较好的临床数据,可在选择性的患者中谨慎地应用。另有研究发现,三药化疗联合抗 EGFR 单抗比单纯三药化疗或两药化疗联合抗 EGFR 单抗,能提高客观缓解率,潜在提高 R_0 切除率,改善总体生存率。

2) 对于肝转移灶始终无法达到 NED 的患者,5 - FU/LV(或卡培他滨)联合奥沙利铂或伊立替康的化疗方案是首选,也可以联合分子靶向药物治疗。含奥沙利铂和伊立替康的三药化疗尽管有较高的反应率,但毒性也较大,是否应在此类患者中应用尚不明确。

2. 维持治疗

诱导化疗后病情缓解或稳定,但肝转移灶仍无法 R_0 切除时可考虑进入维持治疗(如采用毒性较低的 5 - FU/LV 或卡培他滨单药,均可联合贝伐珠单抗)或单独使用贝伐珠单抗或暂停化疗,以降低持续高强度联合化疗的毒性反应。

3. 初始化疗病情进展后的化疗选择

1) FOLFOX(或 CapeOX)方案 ± 分子靶向药物治疗,如果病情进展可以考虑改用 FOLFIRI(或 mXELIRI)方案;FOLFIRI 方案 ± 分子靶向药物治疗,如果病情进展可考虑改用 FOLFOX(或 CapeOX)方案,仍可考虑与分子靶向药物的联合。如果病情第 2 次进展,可以使用瑞戈非尼或呋喹替尼或曲氟尿苷替匹嘧啶(TAS - 102)或西妥昔单抗(未用过此类药者,仅限 *RAS* 野生型,可联合伊立替康)或最佳支持治疗。

2) 5 - FU/LV 联合分子靶向药物治疗,如果病情进展,应改用 FOLFOX、FOLFIRI 或 CapeOX 方案(均可联合分子靶向药物治疗);病情再次进展时,推荐瑞戈非尼或呋喹替尼或曲氟尿苷替匹嘧啶或进行最佳支持治疗。

3) 现有研究表明,对于 MSI - H 或 dMMR 的结直肠癌肝转移患者,PD - 1 单抗免疫治疗用于二线及以上治疗,显示出令人鼓舞的效果。另有研究提示,在转移性结直肠癌的一线治疗中,PD - 1 单抗治疗后无进展生存期明显优于标准化疗 ± 靶向药物治疗。目前 PD - 1 单抗尚无转移性结直肠癌的明确适应证,建议有条件的单位试用。

4) 对于三线治疗失败后的治疗目前尚无标准方案。据文献报道,联合抗 *BRAF V600E*(伊立替康 + 抗 EGFR + BRAF 抑制剂,或抗 EGFR + BRAF 抑制剂 ± MEK 抑制剂)的治疗方案、抗 HER2 治疗(HER2 阳性患者)都能起到一定作用,但考虑到上述药物的适应证和可及性问题,仅建议在临床研究中谨慎使用,不做常规推荐。

4. 联合应用肝动脉灌注化疗或肝动脉化疗栓塞

对于肝转移为主的肿瘤负荷较大且药物治疗效果不明显的患者,或者难治性患者,或者不能耐受系统治疗的患者,可在适当时机联合应用肝动脉灌注化疗或经导管动脉栓塞化疗(transcatheter arterial chemoembolization,TACE),有助于延长疾病无进展时间和总体生存期,尤其是载药微球 TACE(drug-eluting beads TACE,DEB-TACE),可以进一步提高疗效。但单独应用这些治疗并不比全身化疗更具优势。

三、局部毁损治疗

对于无法手术切除的肝转移灶,应根据其位置、治疗目标、治疗相关并发症及患者自身情况,在系统性化疗基础上选择适当的局部毁损工具(如射频消融、微波消融、冷冻治疗、放疗等)以加强局部病灶的控制,具体应由 MDT 进行决策并结合患者意愿。

1. 消融治疗

(1)射频消融 射频消融术使用方便,安全性好,且能高效破坏肝转移灶的肿瘤细胞。对于始终无法达到 NED 状态的晚期结直肠癌肝转移患者,现有资料表明单独使用射频消融治疗肝转移的生存率仅略微高于其他非手术治疗,目前仅作为化疗无效后的治疗选择或肝转移灶术后复发的治疗。建议应用时选择肝转移灶最大直径<3 cm,且一次消融最多5枚。对于预期术后残余肝脏体积过小时,可先切除部分较大的肝转移灶,对剩余直径<3 cm 的转移病灶进行射频消融。对于一般情况不适宜或不愿意接受手术治疗的可切除结直肠癌肝转移患者,也可以考虑射频消融治疗,但应注意避免肝外热损伤、针道转移、感染和消融不彻底等问题。

(2)微波消融 微波的传导不受组织干燥碳化的限制,使肿瘤内部在较短的时间内就可产生较高的温度和更大的消融带,而使肿瘤细胞的坏死更彻底。与单纯化疗相比,结合微波消融治疗经过选择的不可切除的结直肠癌肝转移患者,可以更有效地提高生存率。

(3)冷冻治疗 尽管冷冻治疗严格挑选的不可切除的结直肠癌肝转移患者在一定程度上提高了生存率,但是较高的局部复发率和并发症发生率(可达35%,包括急性呼吸窘迫综合征和弥散性血管内凝血等)限制了该技术的广泛应用。

2. 放疗

由于全肝放射耐受剂量远低于肿瘤细胞所需的致死剂量,故常规放疗在大的或多发肝转移灶的治疗中仅能起到姑息作用。无肝硬化时的全肝平均安全照射剂量为30 Gy,虽然该剂量可以显著地减轻由于肝转移灶侵犯而引起的疼痛或黄疸,但尚没有依据表明能延长生存期,因此不推荐采用常规放疗技术进行肝转移的治疗。

采用超分割或限制肝脏受照射的体积,针对转移灶的局部剂量可提高到 60~70 Gy,并可获得较高的局部控制率(12 个月>80%)。可运用的技术包括三维适形放疗(three-dimensional conformal radiotherapy,3D-CRT)、体部立体定向放疗(stereotactic body radiotherapy,SBRT)和调强放疗(intensity modulated radiotherapy,IMRT);图像引导技术的运用可以使放疗更加精准,从而降低正常组织的不良反应。放疗前肝功能必须正常,肝脏受到射线的剂量必须在安全范围,以防止出现严重的放射性肝损伤。

四、其他治疗方法

其他治疗方法包括无水乙醇瘤内注射、选择性内放射(selective internal radiotherapy, SIRT)、局部放射性粒子置入和中医中药治疗等,但其疗效并不优于上述各项治疗,仅作为综合治疗的一部分,单独使用可能会失去其治疗意义。

（许剑民　刘　彧）

第十五章

直肠癌的新辅助治疗和辅助放疗及进展

直肠癌约占结直肠癌的30%。赫捷院士团队于2020年12月在线发表的"2015年中国癌症发病与死亡统计"显示,结直肠癌在中国的发病率位居第4位,死亡率位居第5位,并且发病率呈上升趋势。局部进展期直肠癌的标准治疗是新辅助放化疗(neoadjuvant chemoradiotherapy,nCRT)后行全直肠系膜切除术(TME)。

局部进展期直肠癌定义为:经影像学或病理学检查发现的原发肿瘤侵出肠壁肌层直至周围结构($c/pT_{3\sim4b}$),或系膜内及真骨盆范围内出现淋巴结转移($c/pN_{1\sim2}$)而无远处转移(M_0)的距肛门12 cm以内的直肠癌。

直肠癌诊断时的临床分期至关重要,临床分期正确与否将直接影响治疗决策的制定甚至影响最终疗效。采用根治性或者姑息性手术,还是先行新辅助放化疗,取决于精确的临床分期。直肠癌的临床分期优先推荐盆腔高分辨率MRI和经直肠超声内镜检查术(endoscopic ultrasonography,EUS),次级推荐为盆腔平扫和增强CT。

由于直肠与盆腔结构以及其他邻近器官关系密切,并且远端直肠周围没有腹膜覆盖,同时对于低位直肠癌,手术切除难度较大,难以获得足够的安全边界。因此对于复发风险较高的局部进展期直肠癌,推荐新辅助放化疗,以降低术后局部复发率。

对于局部进展期直肠癌,在手术前进行一系列放化疗,以达到缩小肿瘤、降低分期,从而保证手术顺利进行,并进一步降低局部复发的治疗策略,称之为新辅助治疗。

早在2006年,法国学者在美国《临床肿瘤学杂志》(*JCO*)发表的一项研究FFCD - 9203显示,对于T_3/T_4期直肠癌,术前放疗45 Gy/25 Fx/5周同步化疗5 - FU 350 mg/(m^2·d)+ LV×5天(1、5周)和单纯放疗相比,局部复发率分别是8.1%和16.5%,$P = 0.004$。但治疗相关的3～4级急性毒性和不良反应,放化疗组明显增加(14.6% *vs.* 2.7%;$P < 0.05$),5年生存率两组没有差异(67.9% *vs.* 67.4%;$P = 0.684$)。另一

项在 *JCO* 发表的类似研究 EORTC－22921 显示,术前放疗联合 5－FU 化疗和单纯放疗相比可以显著使肿瘤降期,无论是 T 分期还是 N 分期,局部复发率放化疗组更低,总生存期无统计学显著差异。

有多项研究尝试在新辅助放化疗中加入奥沙利铂的可行性。一些大型随机Ⅲ期试验(ACCORD 12、STAR－01、NSABP R－04、CAO/ARO/AIO－04、FOWARC)在方案中加入了奥沙利铂。在 STAR－01 研究中,加入奥沙利铂后,3～4 级毒性和不良反应明显增加(24% *vs.* 8%,$P<0.001$),而两组病理完全缓解(pCR)率均为 16%。NSABP R－04 通过比较卡培他滨和 5－FU 在直肠癌患者术前新辅助治疗中的疗效差异,以及比较在新辅助治疗中增加和不增加奥沙利铂之间的差异,从而观察卡培他滨和奥沙利铂在直肠癌术前综合治疗中的作用。研究结果表明,奥沙利铂的添加并没有改善临床结果,主要研究终点包括外科降期、保肛率、pCR 没有统计学差异,奥沙利铂反而增加了治疗毒性,其 3～4 级腹泻毒性和不良反应发生率为 15.4%,而对照组为 6.6%。卡培他滨与 5－FU 疗效相似,不增加治疗毒性。ACCORD 12/0405 PRODIGE 2 试验也得到类似结果,其中卡培他滨/RT(45 Gy)与 CAPEOX/RT(50 Gy)进行了比较,主要终点为 pCR。奥沙利铂组和对照组的 pCR 率分别为 19.2% 和 13.9%($P=0.09$)。虽然奥沙利铂组在 ACCORD 12 试验中接受了更高剂量的放疗,患者在手术时的最小残留病率有所增加(39.4% *vs.* 28.9%,$P=0.008$),但这并没有转化为 3 年后局部复发率、无病生存期(DFS)或总生存期(OS)的改善。即使经过较长时间随访,结果仍无明显变化。

德国 CAO/ARO/AIO－04 试验结果已经发表。本试验评估了 5－FU 联合奥沙利铂同步放疗,与 STAR－01、R－04 和 ACCORD 12 相比,奥沙利铂组的 pCR 率更高(17% *vs.* 13%,$P=0.038$)。但这一结果可能是由于两组之间的 5－FU 给药不同方式造成的。本试验的主要终点,3 年无疾病生存率,奥沙利铂组为 75.9%(95% CI:$72.4\%\sim79.5\%$),而对照组为 71.2%(95% CI:$67.6\%\sim74.9\%$,$P=0.03$)。重要的是,在 AIO－04 试验中奥沙利铂也被添加到辅助治疗中,但在其他试验中没有,所以交叉试验比较是有限的。

类似于 CAO/ARO/AIO－04 研究,中国 FOWARC Ⅲ期多中心试验,将局部晚期直肠癌患者随机分为灌注 5－FU/LV－RT、FOLFOX－RT 或 FOLFOX 3 种新辅助治疗方案,发现 FOLFOX－RT 较其他方案具有更高的 pCR 率和降期作用。

免疫治疗相较于标准化疗±靶向一线治疗微卫星高度不稳定(MSI－H)/错配修复缺陷(dMMR)的转移性结直肠癌,为结直肠癌免疫治疗带来了新的突破,有望改变领域内治疗格局,改写指南和规范。亦有小样本新辅助免疫治疗 MSI－H/dMMR 的直肠癌获得非常优秀的结果。但如何与放化疗有效结合仍需更多临床试验探索。目前术前同步放化疗＋手术＋辅助化疗的治疗策略仍是中低位局部晚期直肠癌(Ⅱ、Ⅲ期)的标准治疗策略。术前新辅助放化疗中,化疗方案推荐卡培他滨单药或 5－FU 持续输注;有条件的医院,可在 *UGT1A1* 基因分型指导下调整伊立替康剂量的伊立替康联合卡培他滨方案同期化疗。

同期放化疗给药方案举例：①放疗＋卡培他滨，放疗 5 周；期间，卡培他滨 825 mg/m^2，每天 2 次，每周 5 天。②放疗＋5‐FU 持续输注，225 mg/(m^2·d)，放疗期间持续滴注，每周 5 天。

另一种术前放疗方法为短程放疗。25 Gy×5 Fx，1 周完成，放疗后 1 周内手术。有几项欧洲研究观察了术前短程放疗的有效性：瑞典直肠癌试验的结果表明，与单纯手术相比，该方法具有生存优势，局部复发率较低。然而，2005 年发表的一项随访研究显示，由于肠梗阻和其他胃肠道并发症，术前短程放疗患者术后住院的比例增加。其他一些研究也对 $T_{1\sim3}$ 期直肠癌患者术前短程放疗的有效性进行了研究，结果表明，尽管局部疾病控制有所改善，但 OS 并未提高。一项对 312 例波兰患者的随机研究直接比较了术前短程放疗和常规的术前长程放化疗，并没有发现局部复发或生存率的差异。

一项比较短程放疗和长程放化疗并延迟手术的 Stockholm Ⅲ 研究显示，虽然长疗程组缩瘤与降期优于短疗程组，但 R_0 切除率和术后并发症发生率无明显差异。3 年 DFS 在长疗程组优于短疗程组（75% $vs.$ 59%；$P＝0.022$），OS 没有区别。Stockholm Ⅲ期临床研究，纳入距肛缘 15 cm 以内、可以手术切除且没有远处转移的直肠腺癌患者共 840 例。其中 385 例患者随机分为 3 组，短程放疗即刻手术（5×5 Gy，放疗至手术间隔＜1 周）组 129 例，短程放疗延迟手术（5×5 Gy，放疗后 4~8 周手术）组 128 例，长程放疗延迟手术（25×2 Gy，放疗后 4~8 周手术）组 128 例；455 例患者随机分为 2 组，短程放疗即刻手术组 228 例，短程放疗延迟手术组 227 例。主要研究终点为局部复发时间，短程放疗即刻手术组、短程放疗延迟手术组、长程放疗延迟手术组的局部复发时间分别为 33.4、19.3、33.3 个月，3 组的局部复发率分别为 2%（8/357）、3%（10/355）、5%（7/128），P 值无统计学差异。3 组的 5 年 OS 及 DFS 也无统计学差异。术后并发症的发生率 3 组相似，分别为 50%（65/129）、38%（48/128）、39%（50/128），P 值无统计学差异。但是，短程放疗即刻手术与短程放疗延迟手术两组单独分析结果显示，前者术后并发症的发生率明显较后者高［53%（188/357）$vs.$ 41%（144/355）；$P＜0.001$］，pCR 率后者明显较前者高（1.7% $vs.$ 11.8%，$P＜0.001$）。由此，研究者认为，3 种术前放疗方案的肿瘤结局并无差别，但长程放疗会延长治疗时间；而短程放疗后延迟手术相较于立即手术，可以显著减少术后并发症。

RAPIDO 研究将入组患者随机分成两组，实验组短程放疗后在间隔期做 6 个疗程 CAPOX 方案或 9 个疗程 FOLFOX4 方案，随后进行手术。对照组为标准术前放化疗，随后手术并完成围手术期化疗。主要观察终点为 3 年疾病相关治疗失败率（3-year disease-related treatment failure）。2021 年 1 月，*Lancet Oncol* 发表的研究结果显示，3 年疾病相关治疗失败率实验组显著低于对照组（HR 0.75，$P＝0.019$）。研究者认为这样的效果来自术前新辅助化疗的增加。2014 年的一项综述分析了 16 项研究，探讨了短程放疗与直肠癌切除之间的间隔时间。与延迟手术组（5~13 周间隔）相比，即刻手术组（1~2 周间隔）的严重急性放射毒性发生率较低，但术后并发症发生率较高。延迟手术组 pCR 率明显高于即刻手术组,括约肌保留率和 R_0 切除率无差异。

有多项回顾性研究表明,新辅助放化疗后延长至手术间隔期可以提高 pCR 率。放疗后 12 周左右,出现平台期。也有前瞻性研究 Lyon 90-01、Tulchinsky、Kalady、GRECCAR-6、Adams 等延长间隔期后 pCR 率明显提高。美国国立综合癌症网络(NCCN)指南、欧洲肿瘤内科学会(ESMO)指南、中国临床肿瘤学会(CSCO)指南均认为延长新辅助放化疗至手术的间隔期可以提高 pCR 率,可以使降期效应充分显现,并且使放化疗毒性和不良反应充分恢复。

总体而言,短程放疗局部控制率较高,且总体生存期与常规放疗相同,因此被认为是 T_3N_0 或 $T_{1\sim3}N_{1\sim2}$ 期直肠癌患者的合适选择。在考虑短程放疗时,建议进行 MDT 评估,包括讨论降期的必要性和可能的长期毒性反应。T_4 期患者不推荐短程放疗。在选择放疗方式时,更多地需要依据治疗目标进行选择。对于初始肿瘤负荷较大、肿瘤外侵较明显时,长程放化疗降期效果更好,能够提供更高的肿瘤退缩及更高环切缘的阴性率;对于放化疗耐受性较差的患者或肿瘤局部外侵较不明显时,短程放疗费用低、时间短、耐受性更好,能够提高治疗的依从性。另外,考虑到长程放化疗肿瘤退缩程度更高,将获得更高的 pCR 率,因此如果在获得 pCR 的治疗目标下可更多地考虑长程放化疗治疗。

长程放疗同步氟尿嘧啶化疗的新辅助治疗模式是大部分亚洲、北美洲以及部分欧洲国家的标准治疗模式。而短程放疗是部分欧洲国家(如瑞典、波兰)的主要治疗模式。CSCO 指南建议行 MDT 讨论决定采用何种治疗模式,主要考虑其降期的必要性和可能的长期毒性反应。短程放疗适用于相对局限的肿瘤、淋巴结无转移的患者。长程同步放化疗适用于期望通过新辅助放化疗降期后获得 R_0 切除的患者。

对于大多数 Ⅱ 期或 Ⅲ 期直肠癌患者,推荐包括手术、氟尿嘧啶为基础的同步放化疗的联合治疗以及化疗。围手术期盆腔放疗在 Ⅱ/Ⅲ 期直肠癌中的应用仍在不断发展。目前的指南推荐了几种可能的治疗顺序,这取决于预测的环周切缘(CRM)状态和对初始治疗的反应。直肠癌术前同步放化疗、术后辅助化疗价值不明确,回顾性研究结论不一致,前瞻性研究少,且呈现阴性结果。目前主要参照结肠癌的治疗指南,接受术前新辅助放化疗的患者,应接受术后辅助化疗,总的辅助治疗推荐为 6 个月围手术期治疗,包括同步放化疗和化疗的总时间不应超过 6 个月。接受新辅助放化疗,术后病理显示退缩程度大于 ypⅡ 期的患者,与患者充分沟通后,可考虑氟尿嘧啶类单药辅助化疗。

鉴于新辅助放化疗未能转化成生存获益,新辅助治疗后辅助化疗的有效性有争议且依从性差。有学者尝试将术后辅助化疗全部移至术前完成,进一步提高化疗的依从性,以期杀灭残留的微转移灶,转化成生存获益。这样的治疗方式称为全新辅助治疗(total neoadjuvant therapy, TNT)。TNT 有多种形式,可以将化疗移至放化疗前,称之为诱导化疗;也可以将化疗移至放化疗后与手术间隔期,称之为巩固化疗;甚至有去除放疗的全新辅助化疗。目前多为小样本 Ⅱ 期研究,孰优孰劣,难以定论。但 TNT 模式提高了患者化疗依从性和耐受性,可能早期消除微转移灶,提高 pCR 和 DFS。甚至对于一部分临床完全缓解(cCR)的患者,有可能避免手术而进入观察等待(watch and wait)行列。CSCO 指南关于 cCR 的共识如下:①肛门指诊,原肿瘤区域正常,无肿瘤性肿块可触及。②内镜,可见白色、扁平的黏膜瘢痕,伴周围毛细血管扩张,无肿瘤性溃疡或结节,黏膜活检为癌细胞阴性。③盆腔高分辨率 MRI,T_2 加权表现为黑的 T_2 信号,无中等强度的 T_2 信号,无肿大的淋巴结征象;弥散加权成像(DWI)在 B800~B1000 期间无可视化信号,伴或不伴表观扩散系数(apparent diffusion coefficient,ADC)图上无信号或低信号;肿瘤区域的肠管肠壁表现为均质、线性的信号。④观察等待,因诊断的局限性,属于探索方法,需要与患者充分沟通,告知 cCR 与 pCR 之间的判断符合率不高,复发风险高于标准治疗,但复发后挽救成功率较高。⑤需要放疗后较高频度的随访。出现复发的高危时间在 2 年内,建议 2 年内每 1~2 个月随访。

在西班牙 GCR - 3 随机 Ⅱ 期试验中,患者随机分为放化疗前或手术后接受 CAPEOX 方案治疗。两组观察到相似的 pCR 率,诱导化疗似乎毒性更小,耐受性更好。另一项 Ⅱ 期临床试验随机对接受 FOLFOX 方案诱导治疗或不接受 FOLFOX 方案诱导治疗的患者进行放化疗和手术。临床结果无差异,但接受诱导治疗组毒性较高。

一项单中心回顾性队列研究分析了两组患者:①传统术前放化疗联合手术及辅助化疗(320 例);②诱导化疗联合术前放化疗及手术的 TNT 模式(308 例)。TNT 组有更好的化疗完成率以及更高的完全缓解率(36% *vs*.21%)。TNT 可能的好处包括早期预防或根除微转移,更高的 pCR 率,促进切除,提高化疗的耐受性和完成率。

RAPIDO 试验(NCT01558921)评估了临床 T_3 期或 T_4 期直肠癌患者,术前短疗程放疗后 6 周期的 CAPEOX 方案术后 3 年的疾病相关治疗失败率。该研究纳入 MRI 定义高危[cT_4 期、直肠系膜筋膜侵犯(MRF +)、N_2 期、侧方淋巴结或壁外血管侵犯(EMVI)]的直肠癌患者 920 例,随机分为长程放化疗组 452 例和短程放疗联合新辅助化疗组 468 例。前组治疗方案为术前放疗 50.4 Gy,同步卡培他滨 825 mg/m^2,每日 2 次化疗,放化疗结束 14~16 周行全直肠系膜切除术(TME),术后预计 CAPOX 方案辅助化疗 8 周期;后组(TNT)治疗方案为术前放疗 5×5 Gy,CAPOX 方案新辅助化疗 6 周期,放疗后 22~24 周行 TME。3 年疾病相关治疗失败率 TNT 组显著低于对照组。

2020 年,*JAMA Netw Open* 上发表了一篇系统回顾和荟萃分析,比较了 TNT 和标准治疗在局部进展期直肠癌治疗中的疗效。共有 7 项研究 2416 例患者纳入分析,其中 1206 例患者采用 TNT 策略。TNT 组 pCR 率为 29.9%,而标准治疗组为 14.9%。保肛率和回肠造口率两组无统计学差异。TNT 组的 DFS 显著提高(*OR* 2.07;95% *CI*:1.20~3.56;I2=49%)。

另一篇发表于 2020 年 *CANCERS(Basel)* 上的系统回顾与荟萃分析同样比较了 TNT 和标准治疗在局部进展期直肠癌治疗中的疗效。8 项随机对照试验研究共 2301 例患者纳入分析。结果显示 TNT 组 pCR 率明显高于标准治疗组(*OR*=1.99,95% *CI*:1.59~2.49;*P*<0.001)。3 年 DFS 两组有差异(*HR*=0.82,95% *CI*:0.71~0.95;*P*=0.01),而 3 年 OS 无差异(*HR*=0.81;*P*=0.04)。3~4 级的毒性和不良反

应两组无差异。

TNT 是一项有潜力的治疗策略，能提高全身化疗的依从性，获得更高的 cCR 和 pCR，对于为了保肛而选择不手术（观察等待）的患者，TNT 的治疗策略或许更能获益。

有研究表明，调强放疗（IMRT）靶区剂量分布优于三维适形放疗（3D‑CRT），并且急性反应（腹泻、直肠炎、膀胱炎）的发生率，IMRT 低于 3D‑CRT。根据物理剂量学、临床急性反应的研究，IMRT 较 3D‑CRT 具有一定优势，但尚无远期结果。放射野应包括肿瘤或者瘤床及 2～5cm 的安全边界、骶前淋巴结、髂内淋巴结。T$_4$ 期肿瘤侵犯前方结构时可考虑照射髂外淋巴结，也可以考虑将侵犯远端肛管的肿瘤纳入腹股沟淋巴结照射，应用三维精确放疗技术，如 3D‑CRT 或 IMRT；建议通常照射剂量 45～50Gy，25～28 次。精确摆位和其他技术可减少对小肠的照射。CSCO 指南同等推荐 3D‑CRT 或 IMRT，有条件者可选择 IMRT。这与 NCCN 指南有所不同。

临床试验表明，与术后放疗相比，NCRT 直肠癌患者的局部复发率和毒性更低，然而局部晚期直肠癌对 NCRT 的反应因人而异。虽然约 40% 的患者有部分缓解（PR），8%～20% 的患者在手术时达到 pCR，但一部分肿瘤（约 20%）表现出对 NCRT 抵抗。这些对 NCRT 的不同反应与长期结果包括 DFS 和 10 年累积远期转移发生率相关。由于在接受 NCRT 的患者中观察到一定比例的 pCR，并且手术的不良反应（包括肠、泌尿系统和性功能障碍）均较少发生，是否可行替代方法如"观察等待"或经肛门局部切除的策略，值得进一步研究。另一方面，对 NCRT 表现出抵抗的患者在他们的治疗管理中需要早期寻找更成功的治疗方法。因此，迫切需要生物标志物尽早预测对 NCRT 的反应，选择那些能从 NCRT 获益的患者，减少与无效 NCRT 相关的毒性，并选择正确的治疗。

肿瘤大小、临床 T 和 N 分期、肿瘤距肛缘的距离，以及 NCRT 与手术的间隔时间，都与直肠癌对 NCRT 的反应相关。此外，一些病理特征可以预测肿瘤对 NCRT 的反应，包括肿瘤差分化、CRM 阳性、黏液腺癌和肉眼可见的溃疡等，都与 NCRT 后疗效欠佳相关。影像学技术目前用于治疗前分期，评估肿瘤对 NCRT 的反应，以及 NCRT 后的再分期，但灵敏度和特异性低，临床效用目前受到限制。

基于组织或血液的分子生物标志物尽管迄今尚未广泛应用于临床，但其具有早期灵敏且特异地预测肿瘤对 NCRT 反应的潜力。肿瘤组织中的分子生物标志物研究包括 DNA 突变和 DNA 甲基化、基因表达谱、蛋白质和代谢物、肿瘤免疫微环境、MicroRNA 等。血液中的生物标志物研究包括蛋白质和代谢物、MicroRNA、循环肿瘤细胞（CTC）、循环无细胞核酸、宿主免疫反应、单核苷酸多态性（single‑nucleotide polymorphism，SNP）等。尽管 NCRT 模式在直肠癌治疗中广泛使用已 10 余年，但目前仍缺乏在治疗过程中或早期区分 NCRT 抵抗和敏感患者的依据。目前已有许多分子生物标志物可以作为对 NCRT 反应的预测因子，但它们并没有足够的证据可以应用至临床。

目前尚缺乏直肠癌中 NCRT 的预测性生物标志物，主要归因于分子生物标志物方法中的以下几个问题：①大多数研究评估一种类型的生物标志物，如基因表达谱、蛋白质、MicroRNA，以及其他类型，往往不了解它们相对于其他标志物的作用，并且其本身的灵敏度和特异性不足。②结直肠癌是一种高度异质性的疾病。结直肠癌国际指南提出结直肠癌的分子分类由 4 种亚型组成，DNA 突变、表观遗传特征、致癌途径激活和肿瘤免疫微环境在亚组之间是不同的，具有间充质特征的亚组具有最差的预后。③包括化疗方案在内的治疗方案存在显著差异，放射剂量以及 NCRT 和手术之间的间隔，都可能导致对 NCRT 的不同反应。使用不同的肿瘤消退分级（TRG）系统也可能是研究中的潜在偏差。尽管没有足够稳定并具有临床效用的预测性生物标志物，但利用多种类型生物标志物的整合，包括联合临床病理学、肿瘤生物学和影像学特征，形成一种有效且经济的分子生物标志物组来指导直肠癌个性化治疗具有广阔前景。

第二节　直肠癌的辅助放疗及进展

关于术后辅助放疗的意义，20 世纪 70—80 年代就有定论。NSABP R-01、GITSG 71-75、Mayo/NCCTG 79-47-51 等研究均证明术后辅助放疗可以显著降低局部复发率。发表于 2001 年《柳叶刀》上的一篇系统综述表明，术后辅助放疗有利于降低局部复发率。一些研究比较了 Ⅱ/Ⅲ 期直肠癌术前和术后放疗的效果。一项来自德国直肠癌研究组（CAO/ARO/AIO-94 试验）的大型前瞻性随机试验，比较了术前和术后放化疗在 Ⅱ/Ⅲ 期直肠癌中的作用。结果表明，术前治疗可显著降低局部复发率（6% $vs.$ 13%；$P=0.006$）和治疗相关毒性（27% $vs.$ 40%；$P=0.001$），两组 OS 相似，局部控制持续改善，术前和术后治疗组 10 年累积局部复发率分别为 7.1% 及 10.1%（$P=0.048$）。10 年的 OS 在两组间再次相似（59.6% $vs.$ 59.9%；$P=0.85$），DFS 及远处转移率亦相似。

监测、流行病学和最终结果（surveillance，epidemiology，and end result，SEER）数据库对 4724 例 T_3N_0 期直肠癌患者的分析发现，与无放疗的直肠癌手术相比，术后放疗可显著降低肿瘤相关死亡风险（HR，0.69；95% CI：-0.82~0.58；$P<0.001$），而术前放疗无此效应（HR，0.86；95% CI：-1.04~0.72；$P=0.13$）。

与术后放疗相比，术前放疗的优势在于肿瘤对治疗的反应和正常组织的保留。①减小肿瘤体积可以提高切除率，增加保留括约肌的可能性。尽管一些研究表明术前放疗或放化疗与直肠癌患者括约肌保存率的增加有关，但这一结论并未得到两项关于术前同步放化疗治疗直肠癌随机试验荟萃分析的支持。②术前组织含氧量更高，有更高的放射敏感性。③术前放疗可以避免辐射损伤术后坠入盆腔的小肠。④术前受照射组织将被切除，吻合口不会受放疗影响。术后放疗的优势在于：①照射范围及病理明确，避免早期肿瘤不必要照射；②显著降低局部复发。术后放疗的不足在于：①术后较多小肠落入盆腔，导致小肠受到照射，同步放化疗不良反应较大；②手术区域血供差，放射敏感性降低。

术前放化疗优于术后放化疗，术后放化疗仅在术前因综合治疗禁忌等原因未行新辅助放化疗者。术前放化疗虽然与术后辅助放疗相比生存率没有差异,但在局部复发率、3～4 级毒性反应、长期毒性反应方面均显著低于术后辅助放疗。NCCN 指南指出:任何 $P-T_3N_0M_0$、$P-T_4N_0M_0$、$P-T_{1\sim4}N_{1\sim2}$ 期患者若术前未做放疗,均应行术后辅助放疗。

直肠癌患者放疗的主要不良反应有腹痛、腹泻、里急后重。对于低位直肠癌照射野包括会阴部时,部分患者会出现会阴部区域皮肤红肿甚至破溃。有些患者会出现恶心、呕吐等消化道症状以及乏力、纳差等。诱导化疗后同步放化疗患者常见骨髓造血功能抑制。对于有生殖意愿的患者,治疗前建议行卵子及精子冻存,并与患者及其家属充分沟通说明。

直肠癌患者的放疗不良反应处理如下:

(1)腹痛、腹泻等消化道症状 对症处理,使用肠黏膜保护剂,调整肠道菌群,严重者暂停放疗并予静脉营养支持,纠正水、电解质平衡。中药保留灌肠对缓解症状可能有一定作用。

(2)会阴部皮肤反应 保持局部皮肤干燥,轻度者可不予处理;有湿性脱皮、溃疡等症状时需暂停放疗,可使用三乙醇胺乳膏;伴有感染者需加用抗生素乳膏。

(王　健)

第十六章

结直肠癌的预后与随访

第一节　结直肠癌的预后

世界卫生组织(WHO)旗下国际癌症研究署(International Agency for Research on Cancer，IARC)发布的全球癌症统计 2018(global cancer statistics 2018)显示，2018 年全球结直肠癌新发病例约 180 万例，占所有恶性肿瘤约 10.0%，位居第 3 位；死亡病例约 88 万例，占所有恶性肿瘤约 9.0%，位居第 2 位。全球不同地区的结直肠癌预后情况有所不同，但总体而言，结直肠癌的预后呈改善趋势(图 16 - 1)。IACR 下辖全球癌症流行病学数据库(Global Cancer Observatory：CANCER TODAY，GLOBOCAN)和美国监测、流行病学和最终结果(Surveillance，Epidemiology，and End Results，SEER)数据库显示，2010—2014 年多数西方发达国家的结直肠癌总体 5 年生存率已达 65%~

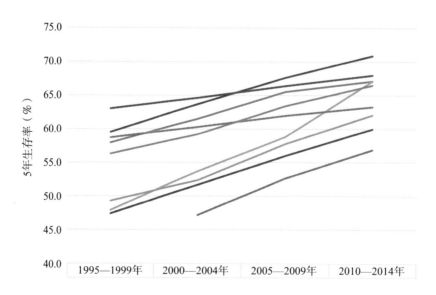

澳大利亚	59.5	63.7	67.6	70.9
加拿大	57.9	61.5	65.5	67.1
丹麦	47.9	53.7	58.8	67.1
爱尔兰	49.3	52.4	57.8	62.1
新西兰	58.7	60.3	62.0	63.3
挪威	56.3	59.4	63.4	66.5
英国	47.4	51.7	56.0	60.0
美国	63.0			68.0
中国		47.2	52.7	56.9

图 16-1 **各国结直肠癌 5 年生存率变化**

数据来自 GLOBOCAN。美国数据来自 SEER,分别报告了 1996—1998 和 2006—2012 年的数据;中国数据来自国家癌症中心,分别报告了 2003—2005、2006—2008、2012—2015 年的数据。

70%。我国国家癌症中心数据显示,我国结直肠癌总体 5 年生存率也从 2003—2005 年的 47.2%提升至 2012—2015 年的 56.9%。

病理分期是影响结直肠癌预后的主要因素之一。目前结直肠癌主要采用美国癌症联合委员会(AJCC)颁布的 TNM 分期系统,现已更新至第 8 版。TNM 分期能够显著区分结直肠癌的预后(图 16-2):Ⅰ期患者 5 年生存率达 95%左右,Ⅱ期患者为 85%~90%,Ⅲ期患者为 65%~75%,Ⅳ期患者为 10%~15%。然而,TNM 分期并非绝对,有研究显示,Ⅱ B/C 期(T_4N_0)患者的长期生存明显劣于Ⅲ A 期($T_{1\sim2}N_1$、T_1N_{2a})患者。

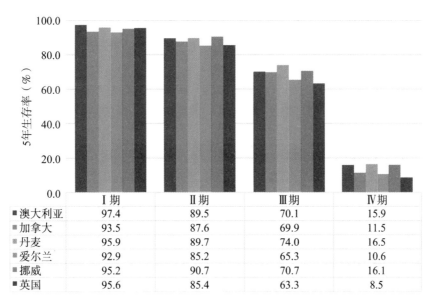

	Ⅰ期	Ⅱ期	Ⅲ期	Ⅳ期
澳大利亚	97.4	89.5	70.1	15.9
加拿大	93.5	87.6	69.9	11.5
丹麦	95.9	89.7	74.0	16.5
爱尔兰	92.9	85.2	65.3	10.6
挪威	95.2	90.7	70.7	16.1
英国	95.6	85.4	63.3	8.5

图 16-2 **各国 2010—2014 年结直肠癌不同 TNM 分期的 5 年生存率(数据来自 GLOBOCAN)**

对于Ⅳ期患者,能否行转移灶手术显著影响预后。肝脏是结直肠癌的主要转移部位,有 15%~25%的结直肠癌患者在确诊时即合并肝转移,而另有 15%~25%的患者在结直肠癌原发灶根治术后可发生肝转移；肝转移灶无法切除患者的5年生存率＜5％，而肝转移灶完全切除[或可以达到无疾病证据(NED)状态]患者的中位生存期可达35个月，5年生存率可达30％～57％。临床风险评分(CRS)是目前较为公认的用于结直肠癌肝转移的预后预测模型，包括以下5个指标：①原发肿瘤淋巴结阳性；②同时肝转移或原发灶切除后无病生存期＜12个月；③肝转移肿瘤数目＞1个；④术前癌胚抗原(CEA)＞200 µg/L；⑤转移肿瘤最大直径＞5 cm。每符合1项计1分。0～2分为低评分，认为肝转移灶手术后复发风险低、预后较好；3～5分为高评分，认为肝转移灶术后复发风险高、预后较差。除了评价预后，CRS也被用于预测肝转移患者能否从新辅助治疗中获益。

此外，尚有其他较为公认的标志物影响结直肠癌预后，具体如下。

1) 癌胚抗原(CEA)：主要由肠道上皮细胞来源的腺癌产生；全身各器官来源的腺癌、大部分肺和其他鳞状上皮细胞癌也可产生CEA；同时，高龄以及部分良性疾病患者血清CEA也可显著升高。对于结直肠癌，CEA的诊断价值有限，但术前CEA升高与更差的肿瘤分期和更差的预后显著相关。同时，CEA可以用于术后复发转移的连续随访监测。

2) 肿瘤消退分级(TRG)：对于接受术前放化疗的患者，肿瘤放化疗后的病理退缩反应与预后密切相关，退缩反应越大，预后越好，反之则预后越差。

3) 淋巴管侵犯(lymphovascular invasion, LVI)：对于全体结直肠癌患者，淋巴管侵犯与低分化及更差的肿瘤分期显著相关，且是预后较差的独立影响因素。

4) 神经周围侵犯(PNI)：对于全体结直肠癌患者，PNI同样是预后较差的独立影响因素，与淋巴管侵犯相仿。

5) 微卫星不稳定(MSI)：MSI由错配修复(MMR)基因的功能缺陷导致，表现为微卫星序列(重复的1～6个核苷酸序列)长度的改变。约15％的结直肠癌表现为微卫星高度不稳定(MSI-H)，与原发肿瘤位于右半结肠、分化差、黏液腺癌相关，但预后较好，且与Lynch综合征相关。此外，MSI-H还意味着氟尿嘧啶单药治疗无效。

6) *KRAS*和*NRAS*基因突变：*KRAS*和*NRAS*是表皮生长因子受体(EGFR)信号转导通路的重要中间因子，与细胞的增殖、生存相关，也是结直肠癌的驱动基因之一。当EGFR结合EGF或类似的生长因子后，下游RAS蛋白被激活，进而激活RAF或PIK3CA蛋白。结直肠癌中，*KRAS*突变率为40％～50％，*NRAS*为5％～10％。*KRAS*和*NRAS*的突变主要发生在第2、3、4外显子，12、13、61、146密码子；其中，12、13密码子突变导致该蛋白持续激活，进而导致细胞不断增殖，并抑制凋亡，预后显著较差，且用抗EGFR靶向治疗无效。

7) *BRAF*基因突变：*BRAF*同属EGFR信号转导通路的中间因子，位于*KRAS*和*NRAS*的下游。*BRAF*突变主要为*V600E*，5％～10％的结直肠癌存在该突变，且预后显著较差。*BRAF*突变与*KRAS/NRAS*突变相互排斥，同时突变率约为0.17％。MSI与*BRAF*突变具有相关性，且存在相互作用。尽管*BRAF*突变预后较差，但如果同时存在 MSI‐H,则预后有所好转,即 MSI‐H 且 *BRAF* 野生型预后最好,MSI‐H 且 *BRAF* 突变型预后稍差,两者均好于微卫星稳定(MSS)且 *BRAF* 野生型,而 MSS 且 *BRAF* 突变的预后最差。对 *BRAF* 突变者,用抗 EGFR 靶向治疗同样无效。

在 TNM 分期和多种预后标志物的基础上,有研究者建立了一系列预后模型和工具,以进一步提高预后预测的准确性。

第二节 结直肠癌的随访

随访是结直肠癌诊疗的重要环节,即便接受了根治性手术,术后仍可能发生局部复发与远处转移。即便接受了手术及术后辅助化疗,Ⅱ期结肠癌仍有 15%～20% 会出现复发转移,Ⅲ期结肠癌患者则有 30%～40% 的复发转移率。良好的随访能够及时发现复发转移,并进行相应治疗,从而改善预后。

根据《中国结直肠癌诊疗规范》《结直肠癌肝转移诊断和综合治疗指南》等,结直肠癌术后均应进行定期随访。

(1)病史、体检及血清 CEA、CA19‐9 监测 每 3 个月 1 次,共 2 年;然后每 6 个月 1 次,共 5 年;5 年后每年 1 次。无论结肠癌或直肠癌术后患者,每次体检均应行直肠指检,并详细记录检查结果。对于直肠癌保肛手术患者,询问病史及直肠指检有助于发现吻合口狭窄等并发症,并及时干预。对于有腹部肠造口的患者,每次应检查造口周围皮肤完好情况,以及有无造口疝、狭窄、出血、脱垂等,并及时干预。

(2)胸/腹盆 CT 或 MRI 检查 每半年 1 次,共 2 年;然后每年 1 次,共 5 年。对结肠癌术后患者,推荐行腹盆增强 CT 检查。对直肠癌术后患者,推荐行腹盆增强 CT 联合盆腔增强 MRI 检查。胸部 CT 行平扫检查即可。

(3)肠镜检查 术后 1 年内行肠镜检查,如有异常,1 年内复查;如未见异常,3 年内复查;然后每 5 年检查 1 次。随诊检查出现结直肠腺瘤者,均推荐切除。术前肠镜未完成全结肠检查,建议术后 3～6 个月行肠镜检查。

(4)PET/CT 检查 PET/CT 不是常规推荐的检查项目,对已有或疑有复发及远处转移的患者,可考虑行 PET/CT 检查,以排除复发转移。对于发现 CEA 升高而肠镜、增强 CT、增强 MRI 检查未见明确复发转移证据者,PET/CT 检查可能有助于明确诊断。

对于循环肿瘤细胞(CTC)、循环肿瘤 DNA(ctDNA)等新型液体活检技术,目前尚无明确证据表明在随访中其性能优于当前常规检查项目。同时,随访医生应积极开展宣传教育,倡导乐观情绪,健康饮食,适量运动,全面照顾患者的身心健康。

(冯青阳)

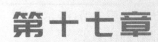

第十七章

特殊类型结直肠肿瘤的诊疗

结直肠肿瘤最常见的病理类型为腺癌,占恶性肿瘤的 90% 以上。其中,黏液腺癌和印戒细胞癌分别约占 10% 和 1%。神经内分泌肿瘤(NET)(占 2%)、淋巴瘤(占 0.5%)和间质瘤(占 0.1%)为相对较常见的结直肠恶性肿瘤。报道较少的肿瘤如平滑肌肉瘤、纤维肉瘤、浆细胞瘤和恶性神经鞘瘤等,本章不予赘述。

第一节 神经内分泌肿瘤

NET 是一种起源于肽能神经元和神经内分泌细胞的异质性肿瘤。NET 可以发生在全身任何有神经内分泌细胞存在的部位,其中消化道 NET 最为常见,占所有 NET 的65%～74%。直肠则是消化道 NET 好发的部位,约占 NET 的 17.7%。随着内镜检查的不断普及,结直肠 NET 的检出率逐年升高,患者生存率也明显提高,总体 5 年生存率达到 86%。

一、临床诊断

1. 临床表现

根据肿瘤分泌的激素是否具有生物学活性,将 NET 分为功能性和非功能性两大类。功能性 NET 约占所有 NET 的 20%,主要有胰岛素瘤、胃泌素瘤、胰高血糖素瘤、生长抑素瘤等,通常有相应激素引起的临床症状,如皮肤潮红、出汗、腹泻、低血糖、糖尿病、难治性消化道溃疡等。非功能性 NET 通常无特异性临床表现。结直肠 NET 多为非功能性,早期无特异性表现,肿块增大后可引起腹痛、便血和腹部肿块等。

2. 生化指标

血浆嗜铬粒蛋白 A(chromogranin A,CgA)广泛存在于神经内分泌细胞,几乎所有类型的 NET 均出现 CgA 水平升高,因而具有辅助诊断的价值。此外,经手术治疗的NET,血浆 CgA 水平降低,以此可以监测肿瘤的复发和转移。

3. 纤维结肠镜检查

纤维结肠镜检查是诊断结直肠 NET 最常用的检查,不仅可以明确肿瘤的部位、大小和外观,还可以进行病理活检以明确诊断。结直肠 NET 肠镜下主要表现为直径＜10 mm 的单发、淡黄色、无蒂的丘状或半球状隆起,而少数表现为黏膜破溃,形成凹陷或溃疡。由于 NET 位于黏膜下,活检取材应较深,需多处取材,避免假阴性。

4. 超声内镜检查

超声内镜将纤维结肠镜和超声技术相结合,可以清楚显示肠壁的不同结构和肠腔内肿瘤,对于肿瘤的浸润深度判断具有较高的价值。对于直径＜1 cm 的 NET,超声内镜的敏感性优于 CT 和 MRI。

5. B超、CT 和 MRI 检查

腹部 B 超检查可以观察到结直肠 NET 的肠道外转移,如肝转移,并可在 B 超引导下穿刺活检。CT 和 MRI 可以评估 NET 局部侵犯与淋巴结和远处转移情况。对于早期 NET,由于肿瘤较小,B 超、CT 和 MRI 的诊断价值有限。

6. 生长抑素受体扫描

90％以上 NET 表达生长抑素受体,因而将生长抑素类似物进行放射性标记,使之与 NET 细胞表面的生长抑素受体结合,从而达到肿瘤的显像和定位作用。对于原发性肿瘤和肝转移的诊断,生长抑素受体扫描具有较高的敏感性。

7. 正电子发射计算机体层显像(PET)检查

^{18}F-氟代脱氧葡萄糖(^{18}F-fluorodeoxyglucose,^{18}F - FDG)标记的常规 PET 对 NET 检出率较低,而使用对 NET 摄取较高的^{68}Ga 标记的生长抑素受体作为示踪迹,可极大提高检出率,目前已成为分化良好的 NET 诊断的金标准。

二、病理诊断

1. 免疫组化标志物

诊断 NET 时,需要同时检测 Syn 和 CgA,用于证实肿瘤细胞具有神经内分泌性质。高分化 NET 的肿瘤细胞中常有 Syn 和 CgA 的强表达,而低分化肿瘤细胞中 Syn 和 CgA 常呈低表达。

2. 病理分级

结直肠 NET 按组织学和增殖活性分级,分为 G_1、G_2 和 G_3 3 级。G_1 即分化好的 NET,核分裂象＜2 个/10 个高倍视野,Ki - 67 ≤2％;G_2 同样为分化好的 NET,核分裂象 2～20 个/10 个高倍视野,Ki - 67 为 3％～20％;G_3 为神经内分泌癌,核分裂象＞20 个/10 个高倍视野,Ki - 67 ＞20％。

三、分期

根据 WHO 2010 的病理分期标准,结直肠 NET 的 T 分期分为:T_X,肿瘤无法确定;T_{his},原位癌;T_1,肿瘤浸润固有层或黏膜下且直径≤2 cm;T_2,肿瘤浸润固有肌层或直径

>2 cm；T_3，肿瘤浸润浆膜下或无腹膜覆盖的周围组织；T_4，肿瘤浸透浆膜或侵犯邻近的器官。N 分期分为：N_0，淋巴结转移；N_1，有区域淋巴结转移。M 分期分为：M_0，无远处转移；M_1，有远处转移。Ⅰ期为 $T_1N_0M_0$，Ⅱ期为 $T_2N_0M_0$（ⅡA）和 $T_3N_0M_0$（ⅡB），Ⅲ期为 $T_4N_0M_0$（ⅢA）和 $T_XN_1M_0$（ⅢB），Ⅳ期为 $T_XN_XM_1$。

四、治疗

1. 局限型结直肠 NET 的治疗

根据我国"胃肠胰神经内分泌肿瘤专家共识（2016 年版）"推荐：G_1 或 G_2 期直径<1 cm 的结直肠 NET，如果超声内镜提示 $T_1N_0M_0$，可行内镜下切除；如果超声内镜提示 $T_2N_0M_0$ 则可行完整的局部切除。超声内镜下切除可选内镜下黏膜切除术（EMR）和内镜黏膜下剥离术（ESD）。ESD 相比 EMR，肿瘤 R_0 切除率明显提高，但操作过程中易出现肠穿孔等并发症。

经肛内镜显微手术（TEMS）能对病灶进行全层切除，相对于 EMR 和 ESD，在处理直肠中上段病变时，R_0 切除率有较大优势。而对于直径<1cm 肿瘤，TEM 与 ESD 有相似的 R_0 切除率。

2. 局部进展期结直肠 NET 的治疗

对于有淋巴结转移或者高危淋巴结转移的患者，可采用与结直肠癌根治术相似的手术方式。

3. 转移性结直肠 NET 的治疗

（1）局部治疗　主要是对于结直肠 NET 肝转移灶的治疗，目前方法有射频消融、经导管肝动脉化疗栓塞和选择性内部放疗等局部治疗手段。对于 G_1、G_2 期的 NET，肝转移灶的积极处理可以缓解症状并改善患者预后。

（2）生物治疗　主要有生长抑素类似物（somatostatin analogue，SSA）。生长抑素受体在绝大多数分化良好的 NET（G_1 和 G_2 期）高表达，生长抑素可抑制 NET 的激素分泌。SSA 通过与肿瘤细胞表面的生长抑素受体结合，可抑制功能性 NET 分泌激素，进而抑制肿瘤的生长。常用的 SSA 主要包括兰瑞肽、帕瑞肽和长效奥曲肽。研究表明，SSA 可作为结直肠 NET G_1/G_2 期伴肝转移的首选治疗方案。

（3）放射性核素肽受体介导治疗（peptide receptor radionuclide therapy，PRRT）常规放疗对于结直肠 NET 的意义有限，仅适用于控制脑转移或骨转移。PRRT 是通过将 SSA 用放射性核素标记，导入体内后与肿瘤表面的生长抑素受体结合，从而将放射性核素引导至肿瘤部位，达到局部放疗的效果。现有研究证实，PRRT 主要适用于无法手术切除和/或转移性 G_1/G_2 期结直肠 NET。

（4）全身化疗　NET 对化疗不敏感，化疗仅适用于缺乏治疗方案的进展期 G_1 期和 G_2 期 NET 患者或 G_3 期（神经内分泌癌）患者。对于 Ki－67 <55% 的 G_3 期患者，可以考虑替莫唑胺为主的方案；而 Ki－67 >55% 的 G_3 期患者，一线治疗首选铂类联合依托泊苷或伊立替康（EP/IP）方案。

（5）靶向治疗　主要包括靶向血管内皮生长因子的贝伐珠单抗、多靶点受体型络氨酸激酶抑制剂舒尼替尼和西罗莫司（雷帕霉素）靶蛋白抑制剂依维莫司。目前，贝伐珠单抗用于 NET 治疗尚缺乏高级别循证医学证据。舒尼替尼适用于进展期胰腺 NET，但其他类型 NET 的治疗目前尚缺乏相关数据。基于 RADIANT‐2 和 RADIANT‐4 的研究结果，依维莫司适用于所有来源的 NET 的治疗。

第二节　原发性结直肠淋巴瘤

淋巴瘤是起源于淋巴造血系统的恶性肿瘤，可分为霍奇金淋巴瘤（Hodgkin lymphoma，HL）和非霍奇金淋巴瘤（non-Hodgkin lymphoma，NHL）。淋巴瘤在西方国家的发病率高，且有逐年增加的趋势。与欧美国家相比，淋巴瘤在我国的发病率和死亡率均较低。根据推算，2016 年我国新发淋巴瘤 7.54 万例（发病率为 4.75/10 万），其中 HL 6 900 例，NHL 68 500 例。

淋巴瘤可累及全身各组织器官，其中胃肠道为最常见的淋巴结外发病部位，约占40%。原发性胃肠道淋巴瘤好发于胃和小肠，而结直肠淋巴瘤相对较少见，占胃肠道淋巴瘤的 10%～15%。原发性结直肠淋巴瘤多为 NHL，高发年龄为 50～60 岁，男性较多，多见于盲肠和直肠。

一、临床诊断

1. 临床表现

原发性结直肠淋巴瘤无特异性临床表现，常被误诊为结直肠癌。腹痛和便血是结直肠淋巴瘤的主要症状。有些患者表现为原因不明的持续性高热或反复发热，体温可高达 39℃。也可表现为排便习惯改变、肛门下坠感、腹泻、乏力、体重降低等。偶有肠穿孔、肠梗阻的症状。病变的后期腹部可触及压痛的肿块。

2. 纤维结肠镜检查

纤维结肠镜下结直肠淋巴瘤的表现类似于克罗恩病，可表现为溃疡周围黏膜紊乱粗大，或多发病灶既有浸润型也有溃疡型，或跳跃式多发溃疡。确诊依赖于活检，活检应注意深浅、多点取材，可提高诊断阳性率。

3. 超声内镜检查

超声内镜检查可以清楚显示肠壁的不同结构和肠腔内肿瘤，对于肿瘤的浸润深度判断具有较高的价值，并可初步进行 TNM 分期。

4. CT 检查

CT 检查对于结直肠淋巴瘤的检出率较低，但可以评估淋巴瘤局部的侵犯、淋巴结和远处转移情况。CT 主要表现如下：①结节型，阶段性结节样增厚肠壁，病变段肠壁与正常肠壁呈过渡性改变；②浸润型，肠壁呈不对称增厚，边界常不清，病变段常较长；

③外生型,表现为巨大不规则的肿块,肿瘤可沿系膜浸润,形成腹膜后和肠系膜多发肿大淋巴结;④狭窄型,肠壁增厚伴管腔狭窄,增强后可有轻度强化。

5. X 线钡剂灌肠

X 线钡剂灌肠可表现为肠腔狭窄,肠壁不规则、毛糙。多发结节常表现为充盈缺损,缺损边缘整齐,与溃疡型结直肠癌有较大的差异。

二、病理分类

原发性结直肠淋巴瘤的主要病理类型为弥漫性大 B 细胞淋巴瘤,占 47%～81%;其次为黏膜相关淋巴组织淋巴瘤;其他少见的病理类型有套细胞淋巴瘤和肠管相关 T 细胞淋巴瘤等。

三、分期

淋巴瘤的分期主要依据淋巴结和淋巴结外的病灶部位及数量,Ann Arbor 分期系统为临床常见的分期系统。欧洲胃肠淋巴瘤学组基于多项临床研究的总结,认为胃肠道淋巴瘤与普通淋巴的播散方式不一样,建议采用 TNM 分期。T_X,肿瘤无法确定;T_0,无肿瘤;T_1,肿瘤局限于黏膜层或黏膜下层;T_2,肿瘤浸润肌层或浆膜下层;T_3,肿瘤侵犯浆膜层;T_4,肿瘤侵犯邻近组织和器官。N_X,淋巴结转移无法确定;N_0,无淋巴结转移;N_1,区域淋巴结转移;N_2,腹腔淋巴结转移;N_3,腹腔外淋巴结转移。M_X,远处转移无法确定;M_0,无远处转移;M_1,同器官远隔转移;M_2,其他组织器官远隔转移。B_X,骨髓转移无法确定;B_0,无骨髓转移;B_1,骨髓转移。

四、治疗

原发性结直肠淋巴瘤无统一的最佳治疗方案。目前多主张采取全身化疗为主,结合手术和/或放疗等局部治疗的综合治疗方案。

1. 化疗

结直肠黏膜相关淋巴组织淋巴瘤发展缓慢,多数患者单药化疗可取得较好疗效,如以环磷酰胺、蒽环类药物等为基础的化疗。强烈化疗并不能提高患者的生存时间。对于弥漫性大 B 细胞淋巴瘤和 T 细胞淋巴瘤首选 CHOP 方案(环磷酰胺、多柔比星、长春新碱和泼尼松类药物)。

2. 手术治疗

手术是原发性结直肠淋巴瘤的重要治疗手段,其主要有以下作用:①对于早期仅局限于黏膜层和黏膜下层的结直肠淋巴瘤,手术切除可获得长期生存;②手术对于消化道穿孔、出血和梗阻等急腹症非常重要,且手术可减少化疗过程中的出血和肠穿孔等并发症;③手术切除可获得足够的组织标本,可用于明确诊断以及准确分期、分型;④对于Ⅱ、Ⅲ期肿瘤,手术可以减少肿瘤负荷,有利于术后的综合治疗。手术方式参考结直肠癌根治术,切除足够的肠管,清扫肿瘤的区域淋巴结。

3. 放疗

对于黏膜相关淋巴组织淋巴瘤Ⅰ、Ⅱ期患者,单纯放疗效果较好。Ⅲ、Ⅳ期患者应以化疗为主,局部放疗为辅。放疗的主要并发症是消化道穿孔和放射性肠炎。

4. 生物学治疗

CD20 在大多数 B 细胞恶性肿瘤中都有表达,但在 pro - B、血浆或造血干细胞上不表达,这使其具有良好的肿瘤特异性,是大部分淋巴瘤的重要免疫治疗靶点。利妥昔单抗适用于 CD20 阳性的弥漫性大 B 细胞淋巴瘤。利妥昔单抗与化疗药物联合使用,可明显提高疗效,改善生存。利妥昔单抗联合 CHOP 方案(R - CHOP 方案)已成为 CD20 阳性的弥漫性大 B 细胞淋巴瘤的标准治疗方案。

五、预后

原发性结直肠淋巴瘤的预后与组织学分型相关。黏膜相关淋巴组织淋巴瘤多为惰性肿瘤,肿瘤生长缓慢,预后较好,5 年生存率为 85%～95%。弥漫性大 B 细胞淋巴瘤具有侵袭性,预后较黏膜相关淋巴组织淋巴瘤差,5 年生存率为 30%～45%。T 细胞淋巴瘤常侵犯多个器官,化疗效果差,预后不良,5 年生存率仅 10%左右。

第三节　结直肠间质瘤

胃肠道间质瘤(GIST)是消化系统中最常见的间叶源性肿瘤,起源于胃肠道 Cajal 间质细胞。Cajal 间质细胞是散布在消化道的自主神经末梢与平滑肌细胞之间的一种特殊细胞,是胃肠运动的起搏细胞。目前 GIST 的定义是:胃肠道肿瘤中除平滑肌肿瘤、神经鞘瘤及神经纤维瘤外,丰富表达 CD117 的梭形、上皮样或多形性细胞的间叶源性肿瘤。GIST 占原发性胃肠道恶性肿瘤的 1%,主要发生于胃(60%～70%)和小肠(20%～30%)。结直肠间质瘤较少见,约占 GIST 的 5%,发病率为(0.5～1)/100 万,多见于 50～70 岁,男性稍多于女性。

一、临床诊断

1. 临床表现

结直肠间质瘤的临床表现与结直肠癌的临床表现相似,早期多无特殊表现。右半结肠间质瘤多以全身症状为主,表现为腹痛、腹胀和腹部包块;左半结肠和直肠间质瘤多以排便习惯及粪便性状改变为主,常有血便。部分患者首要表现为肿瘤破裂或消化道梗阻所造成的急性腹痛。

2. 影像学检查

CT 检查多表现为边界清晰的外生性肿块,密度中等,可见出血、坏死、囊变。CT 具有较高的定位诊断价值,可较清晰显示出肿瘤大小、对周围组织的侵犯、有无淋巴结及远处转移等,为 GIST 危险度分级、制定诊治方案、预后评估提供依据。腹部 B 超可以动态观察肿瘤的大小和组织形态,但易受到胃肠道气体的干扰,因此很难作出准确的诊断。MRI 在结直肠间质瘤的诊断及鉴别诊断方面与 CT 相似,但无电离辐射,对软组织分辨率较 CT 更高,更适用于直肠间质瘤。PET/CT 对结直肠间质瘤诊断有极高的敏感性,在肿瘤的分期及疗效评估中优势明显,但由于价格昂贵,不作为常规检查。

3. 消化内镜检查

纤维结肠镜检查可以观察到结直肠任意部位的肿瘤,但由于间质瘤具备多种生长形式(腔内型、哑铃型和腔外型),故内镜检查对腔外型肿瘤容易造成漏诊。超声内镜可清楚地显示结直肠管壁的层次,明确肿瘤的来源部位及其与周围组织器官的关系。超声内镜引导下细针抽吸活检,可提高结直肠间质瘤的术前诊断率,但有造成肿瘤破裂、引起腹腔内种植转移的危险。

二、病理诊断

1. 组织学

依据显微镜下肿瘤细胞的形态学特征,将 GIST 分为梭形细胞型(70%)、上皮样细胞型(20%)和混合梭形细胞-上皮样细胞型(10%)。少数病例可见多形性细胞,主要见于上皮样细胞型 GIST。

梭形细胞型 GIST 均由梭形细胞组成,瘤细胞的密度较低,常呈纤细的梭形,胞质呈淡嗜伊红色,核异型性小,染色质较均匀,核分裂象罕见。上皮样细胞型 GIST 瘤细胞常呈巢状或片状分布,胞质透亮、空泡状或深嗜伊红染色,核的异型性和分裂象在各病例之间也有所不同。而混合细胞型 GIST 包含两种细胞区。

2. 免疫组化

CD117 是一种由 c-kit 原癌基因编码的分子量为 145 000 的跨膜蛋白受体。c-kit 基因突变是 GIST 生长与发展的分子基础,可失去对抗凋亡信号的控制,进而导致肿瘤细胞的持续克隆。目前已证实 CD117 蛋白表达阳性是诊断 GIST 重要标准,但仍有约 5% 的 GIST 中 CD117 蛋白表达阴性。DOG1 是由 DOG-1 基因编码的包含 8 个跨膜区段的膜蛋白,是一种由钙离子激活的氯离子通道,可能与 Cajal 间质细胞的兴奋和受精过程等相关。DOG1 蛋白高表达于 GIST,也是诊断 GIST 的特殊标志物之一,阳性率为 94%~96%。CD117 和 DOG1 在 GIST 的表达具有高度的一致性,现推荐免疫组化染色 CD117 和 DOG1 用于诊断 GIST,可提高诊断率。CD34 是分子量约为 115 000 的跨膜糖蛋白,存在于人体造血干细胞、血管内皮细胞以及部分肿瘤细胞中。CD34 在 GIST 中阳性表达率相对较低(50%~80%),但联合检测 CD117、DOG1 和 CD34,在 GIST 的诊断和鉴别诊断中具有临床意义。Ki-67 是反应细胞分裂和增殖活性的指标,可有效地判断 GIST 的恶性程度及预后。大多数 GIST 的 Ki-67<10%,部分 GIST 的 Ki-67>20%,特别是核分裂活跃者。

3. 基因突变检测

目前，国内外指南推荐对 GIST 患者进行基因突变检测，推荐采用聚合酶链反应(PCR)扩增-直接测序的方法进行检测。检测基因突变的常见位点，包含 $c-kit$ 的 9、11、13、17 号外显子以及 $PDGFRA$ 基因的 12、14、18 号外显子。$c-kit$ 11 号外显子突变为 GIST 最常见的突变位点。$c-kit$ 13 号外显子突变与伊马替尼耐药有关。18 号外显子突变是 $PDGFRA$ 基因最常见的突变位点，其他突变位点较少，且 $PDGFRA$ 突变常见于 $c-kit$ 野生型的 GIST 患者中。还有 10%～15% 的 GIST 未能检测出 $c-kit$ 和 $PDGFRA$ 的突变，包括琥珀酸脱氢酶(succinate dehydrogenase，SDH)缺陷型和非 SDH 缺陷型 GIST。

三、危险度分级

美国国立卫生研究院(National Institutes of Health，NIH)共识方案，以肿瘤最大直径、50 高倍镜下有丝分裂计数、肿瘤发生部位和有无肿瘤破裂作为分类指标对 GIST 进行危险度评估(表 17-1)。然而，部分患者的病理诊断和肿瘤的生物学行为并不一致，因而判断 GIST 的危险度时，还需与临床表现结合，进而作出综合判断。

表 17-1　GIST 危险度分级(NIH)

级别	肿瘤最大直径 (cm)	核分裂象 (个/50HP)	肿瘤部位
极低危险	<2.0	≤5	任何
低危险	2.1～5	≤5	任何
中危险	2.1～5	>5	胃来源
	<5.0	6～10	任何
	5.1～10	≤5	胃来源
高危险	任何	任何	肿瘤破裂
	>10	任何	任何
	任何	>10	任何
	>5	>5	任何
	2.1～5	>5	非胃来源
	5.1～10	≤5	非胃来源

四、治疗

1. 手术治疗

根治性手术是 GIST 的最佳治疗方式。对于直径>2 cm 或直径≤2 cm 但存在高危因素的患者均应行手术切除。术中应保证切缘阴性,完整切除肿块,同时注意防止瘤体破裂。高危因素包括超声内镜下见不规则腔外界限、不均质的超声类型、囊腔和强回声结节。由于淋巴结转移较少见,故不推荐常规行淋巴结清扫。对于能达到 R_0 切除且手术风险低、不严重影响重要脏器功能的结直肠 GIST 患者,首选手术切除。术前无法确定手术能否达到 R_0 切除或需要联合多脏器手术,预计术后发生并发症风险较高的患者,可考虑术前口服伊马替尼,待 GIST 缩小后再行手术治疗。

腹腔镜手术具有创伤小、术后恢复快、住院时间短等优点,且预后与开腹手术相当,因而临床开展逐渐增多。但由于 GIST 有易破裂的特点,腹腔镜手术不适于较大的肿瘤,且现在主要用于胃间质瘤。直肠间质瘤相较于其他部位的 GIST,术后更易出现复发转移,因而更需高级别的循证医学证据用于证实腹腔镜的优势。消化内镜下切除难以保证切缘阴性,且易导致出血、穿孔等并发症,故内镜下切除不作为常规推荐。

2. 分子靶向治疗

伊马替尼是酪氨酸激酶的选择性抑制剂,可以显著减缓 GIST 进展、降低复发率和延长患者生存。伊马替尼是目前公认治疗 GIST 的首选药物。

(1) 辅助治疗 对于术后病理结果提示中危和高危复发的 GIST 患者,推荐伊马替尼辅助治疗,可以改善无复发生存。推荐剂量为每日 400 mg,高危患者辅助治疗 3 年,中危患者辅助治疗 1 年。

(2) 新辅助治疗 新辅助治疗可减少肿瘤体积,提高手术 R_0 切除率,降低手术风险,并测试药物的反应性。推荐伊马替尼初始剂量为每日 400 mg,对于 $c-kit$ 9 号外显子突变者推荐每日 800 mg,治疗期间应密切监测以评价治疗效果。新辅助治疗推荐 6~12 个月后进行手术治疗,过度延长新辅助治疗时间会导致继发性耐药。

(3) 转移复发、不可手术切除的 GIST 治疗 伊马替尼是首选药物,推荐剂量为每日 400 mg。在此标准剂量下出现疾病进展,应逐渐提高剂量至每日 800 mg。$c-kit$ 9 号外显子突变者推荐用量为每日 800 mg。伊马替尼治疗不应中断,除非最高剂量下疾病仍进展、发生严重不良反应或患者拒绝治疗。伊马替尼继发性耐药后,可考虑改用舒尼替尼作为二线治疗。

五、预后

结直肠 GIST 的转移部位最常见为肝脏,其次为腹膜。结直肠 GIST 单纯手术的患者 5 年生存率为 40%~75%,伊马替尼可进一步改善患者的预后。

(汤文涛)

第十八章

结直肠癌临床指南解读

20世纪90年代,欧美引入循证医学概念,即遵循证据的医学,其核心思想是任何医疗决策都应以客观的临床科学研究为依据。医疗决策应将临床证据、个人经验与患者的实际状况和意愿三者相结合,其中临床证据主要来自大样本的随机对照临床试验、系统性评价和荟萃分析。

随着循证医学概念逐渐被认可,各国卫生行政部门及医学协会开始针对各种疾病的诊断方法和标准、治疗方法和随访等内容采用程式化的流程,收集相关的研究数据,作出明确的规定,从而制定相应的临床诊疗指南和共识,并在一定范围内推广应用该诊疗指南和共识,这样可以规范临床诊疗行为,减少不同医院、不同医生之间医疗水平的差异,给患者提供最佳的诊疗服务,具有重要的社会意义和经济效益。

随着近年来临床诊疗指南如雨后春笋般不断涌现,其质量也存在着良莠不齐的现象,更有不少诊疗指南的制定过程不符合基本的质量标准。因此,国内外制定了不少客观评价诊疗指南质量的评价系统工具,有助于大家辨认诊疗指南质量。总体而言,一个高质量的诊疗指南总是以充分的科学证据为基础,通常应包括如下具体内容:①明确阐述指南目的、临床问题和适用患者;②制定人员包括各相关专业专家,共同协商制定,也需要考虑患者群体的偏好;③收集和综合证据、制定过程严谨求实,基于对现有证据的系统分析;④指南内容清晰可读,并对证据的质量和推荐意见进行分级;⑤指南应涉及实际应用时可能存在的困难等;⑥指南的制定应独立,且需要说明相关利益冲突;⑦当有重要新证据时对原有指南进行重新审议和修订。

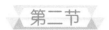 世界范围内结直肠癌临床指南介绍

目前结直肠癌诊疗领域有不少诊疗指南,国内外均有,国际上以美国国立综合癌症网络(NCCN)指南和欧洲肿瘤内科学会(ESMO)指南最为广泛应用。下面介绍其相关特点。

一、美国国立综合癌症网络指南

NCCN是美国21家顶尖肿瘤中心组成的非营利性学术组织,每年发布各种恶性肿瘤临床实践指南,旨在全球范围内提高肿瘤服务水平,造福肿瘤患者。NCCN指南更新比较快,每年更新4~6版,优点是有重要的临床研究都会很快纳入。如2021 V1版结直肠癌指南,对于适合高强度治疗的错配修复缺陷/微卫星高度不稳定(dMMR/MSI-H)的晚期或转移性结直肠癌患者,初始治疗新增纳武利尤单抗+伊匹木单抗,而帕博利珠单抗被推荐为优选方案。然而,更新快也有缺点,部分新修改内容被后续研究推翻。例如,2012 V1版指南基于COIN研究和NORDIC Ⅶ研究,删除了FOLFOX+西妥昔单抗方案用于转移性结直肠癌的治疗推荐,然而在2015版指南基于CALGB 80405研究重新将FOLFOX+西妥昔单抗方案纳入作为治疗 RAS 野生型的转移性结直肠癌一线方案。

二、欧洲肿瘤内科学会指南

ESMO结直肠诊疗指南,由欧洲肿瘤内科学会发布。该非营利组织于1975年成立,是欧洲领先的专业组织,致力于提高肿瘤内科的专业性,推进癌症治疗和护理的多学科诊疗方法。ESMO指南特点是简明扼要,方便指导临床实践;更新周期较长,一般4~7年更新一次。ESMO指南处处体现了精细化和个体化,比如2013版直肠癌指南,首先提出以"肛门指诊+直肠腔内超声+高分辨率MRI"联合一体的综合手段,对直肠癌进行术前精准分期,然后基于肿瘤位置、T分期、N分期、肠壁外血管浸润和直肠系膜筋膜等因素对局部复发风险进行分级,随后根据不同复发风险程度选择不同的治疗模式。

三、英国国家卫生与临床优化研究所指南

英国国家卫生与临床优化研究所(National Institute for Health and Care Excellence,NICE)成人结直肠癌诊断和管理临床实践指南,主要内容涵盖了年龄≥18岁人群结直肠癌的管理,旨在通过结直肠癌患者局部疾病的管理和继发性疾病的管理改善患者的生活质量和生存。其对结直肠癌的各个阶段提出诊疗建议,内容详尽,一般3~5年更新一次。国内接受度不高。

四、日本大肠癌研究会指南

日本大肠癌研究会基于日本多年的结直肠癌临床和组织病理学研究成果,从1977

年开始制定《大肠癌处理规约》,于 2018 年出版了第 9 版,反映日本结直肠癌临床诊治进展的变化。其将国际标准与日本特色相结合,突出直肠癌侧方淋巴结清扫、内镜下切除标准等内容,尤其受到国内内镜医生和外科医生认可和推崇。

五、中国结直肠癌诊疗规范

近年来,我国结直肠癌的发病率和死亡率均呈上升趋势,多数患者发现时已属于中晚期。2013 年,国家卫计委委托中华医学会肿瘤学分会组织结直肠癌领域的专家撰写了《中国结直肠癌诊疗规范》,随后于 2015、2017 和 2020 年分别进行修订,旨在规范我国结直肠癌诊疗行为,提高医疗机构结直肠癌诊疗水平,改善结直肠癌患者预后,保障医疗质量和医疗安全。该规范既参考了国际指南的更新内容,也结合了中国的具体国情和临床实践,同时囊括了近年来我国该领域的重要进展和循证医学证据。2020 版规范强调多学科团队(MDT)模式可改善结直肠癌诊疗水平。

六、中国临床肿瘤学会指南

中国临床肿瘤学会(CSCO)基于循证医学证据,兼顾诊疗产品的可及性,吸收精准医学新进展,制定结直肠癌的诊断和治疗指南。CSCO 指南需要兼顾地区发展差异、药物和诊疗手段的可及性以及肿瘤治疗的社会价值 3 个方面。因此,CSCO 指南的制定,要求每一个临床问题的诊疗意见,需根据循证医学证据和专家共识度形成证据级别,同时结合产品的可及性和效价比形成推荐等级。证据级别高、可及性好的方案,作为Ⅰ级推荐;证据级别较高、专家共识度稍低,或可及性较差的方案,作为Ⅱ级推荐;临床实用,但证据等级不高的,作为Ⅲ级推荐。CSCO 指南主要基于国内外临床研究成果和 CSCO 专家意见,确定推荐等级,方便医生在临床实践中参考使用。CSCO 指南基于证据、兼顾可及、结合意见,更适合临床实际工作。

七、结直肠癌肝转移诊断和综合治疗指南

《结直肠癌肝转移诊断和综合治疗指南》是世界上最早也是目前唯一一部结直肠癌肝转移的专业指南。超过半数结直肠癌患者会发生肝转移,其中绝大多数(80%～90%)的肝转移灶初始无法获得根治性切除,而肝转移也是结直肠癌患者最主要的死亡原因。因此,结直肠癌肝转移是结直肠癌治疗的重点和难点之一。为了提高我国结直肠癌肝转移的诊断和综合治疗水平,中华医学会外科分会胃肠外科学组和结直肠外科学组、中国抗癌协会大肠癌专业委员会等多个协会组织,自 2008 年起联合编写了《结直肠癌肝转移诊断和综合治疗指南》(草案),并先后于 2010、2013、2016、2018、2020 年多次进行修订。该指南对结直肠癌肝转移的诊断、预防、外科手术和其他综合治疗提出建议,请各地医院根据实际情况予以应用,并对推荐级别、循证医学证据分类标明具体等级,方便临床实践工作时选择。

第三节　如何解读结直肠癌临床指南

以往临床实践工作地区差异明显,同一种疾病各地诊治方案各异,还混杂陈旧观念和医疗错误。而临床指南是对该疾病现有相关资料和证据的全面客观总结。临床指南制定团队首先依据循证医学原则,检索相关文献,随后对检索得到的文献进行评估分级,然后依据不同级别文献结论经组内讨论给出适当的推荐意见,最终制定临床诊疗指南。制定出来的临床诊疗指南应当是对该疾病相关医疗实践的最佳总结,因而是临床实践工作中的重要指导。一旦临床诊疗指南制定出来,下一步的工作重点是宣传和推广,也就是让医务工作者在临床实践中贯彻执行,最终目的就是规范临床实践行为,提高临床医疗诊疗水平,缩小不同单位和不同地区间差距,同时帮助患者更好地了解病情和诊疗措施。

各级医务工作者,尤其是基层医务工作者,可以通过查阅临床指南获得关于该疾病诊断、治疗和随访各方面规范和权威的信息,查阅流程图指导临床实践工作,阅读文字描述关注相关要点,还可以查阅方案选择所依据相关研究参考文献信息,找到相关的循证医学证据,更加深入地理解方案选择原因,因此具有多方面的积极意义。

然而,临床实践工作中也不能一味教条地盲从指南,要切记临床指南不是金科玉律,不可能回答所有的临床问题。首先,我们不能盲目照搬照抄欧美肿瘤诊疗指南,因为其依据都是欧美人群临床研究数据。而我国中华医学会、中国临床肿瘤学会等专业协会结合了我国国情和实际情况,兼顾了中国人群研究数据和中国证据,制定出中国诊疗指南,因此我们在临床实践中,要贯彻落实中国诊疗指南。其次,不少指南制定过程中存在诸多问题,如相关文献的检索、收录及级别评定均未按照国际惯例进行,这无疑对指南的公正性与权威性提出了严峻挑战。而且,临床指南制定过程不可避免存在伦理学和方法学等方面缺陷,尤其是利益冲突严重影响指南的公正性和权威性,因此,临床指南常规需要主动声明有关利益冲突,这也有助于医务工作者评判指南的公正性。再次,不能单纯根据循证医学证据级别决定是否应该采纳该项推荐意见,因为推荐级别的高低仅反映是否有随机临床试验证实,而与其临床重要性无关,并非所有临床问题均需要随机临床试验证实。最后,临床指南的推荐意见并非金科玉律不容违反,不能教条地参考指南,无视患者的个体差异,而是应该在临床实践中重视医生个人临床经验的重要性,并考虑患者的选择和感受度。此外,临床指南并非固定不变的,这版指南推荐的诊疗方案,可能基于某项临床研究结果,下一版指南不再推荐,后又基于其他研究结果,后面版本指南又再次给予推荐。因此,临床指南只有不断总结、不断更新,才能真正起到指导临床实践作用。

（任　黎　陈竟文）

主要参考文献

1. 池畔. 腹腔镜结直肠肿瘤手术学[M]. 3版. 北京：人民卫生出版社，2013.

2. 丁炎明主编. 造口护理学[M]. 北京：人民卫生出版社，2017.

3. 李心翔，于向阳，吴永友，等译. 美国结直肠外科医师学会结直肠外科学[M]. 北京：北京大学医学出版社，2019.

4. 吴现瑞，张宗进，兰平. 直肠癌手术常见并发症及其处理[J]. 腹部外科，2018，31(1)：9-14.

5. 中国NOSES联盟，中国医师协会结直肠肿瘤专业委员会NOSES专委会，国家癌症中心/中国医学科学院北京协和医学院肿瘤医院结直肠外科. 结直肠肿瘤经自然腔道取标本手术专家共识(2017)[J]. 中华结直肠疾病电子杂志，2017，6(4)：266-272.

6. 中华人民共和国国家卫生健康委员会医政医管局，中华医学会肿瘤学分会. 中国结直肠癌诊疗规范(2020年版)[J]. 中国实用外科杂志，2020，40(6)：601-625.

7. 中国临床肿瘤学会指南工作委员会. 中国临床肿瘤学会(CSCO). 结直肠癌诊疗指南2020[M]. 北京：人民卫生出版社，2020.

8. 中国医师协会外科医师分会，中华医学会外科分会胃肠外科学组，中华医学会外科分会结直肠外科学组，等. 中国结直肠癌肝转移诊断和综合治疗指南(V2020)[J]. 中华胃肠外科杂志，2021，24(1)：1-13.

9. 中华医学会肠外肠内营养学分会加速康复外科协作组. 结直肠手术应用加速康复外科中国专家共识(2015版)[J]. 中国实用外科杂志，2015，35(8)：841-843.

10. 中华医学会内镜学分会，中国抗癌协会肿瘤内镜学专业委员会. 中国早期结直肠癌筛查及内镜诊治指南(2014，北京)[J]. 中华医学杂志，2015，95(28)：2235-2252.

11. 中华医学会外科学分会腹腔镜与内镜外科学组，中华医学会外科学分会结直肠外科学组，中国医师协会外科医师分会结直肠外科医师委员会，等. 腹腔镜结直肠癌根治术操作指南(2018版)[J]. 中华消化外科杂志，2018(9)：877-885.

12. 中华医学会消化内镜学分会外科学组，中国医师协会内镜医师分会消化内镜专业委员会，中华医学会外科学分会胃肠外科学组，等. 中国消化道黏膜下肿瘤内镜诊治专家共识(2018版)[J]. 中华消化内镜杂志，2018，35(8)：536-546.

13. ANDRE T，de GRAMONT A，VERNEREY D，et al. Adjuvant fluorouracil，leucovorin，and oxaliplatin in stage Ⅱ to Ⅲ colon cancer：updated 10-year survival and outcomes according to BRAF mutation and mismatch repair status of the MOSAIC study[J]. J Clin Oncol，2015，33(35)：4176-4187.

14. BIAGI J J，RAPHAEL M J，MACKILLOP W J，et al. Association between time to initiation of adjuvant chemotherapy and survival in colorectal cancer：a systematic review and meta-analysis[J]. JAMA，2011，305(22)：2335-2342.

15. BRAY F，FERLAY J，SOERJOMATARAM I，et al，Global cancer statistics 2018：GLOBOCAN

estimates of incidence and mortality worldwide for 36 cancers in 185 countries[J]. CA Cancer J Clin, 2018,68(6):394 - 424.

16. CLARKE W T, FEUERSTEIN J D. After surgery for stage Ⅱ or Ⅲ colorectal cancer, more vs less frequent follow-up did not differ for 5-year mortality[J]. Ann Intern Med, 2018, 169 (8):JC38.

17. GROTHEY A, SOBRERO A F, SHIELDS A F, et al. Duration of adjuvant chemotherapy for stage Ⅲ colon cancer[J]. N Engl J Med, 2018,378(13):1177 - 1188.

18. HAMILTON S R. Status of testing for high-level microsatellite instability/deficient mismatch repair in colorectal carcinoma[J]. JAMA Oncol, 2018,4(2):e173574.

19. HEWISH M, LORD C J, MARTIN S A, et al. Mismatch repair deficient colorectal cancer in the era of personalized treatment[J]. Nat Rev Clin Oncol, 2010,7(4):197 - 208.

20. KENNEDY R D, BYLESJO M, KERR P, et al. Development and independent validation of a prognostic assay for stage II colon cancer using formalin-fixed paraffin-embedded tissue[J]. J Clin Oncol, 2011,29(35):4620 - 4626.

21. McCAW Z R, KIM D H, WEI L J. Risk-benefit comparisons between shorter and longer durations of adjuvant chemotherapy in high-risk stage II colorectal cancer[J]. JAMA Oncol, 2020, 6(8):1301 - 1302.

22. RIBIC C M, SARGENT D J, MOORE M J, et al. Tumor microsatellite-instability status as a predictor of benefit from fluorouracil-based adjuvant chemotherapy for colon cancer[M]. N Engl J Med, 2003,349(3):247 - 257.

23. SARGENT D, GROTHEY A, GRAY R. Time to initiation of adjuvant chemotherapy and survival in colorectal cancer[J]. JAMA, 2011,306(11):1199.

24. SARGENT D, SOBRERO A, GROTHEY A, et al. Evidence for cure by adjuvant therapy in colon cancer: observations based on individual patient data from 20,898 patients on 18 randomized trials[J]. J Clin Oncol, 2009,27(6):872 - 877.

25. SARTORE-BIANCHI A. Molecular markers beyond microsatellite instability for assessing prognosis in early-stage colorectal cancer: what happens at relapse? [J]. JAMA Oncol, 2017,3 (4):481 - 482.

26. SCHMOLL H J, TABERNERO J, MAROUN J, et al. Capecitabine plus oxaliplatin compared with fluorouracil/folinic acid as adjuvant therapy for stage Ⅲ colon cancer: final results of the NO16968 randomized controlled phase Ⅲ trial[J]. J Clin Oncol, 2015,33(32):3733 - 3740.

27. SCHMOLL H J, TWELVES C, SUN W, et al. Effect of adjuvant capecitabine or fluorouracil, with or without oxaliplatin, on survival outcomes in stage Ⅲ colon cancer and the effect of oxaliplatin on post-relapse survival: a pooled analysis of individual patient data from four randomised controlled trials[J]. Lancet Oncol, 2014,15(13):1481 - 1492.

28. SHAH M A, RENFRO L A, ALLEGRA C J, et al. Impact of patient factors on recurrence risk and time dependency of oxaliplatin benefit in patients with colon cancer: analysis from modern-era adjuvant studies in the adjuvant colon cancer end points (ACCENT) database[J]. J Clin Oncol, 2016,34(8):843 - 853.

29. WEISER M R. AJCC 8th edition: colorectal cancer[J]. Ann Surg Oncol, 2018, 25(6):1454 - 1455.

图书在版编目(CIP)数据

结直肠肿瘤诊断与综合治疗/许剑民等主编. —上海：复旦大学出版社，2022.11
复旦大学上海医学院研究生选修课教材
ISBN 978-7-309-16383-4

Ⅰ.①结…　Ⅱ.①许…　Ⅲ.①结肠疾病-肠肿瘤-诊疗-研究生-教材②直肠肿瘤-诊疗-研究
生-教材　Ⅳ.①R735.3

中国版本图书馆 CIP 数据核字(2022)第 156060 号

结直肠肿瘤诊断与综合治疗
许剑民 等　主编
责任编辑/贺　琦

复旦大学出版社有限公司出版发行
上海市国权路 579 号　邮编：200433
网址：fupnet@ fudanpress.com　　http://www.fudanpress.com
门市零售：86-21-65102580　　　团体订购：86-21-65104505
出版部电话：86-21-65642845
上海四维数字图文有限公司

开本 787×1092　1/16　印张 13　字数 277 千
2022 年 11 月第 1 版
2022 年 11 月第 1 版第 1 次印刷

ISBN 978-7-309-16383-4/R·1966
定价：120.00 元